"十一五"国家科技支撑计划重大项目

农村卫生适宜技术推广丛书

总主编 周 然

计划生育实用技术

主 编 杨增武

科学出版社

北 京

内 容 简 介

本书是"'十一五'国家科技支撑计划重大项目——农村卫生适宜技术推广丛书"之一。全书内容分绪论、节育、绝育、避孕措施的选择、避孕失败的补救措施、避孕措施的副作用及并发症、优生优育及辅助生殖技术等八章。内容充实,全面实用。

本书的编写考虑到县级及县级以下医疗机构的特点,注重内容的科学性、实用性和针对性,坚持体现"三基"(基本理论、基本知识、基本技能)内容,突出中西医对疾病的诊断、治疗及临床适宜技术的推广应用,特别是详细介绍了收集到的卫生部及国家中医药管理局立项推广的适宜技术。

本书可供县级及县级以下医务人员使用,也可供农村卫生适宜技术项目推广培训时使用。

图书在版编目(CIP)数据

计划生育实用技术 / 杨增武主编 . —北京:科学出版社,2009
(农村卫生适宜技术推广丛书 / 周然总主编)
"十一五"国家科技支撑计划重大项目
ISBN 978-7-03-023105-5

Ⅰ. 计… Ⅱ. 杨… Ⅲ. 计划生育 Ⅳ. R169

中国版本图书馆 CIP 数据核字(2008)第 151965 号

策划编辑:曹丽英 / 责任编辑:郭海燕 万 新 / 责任校对:张 琪
责任印制:赵 博 / 封面设计:吕雁军 黄 超

科 学 出 版 社 出版
北京东黄城根北街 16 号
邮政编码:100717
http://www.sciencep.com

北京华宇信诺印刷有限公司印刷
科学出版社发行 各地新华书店经销
*

2009 年 1 月第 一 版 开本:787 × 1092 1/16
2024 年 1 月第九次印刷 印张:10 3/4
字数:270 000

定价:38.00 元
(如有印装质量问题,我社负责调换)

声　明

　　医学是一门不断发展的科学,由于新的研究及临床实践在不断丰富人们的知识,因此在药物使用及治疗方面也在谋求各种变化。本书编者及出版者核对了各种信息来源,并确信本书内容完全符合出版时的标准。然而,鉴于不可避免的人为错误和医学学科的发展,不管是编者、出版者还是其他参与本书出版的工作者均不能保证本书中的内容百分之百正确。因此,他们不能对由此类错误引起的后果负责。

　　我们提倡读者将本书内容与其他资料进行确证。例如,我们希望读者对他们将要使用的每一种药品的说明书仔细阅读,以确证本书的有关信息是正确的,且推荐的药品用量及禁忌证等没有变化。该建议对新药或非常用药尤为重要。

序 一

　　由山西省政协副主席、农工民主党山西省主委、山西中医学院院长周然教授主持编写的《农村卫生适宜技术推广丛书》(共17册),作为"十一五"国家科技支撑计划"农村卫生适宜技术及产品研究与应用"重大项目实施的适宜技术推广丛书,由科学出版社付梓印行,是一部向广大农村卫生技术人员传播最新适宜技术的力作。读后感触颇深。

　　一个时期以来,农民"看病难、看病贵"的问题日益凸显。究其原因,"难"在资源失衡,先进技术过于向中心城市倾斜;"贵"在技术错位,农村适宜技术推广工作严重滞后。科技部不失时机地组织实施"十一五"国家科技支撑计划"农村卫生适宜技术及产品研究与应用"重大项目,目标前移,重点下移,有的放矢,堪称"民心工程"。

　　项目的实施和技术的推广,核心在于人才的培养,只有源源不断地培养和造就真正掌握农村卫生适宜技术的人才,才能使大量的适宜技术广播于乡村,惠及于农民。受经济社会发展水平的影响,广大农村医疗机构常常因缺乏经费不能及时派学员学习进修,技术难以更新,或者虽经努力得以外出深造,也因不能组成团队,技术不相匹配,终究难以解决农村的实际问题。周然教授率领的山西省项目组,经过反复调研,形成了"围绕一条主线、抓住两个重点、实现一个目标"的基本思路。"一条主线"就是以推广农村卫生新型适宜技术为主线,"两个重点"一是人才培养、二是区域示范,"一个目标"就是探索建立科学有效的适宜技术推广模式。其中独具特色的是,把该丛书的编写作为人才培养和技术推广的基础工程和前置项目,集国家推广的适宜技术之大成,经过编著者的辛勤努力,编著成了这部十分符合我国国情并紧扣农村医疗卫生实际的培训丛书,对于实施"十一五"国家科技支撑计划"农村卫生适宜技术及产品研究与应用"重大项目可望发挥重要的示范性和带动性作用。对于解决广大农民"看病难、看病贵"的问题,对于建设社会主义新农村、提高人口素质,具有重要的现实意义。

　　笔者欣然为其作序,并期望该丛书可在我国医疗卫生体系改革中发挥重要作用。

桑国卫

2008 年 10 月

序 二

中医药是我国重要的卫生资源、优秀的文化资源、有潜力的经济资源和具有原创优势的科技资源,在维护人民健康、促进经济社会发展中发挥着不可替代的作用。

党和国家高度重视中医药事业的发展。党的十七大明确提出了"人人享有基本医疗卫生服务"的宏伟目标以及坚持中西医并重、扶持中医药和民族医药事业发展的方针和要求。今年的政府工作报告明确指出要制定和实施扶持中医药和民族医药事业发展的措施。党的十七届三中全会通过的《中共中央关于推进农村改革发展若干重大问题的决定》中明确指出要积极发展中医药和民族医药服务。在国务院中医药工作部际协调机制下,各有关部门采取了一系列政策措施发展中医药。中医药事业正面临着前所未有的发展机遇,站在了一个新的历史起点上。

中医药在我国具有深厚的群众基础,特别是在城市社区和农村基层,群众对中医药十分信赖。让群众从中医药改革和发展中得到实惠、享受到优质的中医药医疗保健服务,是中医药工作的根本出发点和落脚点。近年来,国家中医药管理局大力加强中医药服务体系和服务能力建设,深入实施了中医药"三名三进"工程,即培养名医、创建名科、建设名院,大力推动中医药服务进乡村、进社区、进家庭。其中一项重要内容就是在农村和城市社区大力推广中医药适宜技术。实践证明,大力推广中医药适宜技术,是发挥中医药特色优势,增强中医药技术能力、提高中医药服务覆盖面和可及性的重要途径。

为了认真贯彻落实党的十七大精神,有关部门和地方在"十一五"期间共同组织实施了"农村卫生适宜技术及产品研究与应用"重大项目。该项目紧密结合农村地区卫生服务的实际,重点优化筛选一批符合农村地区需求、群众反映良好、社会效益突出的卫生适宜技术特别是中医药适宜技术进行示范应用研究,旨在为提高农村卫生机构及卫生技术人员的服务能力、推进广大农村地区实施"人人享有基本医疗卫生服务"的步伐提供有力的科技支撑。

作为该重大项目实施的推广丛书,周然教授主持编写的以新型适宜技术为主线、涵盖中西医各学科优势技术的共计 17 分册的《农村卫生适宜技术推广丛书》,着眼于我国广大农村地区的实际需求,综合了中西医技术进步特别是中医药适宜技术的最新成果,选题精当,科类明晰,重点突出,客观实用。农村中医药适宜技术的推广应用,是贯彻落实党的十七届三中全会关于积极发展农村中医药服务精神的一项具体举措,必将对提高农村医疗卫生技术人员的业务水平、解决农村地区居民防病治病的实际困难、满足广大农民的基本医疗卫生服务需求发挥应有的作用。

2008 年 10 月

总 前 言

"农村卫生适宜技术及产品研究与应用"重大项目,作为"十一五"国家科技支撑计划,由科技部牵头,会同卫生部、国家中医药管理局、国家人口和计划生育委员会及有关地方政府等共同组织实施。项目的实施,符合国家卫生工作"前移"的方针,凸显"农村卫生适宜技术推广"的工作重点,对于探索建立适合农村的医疗卫生适宜技术推广应用长效机制,解决广大农民"看病难、看病贵"问题,对于提高人口素质和国民健康水平,对于党的十七大提出的"人人享有基本医疗卫生服务"目标的实现,乃至于对社会主义新农村建设和构建社会主义和谐社会,具有重要的现实意义和深远的历史意义。

山西省有幸承担了"十一五"国家科技支撑计划"农村卫生适宜技术及产品研究与应用"重大项目,充分体现了科技部等有关部委对山西省科技、卫生工作的支持和肯定。作为山西省项目组的负责人,我清醒地认识到,本项目既是惠及山西省部分农村地区的"民心工程",意义重大,使命光荣,同时又是对山西省医疗、卫生、科技等有关工作的考核和检验,任务艰巨,责无旁贷。为此,我们在认真学习、深入调研,并参考借鉴兄弟省市一些好的做法经验的基础上,初步形成了"围绕一条线、抓住两个重点、实现一个目标"的基本思路和"坚持四个结合,力争三个确保"的工作方法,为项目的顺利开展和圆满完成提供了依循和保障。"一条主线"就是以推广农村卫生新型适宜技术为主线;"两个重点"一是人才培养、二是区域示范;"一个目标"就是探索建立科学有效的适宜技术推广模式;"四个结合"即示范县与非示范县相结合、推广技术与其他适宜技术相结合、集中培训与远程培训相结合、省内推广与省外经验相结合;"三个确保"一是完善机制,构建体系,确保各项工作规范运行,二是突出重点,统筹兼顾,确保各项工作有序推进,三是明确主体,分解任务,确保各项工作落到实处。

当前,制约农村医疗卫生工作的一个重要因素,就是基层医疗卫生工作者的技术水平难以满足广大农民患者的需求。本项目的实施和适宜技术的推广,其核心恰恰在于人才的培养。基于本项目实施的客观需要和广大农村医疗卫生工作的实际需求,我们组织部分既有丰富临床经验、又有较高理论素养的专家学者,编写了本套《农村卫生适宜技术推广丛书》。本丛书共分17册,涉及内科、外科、妇科、儿科、针灸科、骨伤科、五官科、地方病、灾害医疗救治等多个学科领域,力求内容全面,资料翔实,切合实际,满足需要。

本丛书坚持理论联系实际的原则,选择病种充分考虑农村常见病、多发病、易发病,力求在内容上既体现创新性,又体现针对性;本丛书坚持中西医结合的方针,编写时充分考虑读者需求,对每一病种都从中、西医两个角度、两种方法予以阐明,既体现理论性,更注重实用性;本丛书坚持突出适宜技术的指导思想,对每一病种的阐述不仅要求有中西医常规诊疗手段和机制认识,以体现普遍性规律,而且又要求尽量集辑整理适宜技术,以体现特殊性主题。我们以"简、便、廉、验"和广大基层医疗卫生人员能够学得会、用得上为标准,广泛收集卫生部和国家中医药管理局的推广技术,并结合临床上行之有效的较为成熟的适宜技术,与疾病的中西医常规诊疗方法一道,构成了本书鲜明的特色。

此外,有三点需要说明:①我们严格遵照执行国家有关中药使用的政策法规,如根据国务院国发[1993]39号《关于禁止犀牛角和虎骨贸易的通知》,这两种药品已停止供药用,本丛书中古医籍或方剂涉及这两种药时,仅供参考,建议使用其代用品。②本丛书中腧穴的定位多采用"同身寸"或"骨度分寸法",因个体差异的存在无法统一换算,特此说明。③中医古医籍中药的剂量有用斤、两、钱、分等旧式计量单位的,本丛书为了保持古医籍原貌,未做换算,请读者根据具体情况参考使用。

本丛书的发端始于项目。因此,我们不仅要感谢所有编者,更要感谢科技部、卫生部、国家中医药管理局、国家人口和计划生育委员会、科学出版社以及山西省人民政府、山西省科技厅、山西省卫生厅、山西省中医药管理局、山西省人口和计划生育委员会等部门的相关负责同志。参与此书工作的其他同志,在此一并致谢。

本丛书的编写,仅仅是纷繁复杂的系统工作中的一部分。随着项目的进展,我们还将不断地调查研究、总结经验、与时俱进、探索创新。我们将紧密结合山西省又好又快发展的实际,认真务实地把项目做好。我们坚信,有本丛书编写成功的良好开端,有山西省各级政府和相关部门的大力支持,有项目组全体人员的共同努力,我们一定会圆满完成各项工作,给科技部交上一份优异的答卷。

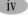

iv

2008 年 8 月

前　言

　　我国是人口大国，人口问题始终是制约我国全面协调可持续发展的重大问题，是影响经济社会发展的关键因素。我国实行计划生育以来，有力地控制了人口的数量，有效地缓解了人口对资源、环境的压力，极大地促进了经济发展和社会进步。但随着经济体制的全面转轨，计划生育的工作目标已经由把生育水平"降下来"变为把较低的生育水平"稳定住"，工作重心已经由"数量控制"逐渐转向"质量提高"，关注生殖健康，服务面不断拓展，工作内容更是由单一转向综合，致使计划生育工作面临的问题更为复杂。

　　我国人口和计划生育工作的重点、难点在农村。基层社区特别是农村由于经济社会发展相对滞后，自然条件较差，人口增长较快，计划生育基础设施和技术力量薄弱，社会保障制度不健全，群众生育意愿尚未根本转变，稳定低生育水平面临诸多困难。因此，必须把农村作为稳定低生育水平、统筹解决人口问题的重中之重。20世纪90年代，生殖健康概念的形成，逐渐得到了国际社会的普遍接受和重视，也为我国计划生育事业的发展拓宽了思路和提供了有益的经验，对计划生育服务又提出了更新、更高标准的要求。因此，进一步提高农村基层计划生育技术服务工作者的专业素质和服务质量是改善和提高农村计划生育工作水平的关键之一。

　　由于基础条件等多种因素的限制，广大农村计生工作者的知识结构和专业技能已不能适应农村计划生育工作的需要，在一些边远贫困地区尤为突出。为提高自身专业素质，他们迫切需要具有科学性、实用性和指导性的专业参考书。本书是"'十一五'国家科技支撑计划重大项目——农村卫生适宜技术推广丛书"之一，本书的问世，可以说是满足了这一迫切的愿望。

　　本书作者具有多年计划生育工作经验，在书中系统地阐述了各种避孕节育措施、避孕失败后的各种补救措施、避孕节育措施的副作用及并发症的诊断及中西医处理措施等内容。鉴于本书主要面向县乡级计生工作者，我们力图以简明扼要、条理清晰的语言，层次分明地阐述相关知识，对计划生育工作中经常遇到的问题和处理方法，尽可能地做可操作性的阐述，并且加入了部分适宜于农村基层推广应用的中西医临床诊疗经验及适宜技术，这也是本丛书的主要特点。随着社会发展和人口形势的变化，农村群众对计划生育和生殖健康的需求也在不断地提高，各地普遍在实施免费计划生育服务项目的基础上，力所能及地扩大服务对象，拓展服务项目，最大限度地满足群众需求。这也要求计划生育工作者掌握更多更全面的知识，如优生优育及辅助生殖知识。为此，本书精选了部分优生优育及辅助生殖技术的内容以适应农村基层计划生育工作的新需要。

　　我们相信，本书的付梓能有助于基层计划生育工作者丰富专业知识、提高基本技能、优化知识结构、改善服务质量，从而为基层计划生育工作的发展起到积极的推动作用。在编写过程中，尽管我们力求做到内容翔实全面、实用性强，但由于学术水平有限，难免有不尽如人意之处,如有不妥,敬请读者赐教指正,以便再版时修订,并在此深表感谢。

在不久前召开的中西部人口和计划生育服务体系及服务能力建设会议中明确要求,2015年我国将建立起满足人口和计划生育事业发展需要的人口和计划生育服务体系,让育龄群众人人享有优质的计划生育、优生优育、生殖保健服务。让我们为这一目标的早日实现,为这一项神圣的事业共同奋斗!

编 者

2008 年 8 月

目　录

第一章

绪　论

一、计划生育技术工作

计划生育技术工作是应用现代科学知识和医疗诊治技术对育龄人群在生育、节育、不育及其相关的领域内进行指导和服务。

（一）计划生育技术工作的作用

1. 有效地控制人口增长

通常节育率与生育率密切相关，人群中采用避孕节育措施的百分率越高，人口出生率就越低。计划生育技术工作是提高人群中的节育率的一个重要环节。我国计划生育工作在近 30 年以来取得了非常显著的成效。我国平均节育率达 70%以上，超过了世界平均水平，在发展中国家居首位。但各地区情况并不均衡，在经济发展快、人均收入高的地区，如上海、北京、天津、辽宁、江苏等地区，相应人口增长率低；经济落后的贵州、甘肃、青海地区人口增长率较高。

2. 提高出生人口质量和妇幼保健水平

计划生育技术指导和技术服务直接围绕育龄人群生育、节育、不育及其相关问题和需求，使人们能够通过计划生育措施来避免不适当的情况或条件下妊娠，减少意外妊娠及由此采用的补救措施，减少不良婴儿出生，降低生殖过程中某些疾病和并发症的发生率，有利于提高出生人口素质，有利于提高妇幼保健水平。

3. 有利于实施基本国策

优质的计划生育技术指导和技术服务能促进广大育龄群众对计划生育这项基本国策和现行计划生育政策的理解，转变传统的生育观念，从而自觉实行计划生育。

（二）计划生育技术工作的内容

1. 计划生育和生殖健康教育

通过计划生育和生殖健康教育引导育龄群众更新婚育观念，并使他们了解必要的生殖生理和有关生殖健康的知识，掌握一些生育、节育的措施和方法，提高自我保护和自我保健意识。

2. 计划生育技术服务

（1）咨询指导：在计划生育和生殖健康教育解决共性问题的基础上，提供咨询指导，进行双向交流，可以针对性地解决个性问题，也可以解决一些不适宜在大众中宣教及一些群众难以启齿的问题。咨询范围包括避孕节育、生育指导以及性问题等。

（2）发放避孕药具：按有关规定进行免费供应或零售服务。在发放避孕药具的同时，要介绍避孕原理、适应证、禁忌证、正确使用方法、常见不良反应及其防治方法以及需要随访或就医的一些情况。

（3）计划生育手术及其他有关技术服务：包括放置和取出宫内节育器、放置和取出皮下植入避孕剂、终止妊娠（药物流产和手术流产）、男女绝育术及紧急避孕等。除须保证手术质量外，还需做好跟踪随访及不良反应的防治等工作。

（4）其他：参与生殖健康相关的其他工作，如青春期教育、婚前保健系列服务、不孕不育的诊治、更年期的保健等以及协助性传播疾病、遗传病和某些妇科疾患的防治等。

3. 开展计划生育临床科研

从略。

4. 业务培训

上一级计划生育指导和服务机构除应承担下一级计划生育业务机构转来的疑难诊疗任务之外，还要对下属各级计划生育技术人员进行业务培训及科研指导。

（三）计划生育技术服务机构

目前，我国从事计划生育工作的服务网络

由两大系统的三类机构组成。一个系统是由卫生部门所属的各级妇幼保健院(所、站)和各级医院相关科室;另一个是由计划生育系统所属的计划生育技术服务机构如指导所(站、室)等。

至今,我国各地各级计划生育技术服务机构虽然组织形式和名称尚未完全统一,但承担的任务基本相同,仅在工作上各有侧重。通常,县及县以上医院或计划生育服务站开展男、女绝育,放、取宫内节育器,人工流产,药物流产和紧急避孕等计划生育技术业务。镇(乡)卫生院和计划生育服务机构、城市街道医院根据力量和设备条件可开展上述计划生育技术业务,人工流产只能做到妊娠10周;一般不开展药物流产,因无输血和抢救条件,能就近转院者例外。村(居委会)卫生室发送避孕药具,进行计划生育宣传、动员、指导和随访,一般不开展计划生育手术。

(四)计划生育技术工作原则

1. 避孕为主的原则

这项原则要求把节育措施落实在妊娠之前,这既符合计划生育的客观规律,也有利于保护妇女身心健康。避孕为主就要引导育龄夫妇自觉采取节育措施,提高避孕有效率,把计划外妊娠和人工流产率降低到最低限度,但目前鉴于各种避孕措施还不能达到完美的效果,所以避孕为主还须紧急避孕和多种补救措施的辅助。

2. 知情选择、知情同意的原则

我国幅员辽阔,各地情况和计划生育工作基础差异很大,同时广大育龄夫妇的婚育及健康等各方面情况也不一致,所以不适宜强调统一的技术服务或标准。因而,提倡因地制宜、因人而异,提供多种节育措施就是必不可少的。计划生育技术服务机构在实施避孕节育手术、特殊检查或治疗时,应征得受术者本人的同意,并保证受术者的安全。在广大农村、偏远山区等计划生育服务网点和医疗网点不太密集的地方,至今仍以提倡长效、稳定措施为主。

3. 技术服务与思想工作同步进行的原则

计划生育工作的对象是广大健康的育龄群众,至今仍有部分育龄夫妇对计划生育工作不完全理解,对避孕节育也不很积极,甚至心存疑虑。了解这些夫妇对计划生育各种复杂的心理状态,解除他们的思想疑虑,使他们能自觉接受避孕节育措施,是提高计划生育技术工作质量的重要环节。

4. 社会效益与经济效益一致的原则

计划生育是我国的基本国策,其工作效益的评价标准应以社会效益为主。但是,为了实行这项国策,国家投入了大量的财力、物力和人力。计划生育工作应充分挖掘潜力,做到人尽其才、物尽其用;要通过积极的技术指导和优质的技术服务,不断提高节育的有效率,降低成本,减少浪费;还须根据条件和需要,适当扩大服务范围,增加收入,提高经济效益,促进自身事业不断发展。

5. 团结协作、相互支持的原则

计划生育工作任重道远,绝非某一部门、某一系统能够独立进行和独立完成的,需要发挥相关部门的宣传、教育、指导、培训及对意外情况的处理、危重患者的抢救和有关技术鉴定等工作。

二、辅助生育技术

1. 辅助生殖技术种类

生殖医学是一门近20余年才发展起来的新兴边缘学科,是治疗不孕、不育最为行之有效的方法。它涉及妇产科学、男科学、生殖生理学、遗传学、胚胎学及发育生物学等多个领域。辅助生育技术的种类繁多,包括人工授精(AI)和体外受精-胚胎移植(IVF-ET)以及在此基础上衍生的各种新技术,如卵母细胞内单精子注射(ICSI)、胚胎植入前遗传学诊断(PGD)技术、配子输卵管移植(GIFT)、人类胚胎的辅助孵化(AH)、卵子的体外成熟、生殖功能的保存技术(精子冷冻、卵子和卵巢组织冷冻、胚胎冷冻)等。近年来出现的核移植与治疗性克隆、胚胎干细胞的研究等也是辅助生育技术的研究范畴。

2. 辅助生殖技术发展历程

在辅助生育技术中,最有代表性的是体外受精-胚胎移植,即所谓的"试管婴儿"。

(1) 20世纪80年代试管婴儿技术主要以解决女性不育为主。由 Edwards 和 Steptoe 首创了常规体外受精-胚胎移植,为第一代试管婴儿。

（2）1992 年，Palermo 首先使用单精子卵胞质注射治疗男性不育，成功妊娠并出生新生儿，技术难度比前者高，因而被称为第二代试管婴儿。

（3）近年来随着分子生物学技术的进步，使单细胞水平进行人类基因诊断称为可能。在辅助生育的显微操作基础上结合现代分子生物学发展成的人类胚胎植入前遗传学诊断技术，是指从成熟的卵母细胞取极体或从胚胎取部分细胞进行遗传学分析，从而防治异常病患儿的妊娠、出生，是所谓的第三代试管婴儿技术。

3. 我国辅助生殖技术的发展现状

我国试管婴儿技术的发展始于 20 世纪 80 年代。1985 年 4 月，中国台湾有 1 例试管婴儿诞生；1988 年 12 月，中国香港 Tucker 等也报道

1 例；北京医科大学（现北京大学医学部）于 1987 年 6 月和 9 月分别报道 2 例临床妊娠成功，并于 1988 年 3 月诞生于中国大陆的首例试管婴儿。此后，试管婴儿技术在我国蓬勃发展，在全国有条件的医院都已将 IVF 技术应用于临床，近 2~3 年发展迅速。随着体外授精、胚胎子宫内移植的操作步骤标准化，目前已将 IVF-ET 列为治疗某些不孕症的常规措施和手段。

现阶段，人们通过改进超排卵方案、提高卵子质量、发展实验室培养系统、开拓分子生物学技术等方面来达到提高妊娠率、降低多胎率、减少并发症、出生健康婴儿的辅助生育技术的最终目的。总而言之，近年来生殖医学所取得的进步更表明人类对生殖自我调控更有可能得到实现。

（李新玲）

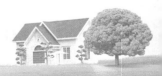

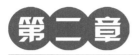

节　　育

节育是计划生育的重要组成部分,即应用科学的方法达到在一定的时间内暂使女性不受孕的目的。

第一节　宫内节育器

宫内节育器(intrauterine device,IUD)是一种在全世界广泛应用的避孕方法,具有安全、有效、简便、经济、可逆的特点和优势,深受广大女性的欢迎。据统计,我国占世界使用 IUD 避孕总人数的 80%,在我国 40% 以上的已婚已育夫妇选用 IUD 避孕。

一、宫内节育器作用机制

(1)子宫内膜表面产生形态学改变:节育器为异物,放进宫腔后内膜组织就会发生一系列的特殊变化,如血管通透性增加和水肿,以及中性粒细胞、单核细胞和巨噬细胞等白细胞的基质浸润。加之节育器摩擦压迫子宫内膜使其上皮表面创伤,形成局灶性溃疡,造成无菌性炎症。炎性细胞吞噬进入宫腔的精子使之不能与卵子结合形成受精卵;或在胚胎与子宫内膜之间炎性细胞吞噬植入的胚囊,以干扰孕卵着床。

(2)使子宫内膜与受精卵的植入不同步:研究表明节育器可增加子宫内前列腺素($PGF_{2\alpha}$)的合成与释放,导致输卵管蠕动增快,使受精卵尚无植入能力即到达宫腔,从而不能着床。

(3)某些节育器内加入长效避孕药物亦可缓慢释放阻止受孕。

(4)含铜(Cu)的节育器可释放铜离子,氧化的金属铜可改变子宫颈黏液的性质,妨碍精子运行,并能阻止孕卵着床。

二、宫内节育器的种类

(一)惰　性　IUD

惰性 IUD 指用惰性材料制成的 IUD,如不锈钢、金、银、高分子材料等,其化学性能稳定,与人体组织相容性较好,不释放活性物质。由于惰性 IUD 妊娠率较高,目前已淘汰,我国于 1993 年已停止生产惰性 IUD。惰性 IUD 可作为载体,加入活性物质成为活性 IUD 应用于临床。

(二)活　性　IUD

活性 IUD 指在惰性 IUD 支架上增加铜丝或铜套或者某些药物(孕激素、前列腺素类药物),能够在宫腔内释放生物活性物质。释放铜离子和激素,目的是提高避孕效果;而释放前列腺类药物吲哚美辛目的是减少放置后的出血过多或疼痛等不良反应。

1. 带铜 IUD

带铜 IUD 是活性 IUD 中最常用的一类,置入宫腔后铜能释放铜离子,发挥活性作用,提高避孕效果。根据不同的铜表面积、不同形态的材料和支架或载体,常用的又分为以下几种:

(1)VCu200:1976 年在上海研制成功,并曾数次进行改进。现以不锈钢丝(直径 0.3mm)做成"V"形支架,两横臂于中间相套为中心扣,使横臂长度能够适度调节以适应宫腔宽度,外套硅橡胶管,于两横臂及斜边上各绕有铜丝或铜套(直径 0.35mm)一段,铜表面积 $200mm^2$,黑色双股尾线系于下端。分大、中、小号,可存放 5~8 年。

(2)宫铜 IUD:1982 年,重庆研制并做改进,外形与宫腔形 IUD 相似。在不锈钢丝螺旋腔内平均置入铜丝簧管 8 段,铜表面积为

300mm²。分大、中、小三号,无尾丝,可长期存放达 20 年左右。

（3）TCu220C:美国研制,1982 年引入我国生产。聚乙烯含钡"T"形支架,横臂上各有一固定的铜套。纵臂上固定有 5 个铜套。铜表面积 220mm²,国内现有大、小二号,横径×纵径各为 32mm×36mm 和 28mm×32mm,蓝色双股尾丝,可存放 10 年以上。

（4）TCu380A:美国研制,1990 年左右引入我国生产。聚乙烯含钡"T"形支架与 TCu220C 相同,但纵臂末端呈小球形,横臂上 2 个铜套,纵臂上绕有铜丝,铜表面积 380mm²。国内现有大、中、小三号,横径×纵径各为 32mm×36mm、30mm×34mm 和 28mm×32mm,浅蓝色双尾丝,可存放 10 年以上。TCu380A 是目前国际公认性能最佳的宫内节育器。

（5）母体乐铜 375（MLCu375）:荷兰研制,1995 年引入我国生产,聚乙烯支架呈伞状,两弧形臂外侧各有 5 个小齿,具可塑性。纵臂上绕有铜丝,铜表面积 375mm²。引入我国的为一种短臂型,蓝色双股尾丝,可放置 5~8 年。

（6）无支架 IUD:即固定式铜套串 Gyne Fix Cu IUD（吉尼 IUD）,比利时研制,已引入我国生产。主干为一根尼龙线,串有 6 只铜套,上下两个铜套固定在线上,中间 4 个铜套可活动,铜表面积 330mm²。尼龙线顶端距第一铜套上缘 1cm 处有一线结可以固定于宫底肌层内。下端即形成尾丝,能够适用于不同宫腔。可放置 5~

8 年。

2. 含药及含药铜 IUD

目前推广使用的含药 IUD 分为含类固醇（甾体）激素 IUD 和含前列腺素抑制剂 IUD。

（1）孕酮 IUD:聚乙烯制成"T"形支架,纵臂中间有一药芯管,管内含孕酮微晶 38mg 于硅油中,外套有乙烯醋酸乙烯酯的聚合物作为控释层,置入宫腔后每日恒量释放 65μg。有透明单股尾丝,有效期 1 年,也适用于哺乳期。

（2）左炔诺孕酮 IUD（LNG-IUD-20,曼月乐）:聚乙烯支架呈 Nova"T"形。横臂两边圆钝中间凹陷,两横臂上举时可左右合拢,呈顶端圆钝的细棒状,便于放置,囊内含 LNG 43mg。置入宫腔后每日恒量释放 20μg,有透明单股尾丝,有效期 5 年。

（3）活性 γ 形 IUD:分三层结构,内为不锈钢丝支架呈 γ 形,直径 0.3mm,支架上缠绕铜丝,铜表面积 380mm²,称药钢 γ380;外层为不锈钢丝簧,两横臂顶端和纵横交界处均咬合有硅橡胶珠,每支含吲哚美辛 25mg,无尾丝,存放时间 8 年以上。

三、各种宫内节育器避孕的使用年限

总体上讲,宫内节育器是长效稳定的避孕措施,避孕有效期在 5 年以上。各种节育器建议放置年限见表 2-1。

表 2-1　各种宫内节育器使用年限

IUD 种类	建议使用年限
宫铜 IUD	20 年左右
TCu220C、TCu380A	10 年以上
活性 γ 形 IUD	8 年以上
母体乐铜 375、VCu200、无支架 IUD	5~8 年
左炔诺孕酮 IUD	5 年
孕酮 IUD	1 年

四、放置宫内节育器避孕的适应证及禁忌证

1. 适应证

（1）育龄妇女自愿要求放置宫内节育器而

无禁忌证。

（2）用于紧急避孕,更适于愿继续以宫内节育器（IUD）作为避孕措施而无禁忌证者。

2. 绝对禁忌证

（1）妊娠或妊娠可疑者。

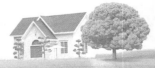

（2）生殖器官炎症,如阴道炎、急性或亚急性宫颈炎、急慢性盆腔炎、性传播性疾病等,未经治疗及未治愈者;或3个月内有性传播疾病危险感染的因素者(多个性伴或对方有多个性伴)。

（3）3个月以内有月经频发、月经过多(左炔诺孕酮-IUD 除外)或不规则阴道出血者。

（4）子宫颈内口过松、重度撕裂(铜固定式 IUD 除外)及重度狭窄及重度子宫脱垂者。

（5）生殖器肿瘤,如子宫肌瘤、卵巢瘤、子宫内膜癌、卵巢癌、恶性滋养叶细胞肿瘤等影响 IUD 的正确位置或混淆出血的原因,不利于这些疾病的治疗。

（6）生殖器官畸形,如子宫纵隔、双角子宫、双子宫等。

（7）子宫腔小于5.5cm、大于9cm 者(人工流产时、剖宫产后、正常产后和有剖宫产史者放置及铜固定式 IUD 例外)。

（8）人工流产后子宫收缩不良、出血多者,人工流产前有反复阴道出血者,可能有妊娠组织物残留或感染可能者,包括感染性流产后。

（9）产时或剖宫产时胎盘娩出后放置有潜在感染或出血可能者,如产时感染、胎膜早破、羊水过多或双胎史等。

（10）有各种较严重的全身急、慢性疾患,如心功能Ⅲ级以上、重度贫血、血液疾病及各种疾病的急性期等。

（11）产后42天后放置有恶露未净和(或)会阴伤口未愈者。

（12）有铜过敏史者,不能放置载铜节育器。

3. 相对禁忌证

（1）葡萄胎史未满2年慎用。

（2）有严重痛经者慎用(左炔诺孕酮-IUD 及含吲哚美辛 IUD 除外)。

（3）中度贫血,Hb<90g/L 者慎用(左炔诺孕酮-IUD 及含吲哚美辛 IUD 除外)。

（4）有异位妊娠史者慎用。

（5）子宫内膜异位症者,慎用带铜 IUD。

五、宫内节育器的放置时间及节育器大小的选择

1. 宫内节育器的放置时间

（1）月经期第3天起至月经干净后7天内均可放置,并以月经干净后3~5天为最佳。

（2）月经延期或哺乳期闭经者,应在排除妊娠后放置。

（3）人工流产负压吸宫术和钳刮术后、中期妊娠引产后24h 内清宫术后如无感染征象可即时放置。

（4）自然流产正常转经后、药物流产2次正常月经后放置。

（5）产后42天恶露已净、会阴伤口已愈合、子宫恢复正常者。

（6）剖宫产半年后放置。

（7）剖宫产或阴道正常分娩胎盘娩出后即时放置。产时放置的最佳时机是胎盘娩出后10min,产后48h 内可随时放置(放置者应经过专门的培训)。

（8）用于紧急避孕,在无保护性性交后5天内放置。

2. 宫内节育器大小的选择

几种常用 IUD 在月经后放置的参考值见下表,不包括仅有一种型号(大小)的 IUD (表2-2)。

表2-2　几种 IUD 型号选择(参考值)

种类	宫腔深度/cm			
	5.5~	6.0~	7.0~	7.5~9.0
宫铜节育器	20	22	22 或 24	24
TCu220C、TCu380A		28 或 32	32	32
母体乐铜375	短杆形	短杆形	短杆或标准形	标准形
活性 γ 形节育器	短杆形	短杆形	短杆或标准形	标准形
VCu200 节育器	24	24 或 26	26	28

六、宫内节育器的放置

1. 术前准备

（1）询问病史，做体格检查、妇科检查，做血常规及阴道分泌物检查。特别要了解高危情况，如哺乳、多次人流史、近期人流或剖宫产史、长期服避孕药史等。

（2）做好术前咨询，受术者知情并签署同意书。

（3）测血压、脉搏、体温［术前两次体温（相隔4h以上）均在37.5℃以上者暂不放置］。

（4）术前排空小便。

（5）检查手术包和节育器的有效灭菌日期。

2. 放置步骤

（1）手术者穿清洁工作衣，戴帽子、口罩。常规刷手后戴无菌手套。

（2）受术者取膀胱截石位，常规冲洗、消毒外阴及阴道。

（3）常规铺巾：套腿套、垫治疗巾、铺洞巾。

（4）阴道双合诊检查：仔细查明子宫大小、位置、倾曲度及附件情况后，换手套。

（5）窥阴器暴露阴道和宫颈，拭净阴道内积液。

（6）消毒液消毒宫颈及穹隆。

（7）子宫颈钳钳夹宫颈前唇或后唇。

（8）拭净黏液后，用棉签蘸消毒液消毒颈管。

（9）子宫探针沿子宫方向探测宫腔深度，遇有剖宫产史和宫颈管异常时宜探颈管长度。

（10）根据宫颈口的松紧和选用节育器的种类与大小，决定是否扩张宫颈口。如宫腔形节育器、γ形节育器、金塑铜环、药铜环165等须扩至5.5~6号。

（11）取出选用的节育器：撕开节育器外包装袋，取出节育器。有尾丝者测量尾丝总长度。如使用消毒液浸泡的节育器，需用无菌0.9%氯化钠溶液或注射用水冲洗。

（12）将准备放置的节育器告知受术者，并示以实物。

（13）缓缓牵拉宫颈，拉直子宫轴线。

（14）置入节育器。

（15）撤出宫颈钳，拭净血液，取出窥阴器，手术完毕。

3. 术中注意事项

（1）严格无菌操作，在放置IUD的过程中应避免进入宫腔的器械和IUD等与阴道壁接触。

（2）遇宫颈较紧或使用需要扩张宫口的IUD时，均须扩张宫口，不能勉强行事。

（3）操作轻柔，以防止心脑综合反应。对高危的妇女更宜小心，以防子宫损伤。

（4）放置时如感到IUD未放至宫腔底部时，应取出重放。

（5）放置环形IUD时，放环叉应避开环的接头。

（6）手术过程中如遇多量出血、器械落空感、宫腔深度异常、受术者突感下腹疼痛等，应立即停止操作，进一步检查原因，采取相应措施。

4. 术后处置

（1）填写手术记录表。

（2）发放宫内节育器随访卡。

（3）告知受术者注意事项：

1）放置后可能有少量阴道出血及下腹不适感为正常现象。如出血多、腹痛、发热、白带异常等，应及时就诊。

2）放置宫内节育器后3个月内，在经期及大便后，应注意宫内节育器是否脱出。

3）放置带尾丝节育器者，经期不使用阴道棉塞。

4）1周内不做过重的体力劳动。

5）2周内不宜房事和盆浴，保持外阴清洁。

6）告知放置IUD的种类、使用年限及叮嘱放置IUD后1个月、3个月、6个月和12个月随访，放置第2年后每年复查1次，直到取出为止。

7）如果在使用IUD的过程中发现以下问题，尽管不一定是由IUD引起，都应当去医院就诊咨询：

A. 月经延期，或认为可能怀孕，特别是出现异位妊娠的症状时，如异常阴道出血、下腹部疼痛或触痛、晕厥。

B. 认为可能有生殖道感染，包括性病、艾滋病。

C. 检查尾丝时自认为IUD可能脱落。

7

D. 下腹部疼痛加剧,特别是兼有发热和(或)月经间期出血,或盆腔炎的表现。

5. 随访

常规随访时间为放置 IUD 后 1 个月、3 个月、6 个月和 12 个月随访,放置第 2 年后每年复查 1 次,直到取出为止。有特殊情况随时就诊。

随访内容主要是了解主诉和月经情况、做妇科检查及节育器定位检查(尾丝判断检查、B 超检查、X 线检查等),及时发现 IUD 尾丝和生殖道异常情况。如有异常,给予相应处理。

附　各种常用 IUD 放置步骤

1. 宫铜 IUD

宫铜有多种放置器,现以内藏式放置器和套管式放置叉为例。

(1)内藏式放置器放置

1)手持带有宫铜 IUD 放置器取水平位,将套管上带有缺口的一方向下。

2)将内杆向下拉,把 IUD 完全拉入套管内,然后缓缓上推内杆,待内杆上的小钩从缺口处自然脱落后继续推进内杆(小钩会退入套管),使 IUD 露出套管顶端成圆钝状。

3)将限位器上缘移到宫腔深度的位置。

4)置入放置器达宫腔底部,固定内杆,后退套管,IUD 即置入宫腔内。

5)放置器向上顶送 IUD 下缘后,退出放置器。

(2)套管式放置叉放置

1)将 IUD 横臂中点的下方嵌入套管的放置叉上,IUD 露在套管外。

2)将套管叉上的限位器上缘移到宫腔深度的位置。

3)带 IUD 的放置器沿宫腔方向轻柔通过宫颈口达宫腔底部。

4)固定内杆,后退外套管,同时内杆向上推出套管叉上的 IUD,IUD 即置入宫腔,退下放置器于近内口处,再用放置器向上顶送 IUD 后,撤出放置器。

2. TCu220C 或 TCu380A 宫内节育器

(1)将 T 形 IUD 的双横臂轻轻下折,并将双横臂远端插入放置管内(横臂下折时间不宜超过 3min)。

(2)将套管上的限位器上缘移到宫腔深度的位置。

(3)将带 IUD 的放置器沿宫腔方向送达宫腔底部。

(4)固定内芯,后退放置套管使 IUD 的横臂脱出套管。

(5)再将套管上推 IUD 并稍待片刻,使 IUD 处在宫腔底部。

(6)先取出内芯,然后小心取出放置套管。

(7)测量阴道内尾丝长度,以核对 IUD 是否放置到位(阴道内尾丝长度 = 尾丝总长度 + IUD 长度 - 宫腔深度)。

(8)在宫颈外口 1.5~2cm 处剪去多余尾丝,记录留置尾丝的长度。

3. 母体乐宫内节育器

(1)将 IUD 放置器上的限位器上缘移到宫腔深度的位置。

(2)将带有 IUD 的放置管沿 IUD 的平面与宫腔平面相同的方向置入宫腔内,直至宫腔底部,等待 1~2min,抽出放置管。

(3)放置后用探针检查宫颈管,以确认 IUD 纵臂末端已进入宫腔。

(4)测量阴道内尾丝长度,以核对 IUD 是否放置到位(阴道内尾丝长度 = 尾丝总长度 + IUD 长度 - 宫腔深度)。

(5)在宫颈外口 1.5~2cm 处剪去多余尾丝,记录留置的尾丝长度。

4. γ 形 IUD

(1)将套管式放置器上端弧形口的前后唇置于节育器中心硅胶处,限位器上缘移到宫腔深度的位置。

(2)将放置器沿宫腔方向快速通过宫颈内口后轻轻送达宫腔底部,稍待片刻。

(3)固定内芯,后退套管,IUD 即置入宫腔。

(4)内芯向上顶送一次后,连同套管一起撤出。

5. 活性环形节育器

(1)用一次性放置叉放置

1)检查带环的放置叉,环的上缘应位于套管叉上,下缘应被内杆的小钩拉住,环的结头在侧方。

2)拉下内杆至缺口处,把缺口嵌入套管下缘使环拉成长椭圆形,便于放置。

3)将带环的放置叉上的限位器上缘移到宫腔深度的位置。

4)将放置叉上的环轻轻置入宫腔达宫底。

5)上推内杆,使环的下缘从内杆钩上脱落。

6)后退放置器至近宫颈内口处,上推环的下缘,使环保持靠近宫底部后退出放置器。

(2)金属放环叉放置

1)避开环的结头,将环装在叉上。

2)将放置叉上的限位器移到宫腔深度的位置。

3)沿宫腔方向将叉偏水平位通过宫颈后转正,

将环送达宫底。

4）然后将放置叉退至子宫内口处,再推环下缘保持靠近宫底部后退出放置器。

6. VCu200

（1）将已安装节育器的放置器上的限位器上缘移到宫腔深度的位置。

（2）沿子宫方向置入放置器达宫底（注意使IUD 平面和宫腔平面一致）。

（3）固定内芯,后退套管。

（4）先退出内芯,后取出放置套管。

（5）测量阴道内尾丝长度,以核对 IUD 是否放置到位（阴道内尾丝长度 = 尾丝总长度 - 宫腔深度）。

（6）宫颈口外 1.5cm 处剪去多余尾丝,记录留置的尾丝长度。

7. 左炔诺孕酮 IUD（曼月乐 IUD）

（1）取出带有 IUD 的放置套管,缓慢而持续地牵拉尾丝,使 IUD 的横臂向内合拢而牵入套管内,直至横臂顶端的结节处在套管口。

（2）在套管下方拉直尾丝,置入内芯。

（3）移动限位器上缘到宫腔深度位置（限位器和横臂均保持水平位）。

（4）持放置器轻柔通过宫颈管入宫腔,直至限位器上缘。

（5）固定内杆,后退套管至内杆有槽处,使节育器在宫腔内展开横臂。

（6）再同时将套管和内杆轻缓地向宫腔推进,直至限位器上缘。

（7）固定内杆的环形尾端,后退套管触及尾环止。

（8）固定套管退出内杆后小心地退出套管。

（9）测量阴道内尾丝长度,以核对 IUD 是否放置到位（阴道内尾丝长度 = 尾丝总长度 + IUD 长度 - 宫腔深度）。

（10）在宫颈口外 2cm 处剪去多余尾丝,记录留置的尾丝长度。

8. 铜固定式 IUD（吉妮 IUD）

（1）用食、中、拇三指稳稳把持套管末端和内芯避免移动,从放置系统中取出。

（2）检查 IUD 顶端的线结是否挂在内芯尖端上,尾丝是否紧扣在内芯的柄上,然后移动限位器上缘到宫腔深度位置。

（3）持放置器轻柔通过宫颈管入宫腔,直至宫底正中。

（4）一手持套管紧紧顶住宫底,另一手持内芯柄向宫底肌层刺入 1cm。

（5）松解内芯上的尾丝后,轻轻退出内芯,然后退出套管。

（6）轻拉尾丝有阻力,说明 IUD 已置入肌层。

（7）测量阴道内尾丝长度,以核对 IUD 是否放置到位（阴道内尾丝长度 = 尼龙丝总长度 - 宫腔深度 - 1cm）。

（8）在宫颈口外 1.5 ~ 2cm 处或宫颈外口内剪去多余尾丝,记录留置的尾丝长度。

七、宫内节育器取出的适应证及禁忌证

1. 适应证

（1）因副作用或并发症需取出者。

（2）带器妊娠者（包括带器宫内妊娠或异位妊娠）。

（3）要求改用其他避孕方法或绝育者。

（4）围绝经期月经紊乱、闭经半年以上者。

（5）到期根据实情需要更换者。

（6）计划妊娠或不需继续避孕者。

（7）随访中发现 IUD 有异常,如变形、断裂、部分脱落等。

2. 禁忌证

（1）全身情况不良或处于疾病急性期者暂不取,待好转后再取。

（2）并发生殖道炎症时,需在抗感染治疗后再取节育器,情况严重者可在积极抗感染的同时取出节育器。

八、宫内节育器取出的时间

（1）以月经干净后 7 天内为宜。

（2）如因子宫出血而需取出者,则随时可取,并酌情同时做诊断性刮宫,刮出物应送病理检查。术后给予抗生素治疗。

（3）月经失调者也可在经前取器,并做诊断性刮宫,同时取内膜送病理检查。

（4）因带器早期妊娠需做人工流产者,应取出节育器,可根据节育器所在部位先取器后吸宫或先吸宫后取器。带器中、晚期妊娠应在胎儿、胎盘娩出时检查 IUD 是否随之排出,如未排出者可在产后 3 个月或转经后再取。

（5）带器异位妊娠应在术后出院前取出节育器。并发内出血、失血性休克者可在下次转经后取出。

（6）更换 IUD 者，可在取出 IUD 后立即另换一个新 IUD（因症取出除外），或于取出后待正常转经后再放置。

九、宫内节育器的取出

1. 术前准备

（1）术前咨询，了解取器原因。受术者知情并签署同意书。

（2）取器前应对 IUD 做定位诊断（如尾丝判断检查、超声检查、X 线透视等），尽可能了解 IUD 的种类。

（3）做妇科检查及阴道分泌物常规检查。

（4）测血压、脉搏、体温。

（5）术前排空膀胱。

（6）绝经时间较长者的取器，估计取器有一定困难时需在有条件的计划生育技术服务机构和医疗保健机构取器。必要时在取器前行宫颈准备，改善宫颈条件后再取 IUD。

2. 操作步骤

（1）无尾丝 IUD：需在手术室内进行。

1）~8）项同本章"六、宫内节育器的放置"的"2. 放置步骤"中的（1）~（8）。

9）探针探查宫腔深度，同时轻轻探查 IUD 在宫腔内的位置。视宫口情况和所用 IUD 酌情扩张宫口。

10）用取出器（取环钩或取器钳）勾住 IUD 的下缘或钳住 IUD 的任何部位轻轻拉出，如遇困难必须扩张宫口，切勿强拉，以免损伤宫壁。

11）必要时将带出的子宫内膜送病理检查。

12）环形节育器部分嵌顿肌壁内可拉丝，剪断后取出。

13）如节育器嵌顿、断裂、残留，可用特殊取出器夹取或在 B 超监护下取出。亦可在宫腔镜下取出。

14）节育器异位于子宫外，需在腹腔镜下或进行开腹手术取出。

15）检查 IUD 情况是否完整；取出后如无出血，撤出宫颈钳，拭净宫颈口血液，取出窥阴器，手术完毕。

（2）有尾丝的 IUD：一般可在门诊进行。

1）~8）项同本章"六、宫内节育器的放置"的"2. 放置步骤"中的（1）~（8）。

9）用钳或镊子在近宫颈外口处夹住尾丝，轻轻向外牵拉取出 IUD。

10）如尾丝断裂，按无尾丝 IUD 取出法取出。

11）T 形节育器横、纵臂嵌顿颈管造成取出困难时，可酌情扩张宫口，用止血钳或填塞钳夹住 T 形节育器纵臂向宫腔内推入约 1cm，边旋转后即可顺利取出。

12）拭净宫颈口血性分泌物，取出窥阴器，手术完毕。

3. 术后处置

（1）填写手术记录表。

（2）告知受术者注意事项：

1）2 周内禁止性交及盆浴，保持外阴清洁。

2）需继续避孕者，应落实避孕措施。

附 绝经后 IUD 的取出

原则上讲，所有的宫内节育器都应在围绝经期停经半年到 1 年的时候取出，无论放置年限到否。因为随着绝经时间的延长，子宫、宫颈和阴道逐渐萎缩，取器会更加困难。

1. 术前准备

与常规取出宫内节育器手术一样，术前需做妇科检查，了解子宫、宫颈和阴道的状况，有无发生萎缩；阴道分泌物检查，排除生殖道感染的可能，必要时可以进行宫颈涂片检查；通过 B 超或 X 线检查确定节育器在宫腔内的位置和形态。如果检查中发现生殖道已明显萎缩、估计取器困难，可以在术前进行宫颈准备。

2. 宫颈准备方法

（1）术前单次口服尼尔雌醇（维尼安）5mg×1 片或 2mg×2 片，用药 5~7 天后取器。

（2）术前 2~4h 给予米索前列醇 400μg，口服或阴道给药；或卡孕栓一枚阴道给药。

3. 取器时注意事项

取器时避免强行粗暴操作，术中观察受术者的变化，如有明显不适暂停手术，视对象身体和情绪状况决定是否完成手术还是转上级医院或其他科室在 B 超监护下或宫腔镜下取器。最好间隔 2~3 个月后再次进行手术。取出的节育器应及时向受术者出示，如有变形、断裂或怀疑有残留，都应该向受术者说明情况，嘱其进行 X 线片检查，确认宫内节育器是否完全取出。

第二节 甾体激素类避孕药

甾体激素类避孕药于 20 世纪 50 年代末问世,大多数为人工合成的孕激素和雌激素配合而成的避孕药,少数为单方孕激素制剂,为节育技术带来了深刻的变革,打破了以往只能靠手术绝育或放置宫内节育器及工具避孕的方法。我国从 1963 年开始应用,如正确使用有效率可达到 99% 以上。

一、甾体激素类避孕药避孕机制

(1)抑制排卵:主要是通过大量的甾体激素抑制下丘脑的促性腺激素释放,从而使垂体 FSH 与 LH 分泌减少,并且不出现排卵前 LH 高峰,致排卵功能受到抑制。

(2)改变子宫颈黏液性状:避孕药中的孕激素能使宫颈黏液量变少,高度黏稠,拉丝度减小,阻碍精子的运动与穿过。

(3)改变子宫内膜的形态及功能:避孕药中的孕激素干扰雌激素效应,使内膜增殖变化受抑制,并使腺体及间质提早发生类分泌期变化,内膜腺体停留在发育不完全阶段,不利于受精卵的着床。

(4)影响输卵管的蠕动:服用复方避孕药的妇女,在持续雌、孕激素作用下,改变输卵管正常的分泌活动和肌肉活动,改变受精卵在输卵管内的正常运行,从而干扰了受精卵的着床,达到避孕目的。

二、避孕药的种类及成分

甾体激素类避孕药种类繁多,按药物组成分可分为雌孕激素复方和单孕激素类;按药物作用时间可分为短效、长效、速效和缓释类;按给药途径又可分为口服、注射、经皮肤、经阴道和经宫腔等。常用的避孕药物种类及成分见表 2-3。

表 2-3 避孕药的种类及成分

类别	名称	成分		剂型	给药途径
		雌激素/mg	孕激素/mg		
短效口服	1 号避孕片	炔雌醇 0.035	炔诺酮 0.625	片、滴丸、纸形	口服
	2 号避孕药	炔雌醇 0.035	甲地孕酮 1.0	片、滴丸、纸形	口服
	复方炔诺孕酮片	炔雌醇 0.030	炔诺孕酮 0.3	片	口服
	复方左炔诺孕酮片	炔雌醇 0.030	左炔诺孕酮 0.15	片	口服
	达英 35	炔雌醇 0.035	环丙孕酮 2.0	片	口服
	妈富隆单相片	炔雌醇 0.03	去氧孕烯 0.15	片	口服
	妈富隆双相片				
	第 1~7 片	炔雌醇 0.04	去氧孕烯 0.025	片	口服
	第 8~21 片	炔雌醇 0.03	去氧孕烯 0.125	片	口服
	复方左炔诺孕酮三相片				
	第 1~6 片	炔雌醇 0.03	左炔诺孕酮 0.05	片	口服
	第 7~11 片	炔雌醇 0.04	左炔诺孕酮 0.075	片	口服
	第 12~21 片	炔雌醇 0.03	左炔诺孕酮 0.125	片	口服
长效口服	复方炔雌醚-炔诺孕酮	炔雌醚 3.0	18 甲基炔诺孕酮 12.0	片	口服
长效注射	避孕针 1 号	戊酸雌二醇 5.0	己酸孕酮 250.0	针	肌内注射
	复方甲地孕酮	17 环戊烷丙酸雌二醇 5.0	甲地孕酮 25.0	针	肌内注射
探亲避孕药	探亲 1 号		甲地孕酮 2.0	片	口服
	53 号避孕药		双炔失碳酯 75	片	口服
缓释剂	Norplant I		左炔诺孕酮 36×6		皮下埋植
	Norplant II		左炔诺孕酮 70×2		皮下埋植
	甲地孕酮阴道避孕环		甲地孕酮 250		阴道放置

三、甾体激素类避孕药的适用、禁用和慎用情况

1. 适用情况

甾体激素避孕法适用范围广,健康的育龄妇女均可选用,包括新婚期、生育后期、围绝经期。特殊人群更适用,如有多次人流史、不宜使用宫内节育器、盆腔炎、痛经、月经过多、子宫内膜异位症、经前紧张综合征等情况的妇女。

2. 禁用情况

(1) 血栓性静脉炎或血栓栓塞性疾病、深部静脉炎或静脉血栓史。

(2) 高血压,血压>160/100mmHg;脑血管或心血管疾病。

(3) 糖尿病伴肾或视网膜病变及其他心血管病。

(4) 良、恶性肝脏肿瘤;肝硬化、肝功损伤、病毒性肝炎活动期。

(5) 已知或可疑乳腺癌;已知或可疑雌激素依赖性疾病。

(6) 原因不明的阴道异常出血。

(7) 妊娠;产后6周以内母乳喂养。

(8) 吸烟每天>20支,特别是年龄大于35岁妇女。

2. 慎用情况

(1) 高血压<160/100mmHg,需定期监测血压。

(2) 糖尿病无并发血管性疾病,在严密监测下可使用。

(3) 高脂血症在检测下可使用或选用对血脂影响较小的配方。

(4) 良性乳腺疾病与复方避孕药无关,可以应用;育龄妇女乳腺肿块多为良性,可选用,但应尽早检查。

(5) 胆道疾病应在检测下应用;有妊娠期胆汁淤积史宜慎用。

(6) 宫颈上皮内瘤变服药时应定期监测。

(7) 年龄≥40岁服用复方避孕药也可能增加心血管疾病危险。

(8) 年龄<35岁吸烟,用避孕药应加强监测。

(9) 严重偏头痛,但无局灶性神经症状。

(10) 服用利福平、巴比妥类抗癫痫药,宜鼓励选用其他避孕方法。

四、避孕药的服用方法

1. 短效口服避孕药

短效口服避孕药有糖衣片、纸形片、滴丸三种剂型,需每日服用。除避孕之外,还有维持妇女生殖健康的作用,如调节月经、减少月经过多和贫血、改善痛经、降低意外妊娠及异位妊娠的发生、降低盆腔感染、内膜癌及卵巢癌的发生、治疗功血、多囊卵巢综合征、子宫内膜异位症等。

(1) 单相片:整个周期中雌、孕激素剂量固定。自月经周期第5天开始,每晚1片,连服22天不间断。一般停药后2~3天发生撤药性出血,如月经来潮。如有漏服则第二天晨起床后须补服1片,以免避孕失败及突破性出血的发生。如月经未来则于停药第7天后进行下一周期的服药。停药后月经仍未来者须停药,在停药期间要严格用其他方法避孕。停经3个月以上者应除外早孕,暂停止服药,用其他方法避孕,以期月经自然恢复。

(2) 双相片:多数为前7日孕激素剂量小,在后14日明显增加,雌激素剂量在整个周期中变化不大。服法同上。

(3) 三相片:第一相含低剂量雌激素与孕激素,每日1片,共6片;第二相雌孕激素剂量均增加,每日1片,共5片;第三相孕激素量再次增加,而雌激素减至开始水平,每日1片,共10片。避孕效果可靠,控制月经周期作用良好,突破出血和闭经发生率显著低于单相片,且恶心、呕吐、头晕等副作用少。

漏服药物会造成药量不足,导致避孕失败。如发现漏服或迟服,应尽早补服。如漏服1片,且在第二天服药前发现,只需立即补服漏服的药片,以后继续服用。如果漏服2~4片,则尽快补服1片药,同时丢弃其他漏服的药片,以后照常继续服药,并且在随后的7天内要禁房事或加用避孕套。

2. 长效口服避孕药

长效避孕药克服了短效避孕药易发生漏服达不到避孕效果且可造成突破性出血的缺点,避孕有效率可达到96%~98%。

复方炔雌醚-炔诺孕酮:月经来潮第5日服第1片,第10日服第2片。此后按第1次服药日期每月服1片。

3. 长效避孕针

长效避孕针经肌内注射后局部沉积贮存缓慢释放而发挥长效作用,应用方法与其作用时间长短有关,有效率达98%。

(1)避孕针1号:在月经第5天及第12天各肌内注射1支。以后在每月撤退出血的第10~12天注射1次。

(2)复方甲地孕酮:在月经第5天及第12天各肌内注射1支。以后在每月撤退出血的第10~12天注射1次。

4. 探亲避孕药

探亲避孕药又称速效避孕药或事后避孕药,适用于夫妇分居两地短期探亲时避孕,服用时不受月经周期限制,有效率达99%以上。

(1)探亲1号片:不论月经周期时间,于探亲前1日或当日中午服用1片,以后每晚服1片,至少连服10~14日至探亲结束止。如探视1个月以上者服14天后停服,待月经来潮第5天后改服短效口服避孕药。

(2)53号避孕药:在每次房事后即服1片,第一次于次日加服1片,以后每次房事后服1片,每天最多1片。

5. 缓释系统避孕药

缓释系统避孕药是将药物(主要是孕激素类)与某些具备缓慢释放性能的高分子化合物共同制成,通过持续恒定释放低剂量避孕药达到长效避孕作用。

(1)皮下埋植剂:尤其适宜于那些不适用宫内节育器(生殖道畸形,节育器失败)、口服避孕药有严重不良反应、对节育手术又有顾虑的妇女。体重超过70kg者慎用。第一代产品称Norplant I,有6个硅胶囊,每个含左炔诺孕酮36mg,总量216mg。第二代产品称Norplant II,有2根硅胶棒,每根含左炔诺孕酮70mg,共140mg。每日释放药量约0.03mg。有效期均可达到5年,目前主要使用II型。用法:于月经周期第7天内在上臂内侧做皮下扇形插入,可避孕5年,有效率为99%以上。优点是不含雌激素,随时可取出,恢复生育功能快,不影响乳汁质量,使用方便。

(2)阴道避孕环:原理与皮下埋植剂相同,将避孕甾体激素装在载体上,制成环状放入阴道,利用阴道黏膜上皮直接吸收药物进入循环产生避孕效果。避孕环使用方法简便,可自己放入或取出,避孕效果好,安全。国内生产的硅胶阴道避孕环又称甲硅环,是直径4cm具有弹性而软的空芯硅橡胶环,断面直径4cm,空芯内含孕激素避孕药甲地孕酮250mg,体外测定每日释放100μg,放入阴道深部可连续使用1年,目前正在进行临床试验。

附 皮下埋植剂的放置和取出

1. 放置时间

(1)月经开始的7天内,以月经第4天和第5天较好。

(2)流产后可以立即放置。

(3)产后母乳喂养6周以后,如未转经应排除早期妊娠的可能。

2. 术前准备

(1)充分的咨询,让服务的对象知情选择。结合对象自身的身体状况和使用避孕措施的喜好判断其是否适用,并全面介绍方法的优点和缺点。

(2)术前应明确告知对象放置皮下埋植剂后最常见的不良反应是阴道少量出血或点滴出血,甚至闭经等情况,但不影响健康和生活。

(3)术前检查:包括妇科检查和乳腺检查,测体重、血压、血常规、宫颈涂片等。

3. 放置方法

(1)对象平卧,左上肢暴露(如为左利手,可选择埋植在右上臂),外展手背向下平放在托板上。

(2)左上臂内侧肘上4横指处为切口位置,消毒局部皮肤,铺洞巾。

(3)局部浸润麻醉:先在切口处作一皮内注射,然后在预备置入埋植剂处做"V"形皮下注射。

(4)做横切口约4mm,够插入放置针即可。

(5)放置针为套管式,从切口进入,针头偏左紧贴皮下进针达套管的第二刻度,取出针芯,用小弯钳将埋植剂放入套管,再放入针芯,向前推至有阻力时停止,此时埋植剂已送到套管顶端;然后固定住针芯,推出套管至第一刻度,埋植剂就已经到位;左手食指固定此埋植剂,针头偏右紧贴皮下进针达套管的第二刻度,同法放置第二根埋植剂。两根埋植剂呈"V"形排列,角度约15°。放置完毕,退出套管针。

(6)切口用创可贴或蝶形胶布拉拢即可,无需

13

缝合,无菌纱布绷带包扎。

(7) 术后休息 5 天。

4. 取出方法

应当取出的情况有:使用期满,意外妊娠,埋植部位感染,或因不良反应要求取出。

(1) 摸清埋植剂的根数和位置。

(2) 消毒局部皮肤。

(3) 局部浸润麻醉:先在切口处做一皮内注射,然后在埋植剂"V"形汇合处的深部注射麻醉剂,使埋植剂的末端抬高。

(4) 近埋植剂的末端处作横切口约 4mm,用手指将埋植剂推向切口,使其末端突出于切口,打开包裹于埋植剂的纤维组织,露出埋植剂的白色末端,用小弯血管钳夹取出来。有时两支埋植剂略有高低不齐,埋植剂的末端不能突出于切口,可以用小弯血管钳牵引至切口处,再按前述方法取出,一般情况无需做两个切口。

(5) 检查取出的埋植剂是否完整;如有断裂,应取出残留部分。

(6) 切口处理同放置术。

(7) 术后休息 3 天。

5. 术中注意事项

(1) 钳夹时一定要夹住胶棒末端,避免胶囊壁断裂,造成取出困难。

(2) 取出困难时不要勉强,必要时可行第二切口,或等 6~8 周后再行取出术。

(3) 全部取出后清点埋植剂根数,核对每根长度,并记录埋植剂的外观和有无缺损。

第三节　外用避孕药具

外用避孕药具是用物理方法不让精子到达子宫内,或用化学制剂在阴道内灭活精子,或两者结合,以此阻止精、卵相遇而达到避孕目的。常用的有男用避孕套、阴道隔膜、宫颈帽、外用杀精剂、阴道避孕棉、缓释凝胶杀精剂和女用避孕套。

一、男用避孕套

男用避孕套是由乳胶或其他材料制成的避孕工具,性交时套在男性阴茎上,阻断精液进入阴道,起物理性屏障作用,是世界上最常用、最无害的男用避孕法,并在很大程度上防止性传播疾病的感染。

1. 适应证

适用于各年龄段育龄人群,尤其适合于新婚,患心、肝、肾等疾患的男性,变换措施尚处于适应阶段以及有可能感染性病者。

2. 禁忌证

少数对乳胶过敏的男性和女性不适合使用;少数对杀精剂过敏者不适合使用含杀精剂的阴茎套;少数男性阴茎不能保持在勃起状态者不宜使用阴茎套。

3. 种类规格

我国有 4 种规格:大、中、小、特小号,直径分别为 35mm、33mm、31mm、29mm。乳胶阴茎套具有透明、质软、强度大、质薄、无异物感等特点。按形状、厚度、是否含药物等又可分为多种类型。

4. 使用方法

(1) 每次使用 1 个新套,初用时可选中号,如不合适再换大号或小号。

(2) 使用前挤出避孕套前端小囊内的气体,性生活前将翻卷的避孕套放在阴茎头上,边推边套,至阴茎根部。

(3) 射精后,务必在阴茎未完全软缩之前按住套子上口与阴茎一起拔出,以免精液外溢或滑落在阴道内。

(4) 从阴茎上脱下避孕套后,常规应检查一下是否有破裂。将避孕套打结,用纸包裹丢弃。

5. 注意事项

(1) 每次性交都必须使用,性交开始时就必须戴上,不要等到有射精感时才用,因射精前常有少量精子随分泌物排出,易发生意外妊娠。

(2) 必须使用有效保存期内的阴茎套,一旦开封就要使用,因乳胶制品暴露在空气、阳光下或在温热的作用下强度容易减弱,再次使用时容易破裂。开封后如未使用应丢弃。

(3) 阴茎套前小囊是贮藏精液用,不要套在阴茎头上。

(4) 使用阴茎套时避免指甲或戒指刮、划。

(5) 通常不需加润滑剂,如担心使用避孕套女方会觉得干燥、阴道摩擦疼痛,可适当在避孕套外侧涂抹一些人体润滑剂或避孕胶冻,不能用凡士林、婴儿油等以免加速避孕套的破裂。

（6）将避孕套存放在干燥、通风、避光处，放置地点应固定以方便取用。

6. 优点

（1）安全可靠、使用方便、价格便宜，被广大人群认识和接受。

（2）可预防性病的传播，持续使用避孕套对男女双方都提供了预防 HIV 高水平的保护作用。

（3）长期应用阴茎套可防止包皮垢刺激女性生殖道，可预防宫颈 CIN 的发生，从而减少宫颈癌的发生。

（4）对早泄有治疗作用，可以克服过于敏感。

（5）少数妇女对精子或精液过敏，性交后发生风疹块或其他变态反应，阴茎套可防止发生过敏反应。

7. 缺点

（1）避孕套中的芳香剂和润滑剂可引起皮肤刺激，乳胶中的蛋白可引起过敏反应，但较为少见。

（2）可能影响性交快感，中年以上、性功能趋于下降的男性可能佩戴避孕套后勃起消失。

（3）不易掌握射精后抽出阴茎的时机，可能造成失败。

二、阴道隔膜

阴道隔膜为一金属制成的弹簧圈上附以橡胶薄膜构成，形如帽状，如能持续而又正确地使用，是一种非常安全有效的避孕措施。国内 20 世纪 60 年代初开始生产，但总体上选用者不多。

1. 规格

依其弹簧圈外缘直径毫米数分为 7 种规格，我国常用的是 65、70、75 号 3 种。

2. 适应证

排除以下所列禁忌证后均可选用。

3. 禁忌证

（1）阴道过紧，阴道中隔，阴道前壁过度松弛，子宫过度倾曲或脱垂。

（2）阴道或盆腔急性炎症尚未控制，宫颈重度糜烂，泌尿道感染反复发作，习惯性便秘。

（3）对乳胶或杀精剂过敏。

（4）使用对象或配偶不能掌握放置技术。

4. 选配方法

（1）在排空膀胱后，做妇科检查。

（2）检查者用手指测量后穹隆至耻骨联合后缘间距离。

（3）根据测量长度，选配直径相当的阴道隔膜，进行试放。

5. 使用方法

（1）使用前将避孕药膏涂在隔膜两面及弹簧环周围。

（2）取蹲、坐、半卧或一足踩蹬的站位，两腿分开。

（3）一手分开阴唇，另一手大拇指、食指和中指将隔膜弹簧环捏成椭圆形，沿阴道后壁放入，使隔膜恰好嵌在阴道穹隆与耻骨后凹之间。

（4）探查宫颈是否被隔膜完全覆盖。

（5）性交后 8~12h，手指进入阴道，在耻骨弓下勾住隔膜前缘，向下方提拉取出。

（6）用清水或肥皂水洗净，擦干；检查有无破损，撒上滑石粉，置阴凉处保存、待用。通常 1 只阴道隔膜可使用 1~2 年。

6. 注意事项

（1）初次使用者在正式使用前最好用 1 周时间进行反复练习。通常只要尺码合适、放置正确，阴道隔膜不会因为正常活动如排尿、大便等发生位置变化。

（2）性交后过早（<8h）取出后可能受孕，过晚（>24h）可能对阴道壁有刺激。

（3）保持排便通畅，以免影响安放位置。

（4）分娩后要重新配置。

7. 副作用

（1）过敏：对乳胶或杀精剂过敏。

（2）阴道分泌物增多：主要是隔膜在阴道内放置过久。

（3）阴道炎症：主要是隔膜使用后未经清洗、擦干或保存不当。

（4）尿路感染、膀胱炎：可能是隔膜弹簧圈的压迫所致。

三、外用杀精剂

外用杀精剂是房事前置入女性阴道，具有对精子有灭活作用的一类化学避孕制剂，其避孕效果比物理屏障类略差一些。

1. 组成成分

市场上供应的外用杀精剂种类繁多,但均由活性成分和惰性基质两部分组成。活性成分是直接灭活精子的化学制剂,主要有弱酸类、有机金属化合物类、表面活性剂等;惰性基质主要起支持杀精剂的作用,使之成形,也起稀释、分散药物等效应。惰性基质还有消耗精子能量或阻止精子进入子宫的物理屏障作用和润滑作用。目前常用的避孕药膜以壬苯醇醚为主药,聚乙烯醇为水溶性成膜材料制成。

2. 种类

市售的杀精剂主要有栓剂、膜剂和胶胨剂,还有片剂和泡沫剂等。

3. 适应证

除以下所列情况,育龄夫妇都可选用。

4. 禁忌证

(1)子宫脱垂、阴道壁松弛、会阴重度撕伤者。

(2)宫颈癌患者。

(3)HIV 高危者。

(4)对杀精剂过敏者。

(5)没有能力正确使用及不能坚持使用者。

5. 使用方法

(1)避孕药膜:房事前用洗净的手将药膜对折 2 次或揉成松软的小团,用食指和中指夹住药膜送入阴道深部近子宫颈口处,手指旋转后抽出,以免带出药膜,等 10min 药膜溶化后再行房事。或将药膜包在阴茎头上,插入阴道深处,停留 2~5min,待药膜溶解后开始性交。每次房事需用 1 张,药膜放置超过半小时再行房事者需再放 1 张。

(2)避孕栓:性生活前将手洗净,取 1 枚避孕栓或药片,取仰卧位或半坐位,女方两腿自然分开,将避孕栓或药片放在阴道口,用手指将药栓或片放置在阴道深部,不要马上坐起或站立,待 5~10min 药物溶解后开始性生活。放置药栓超过半小时再性交时需再重新补用。

(3)乐乐醚胶胨:以往生产的避孕胶胨或膏管装量大,可用数次;现在生产的大多是一次用量,每管配有注入器,使用方法较简单。使用时女方仰卧位,把注入器旋接在管口上,再把注入器缓缓送入阴道深处,向

内后方深入约 7~10cm,达到后穹隆,然后外抽约 2cm,推注药膏并开始转动注入器,使药膏均匀涂布宫颈口及周围。退出注入器即可性交。可以与避孕套合用。

6. 注意事项

(1)每次性交都需使用,药膜 1 次只能用 1 张,栓剂 1 次只能放 1 枚,不能因担心怀孕而加倍放入。

(2)性交姿势应采用女仰卧位,以免药液流失。

(3)片剂、栓剂、膜剂置入阴道后均需待5~10min,溶解后才能起效;30min 以上效果减弱,不宜过早或过迟性交;如置入半小时后仍未性交,性交前必须再次放置。重复性交时需重放 1 次。

(4)胶胨剂、泡沫剂放入后即有避孕作用,但应避免注入后起床,以防药物流失;注入后也宜立即性交以免被稀释。

(5)避孕栓为体温溶化,可用于任何时期,但其基质为油脂物,不宜与阴道隔膜、宫颈帽等同用;避孕膜为水溶性,不宜用于近绝经期和哺乳期,因近绝经期和哺乳期妇女阴道分泌物减少,杀精剂不易溶解,不宜把片剂、膜剂作为首选。

(6)性交后女方最好平卧 1h,至少不能马上起床排尿、清洗外阴或冲洗阴道。

7. 副作用

(1)个别使用者对杀精剂过敏,或瘙痒、局部烧灼感或刺痛。

(2)阴道分泌物增多。

(3)有时有异味。

(4)偶有月经周期变化。

8. 优点

(1)使用简便。

(2)不干扰内分泌激素水平。

(3)有一定抗性传播疾病的作用,如能灭活淋菌、滴虫、疱疹病毒、衣原体。

(4)不影响乳汁分泌。

9. 缺点

(1)放入后需等待一定时间才能性交。

(2)易弄脏衣被。

(3)可能有异味。

第四节　自然避孕法

自然避孕法是一类根据女性月经周期和周期中出现的症状和体征，间接判断排卵过程，识别排卵前后的易受孕期，进行周期性禁欲而达到调节生育的计划生育方法。在世界卫生组织各种避孕方法分类中归属于易受孕期知晓法。

1. 生理学基础

女性1个月经周期中只排1次卵；卵子排出后能受孕的期限不超过24h，精子进入女性生殖道后如果在良好的宫颈黏液庇护下可存活3~5天。

2. 优点

（1）自然避孕法的最大特点是自然，不需要使用器具、服用激素或行外科手术，因此几乎没有不良反应，且经济安全。

（2）尤其适用于受宗教信仰限制而禁止使用任何避孕药具的妇女。

（3）也适合于对使用其他避孕方法有严重不良反应和有禁忌证的妇女。

（4）它既可以作为避孕措施延缓受孕，也可以作为计划受孕的方法，只是建议性交的日子放在易受孕期。

（5）促进母乳喂养，有利于新生儿的身心健康。

（6）需要男方的积极配合，促进男性参与计划生育。

3. 缺点

（1）失败率较高，主要原因如下：

1）因排卵本身可能受到多种因素干扰，而预测排卵的方法也不可能完全可靠，因此，准确预测排卵的日期存在一定的困难。

2）需要经过培训和积累一定的经验才能掌握预测排卵的方法。

（2）为保证避孕效果，一般限定的易受孕期均较长，故禁欲时间也较长，需要夫妻密切配合。

鉴于上述2项原因，对于需要采取可靠避孕方法或难以配合的夫妇，不宜选用此类方法。

4. 效果

与其他避孕方法比较，自然避孕法的有效率不是很高。因其推算易受孕期的方式会受到很多人为因素的影响，而且妇女的排卵往往受生活环境、情绪、健康或性生活等影响而改变，有时甚至会出现额外排卵，因此不十分可靠。如果将自然避孕法中的几种方法结合应用，可以在一定程度上提高避孕有效率。

常用的自然避孕法有安全期避孕、基础体温法、宫颈黏液观察法、哺乳期闭经避孕法等。

一、安全期避孕

1. 适应对象

仅适用于月经周期基本规则，无特殊情况的妇女。

2. 禁用对象

月经周期不规则、有阴道流血性疾病或处于特殊阶段的妇女，如产后、流产后、哺乳期、停用其他避孕措施后、初潮后不久以及近绝经期等，均不适合使用。

3. 推算方法

月经规律的妇女，排卵通常发生在下次月经前14天左右。按照以往6~12个月的月经周期推算，公式如下：

最短周期（天数）-21天，向前是前安全期

最长周期（天数）-10天，向后是后安全期

例如：一个妇女过去6个月中，最短周期为28天，最长为32天，28-21=7，32-10=22。那么此妇女月经周期第1~7天是前安全期，第8天是危险期开始，第22天是危险期结束，第22天以后至下次月经来潮为后安全期。排卵后安全期比排卵前安全期更安全，因为有些妇女受环境变化和情绪波动等影响使排卵提前，这样排卵前安全期就会缩短，而自己并不知道，如有无保护的性生活就可能受孕，而在1个周期中排2次卵的机会是极少的。

4. 注意事项

（1）本法主要适用于月经周期基本规律的无特殊情况的女性。

（2）如月经周期不规则或处于特殊阶段，因为难以推算可能的排卵期，不宜单纯依赖本法。

（3）疾病、情绪紧张、环境变化、药物等因素引起的月经周期变化，可影响本法的避孕效果。

（4）夫妇双方至少能有一人能掌握测定排卵期的方法，如不能掌握就不能采取本法。如不能严格掌握或使用不当，容易导致失败。

（5）本法就是避免在易受孕期性交，因此需要男方的密切配合，否则不能使用。

（6）安全期避孕并非安全的，单纯依赖推算法往往不可靠。其失败率约 20%。

二、基础体温法

1. 适用禁用对象

任何影响体温的疾患发病期间不宜使用；不能坚持测量基础体温者不能使用；处于特殊阶段的妇女如产后、流产后、哺乳期、停用其他避孕措施后、初潮后不久及近绝经期等，因排卵不稳定，也不宜使用，以免失败率上升或禁欲时间过长。

2. 生理基础

性成熟期女性月经周期中基础体温呈双相型。正常情况下，妇女在排卵前的基础体温较低，为低温相，排卵后黄体分泌孕激素，而孕激素有致热作用，可使基础体温升高，为高温相。体温升高 0.3~0.5℃，并持续到黄体萎缩，月经来潮前下降。自体温由低升高的当天以及前后各 3 天为易受孕期限。遵循如下规律则可避孕。

（1）基础体温处于升高水平 3 昼夜后为安全期。

（2）如果基础体温逐步上升，那么基础体温连续 3 天都高于上升前 6 天的平均体温 0.2℃ 以上为安全期。

3. 测量方法

（1）睡前将体温表准备好，水银柱甩至 35℃ 以下，放在枕边。

（2）次日晨睡醒时不做任何活动，即刻测量口腔温度 3min，记录在体温记录单上，连续 2~3 个月，夜班工作者应睡足 4~5h 后测量。

（3）每天记录，由低到高为排卵期，能较精确地认定排卵日，了解自己的排卵规律。

（4）日后为了方便，可以选定从排卵日前的 3~4 天开始测试体温，待体温升高后再继续测试 3~4 天即可，就是说只要测量排卵期内的基础体温，用于避孕的需要。

（5）体温上升后，如连续 3 天为高温相，第 4 天起到下次月经来潮前即为不易受孕期。

三、宫颈黏液观察法

根据妇女宫颈黏液周期性变化及自身感受来推测排卵日期。

1. 适用对象

理论上，除不能坚持观察宫颈黏液或不能掌握观察方法者外，在各种情况下都能应用，尤其适用于原使用安全期避孕法者和对其他避孕措施有不良反应者。

2. 不宜对象

（1）有影响月经周期或卵巢功能的情况或疾病者不宜使用自然避孕法。

（2）新婚、探亲、环境及情绪改变情况下不宜使用。

（3）妇科疾病如不明原因的阴道流血、不规则阴道出血、大量或长期阴道出血、宫颈癌、宫颈外翻、宫颈上皮内瘤变、盆腔炎期间或治愈后 3 个月内，性传播疾病患病期间或治愈后 3 个月内。

（4）其他疾病如脑卒中、肝脏良性及恶性肿瘤、甲状腺功能亢进或减退、血吸虫性肝硬化等及药物影响，可影响卵巢功能、月经及其症状、体征，使宫颈黏液法难以掌握或无法使用。

3. 生理基础

受体内雌激素水平的影响，妇女在月经后的头几天宫颈黏液少，阴道口无液体感觉，称为"干燥期"。随着卵泡的发育，雌激素水平增高，宫颈黏液增多，阴道口有湿润的感觉。随后黏液量逐渐增多，有张力，可拉长，稀薄，如鸡蛋清样，黏液可拉长丝达 6~10cm，这时称为"高峰日"。此后黏液又变黏稠，逐渐消失。有黏液期为易受孕期，而干燥期和高峰日后 3 天为不易受孕期。还要注意区别炎性分泌物和宫颈黏液。

4. 观察方法

（1）对于从未使用过本法的妇女，建议操作前禁欲 1 个月经周期，以便妇女能够仔细观察自己的宫颈黏液的周期性变化，辨别易受孕期和不易受孕期。

（2）观察黏液主要依靠外阴感觉，分辨是干还是湿，如果是湿，还要进一步分辨是黏还是滑。开始观察时，可以配合视觉进行，即利用小便前、洗澡前、用手纸擦拭外阴后看看纸上的黏液是否与感觉一致，观察黏液的性状、黏稠度及拉丝长度。

（3）为了能采集到宫颈黏液，可指导妇女学会做会阴收缩运动，将阴道内的宫颈黏液排至阴道口或阴道外，再以食指腹面蘸取黏液，并与拇指腹面对掐及分离，感觉黏液的性状及黏稠度、拉丝度。

（4）体会宫颈黏液的性质可以在日常生活和工作中进行，但不应在性交前体验，因为性交前夫妻爱抚、接吻、拥抱等产生性冲动，前庭大腺分泌液体润滑阴道口，因此此时总是湿润的。

（5）掌握宫颈黏液分泌规律和排卵期征象后，一旦发现外阴部有湿润感及黏稠的黏液有变稀的趋势、黏液能拉丝达数厘米时，就应认为处于受孕期；直到黏液稀薄、透明，能拉丝的黏液高峰日过后第4天，才能进入排卵后安全期。

（6）性交次日残留在阴道内的精液可能混淆对宫颈黏液的观察，所以一般不能辨别时都按易受孕期处理，当日不要性交。也就是说，在无法确认受孕期黏液前，至少要隔晚性交。

（7）宫颈黏液的变化受多种因素影响，如阴道内严重感染、阴道冲洗、使用阴道内杀精子药物等。对宫颈黏液性质不能肯定时一律视为易受孕期。

5. 避孕规则

（1）在月经期、流血期不宜性交。

（2）早期干燥期内使用早期规则

1）夫妇可隔日晚上性交。

2）一旦感觉潮湿应禁欲，至感觉干燥的第4天夜里才能同房。

（3）峰日前的黏液期至峰日后的黏液期，包括峰日在内，不能性交。

（4）峰日规则

1）在妇女有湿润的宫颈黏液和（或）外阴阴道有潮湿和滑润感觉的最后一天为峰日，妇女在有峰日感觉3天内应该继续禁欲。

2）峰日后的第4天至下次月经来潮前性交时间不受限制。

四、哺乳期闭经避孕法

哺乳闭经避孕法是利用哺乳期和产妇闭经状态而起到避孕作用的一类方法，是目前世界卫生组织推荐的避孕方法之一，特别在发展中国家或欠发达地区。

（1）生理基础：妇女哺乳时，婴儿吸吮乳头，可刺激垂体分泌沁乳素和缩宫素，抑制促性腺激素释放，从而抑制了排卵，起到避孕作用。

（2）适宜对象：产后6个月内，母亲完全哺乳和持续闭经是哺乳闭经避孕法的3个基本条件，符合这3个条件时避孕有效率可达98%。

（3）观察指标的判断流程（图2-1）：

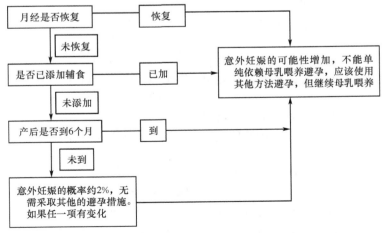

图 2-1　哺乳期闭经避孕观察指标流程

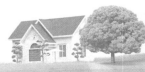

19

第五节　事后避孕法

事后避孕法是在性生活中由于没有使用任何的常规避孕措施或者使用了某种避孕方法但发生失误,在性生活后一定时间内所采用的补救措施。常见的避孕失误如避孕套滑脱、外用杀精药物未能在阴道内溶解等。目前所采用的紧急避孕方法包括紧急避孕、黄体期避孕和催经止孕。这三种方法主要区别在于使用时间以及使用前发生无保护性生活的时间和次数。

一、紧急避孕

紧急避孕是指在无保护性生活后一定时间内采用服药或放置宫内节育器以防止非意愿妊娠的补救措施,在月经周期的任何时间都可以使用。总体上讲适用于身体健康、月经周期规则的妇女,在无保护的或避孕措施失败的性生活后72h内使用,1个月经周期只能使用1次。

1. 适应证

(1) 性生活时没有采取任何常规避孕措施。

(2) 避孕套滑脱、破损或使用不当,精液溢漏或残留在阴道内。

(3) 体外排精失败,导致在阴道口或阴道内射精,即使只有少量精液排出。

(4) 安全期推算错误,可能由于本身月经不很规则或推算方法使用不正确,导致在易受孕期禁欲失败。

(5) 排卵期性生活仅用避孕栓、药膏、药膜等外用杀精剂避孕,因为此类杀精剂避孕效率本身就较低。

(6) 采用避孕栓、药膏、药膜等外用杀精剂避孕,但使用不当,如尚未完全溶解就开始性交或杀精剂置入位置太靠近阴道口。

(7) 短效口服避孕药漏服2片或2片以上。

(8) 自己发现或随访检查中发现宫内节育器移位或脱落,但尚未更换或重新放置。

(9) 性交时宫颈帽、阴道隔膜等放置位置不当、破裂、撕脱或过早取出。

(10) 无可靠避孕方法的妇女遭受性暴力侵害。

2. 禁忌证

(1) 不能用于已确诊为妊娠或可疑妊娠的妇女,因为任何紧急避孕药物和方法都不能终止妊娠。对于月经已经延期,但此次无保护性生活为本周期第1次时,仍不宜使用紧急避孕,因为这时这个妇女已经属于可疑妊娠的对象。

(2) 如果在1个月经周期中有多次性生活未避孕或避孕失败,不宜使用紧急避孕。如果使用,有效的避孕作用将大大降低,相应的失败率会升高。

(3) 有血栓性疾病、严重偏头痛、异位妊娠等病史的妇女慎用雌-孕激素复合物紧急避孕。

(4) 肾上腺皮质功能低下的妇女不宜服用米非司酮紧急避孕。

(5) 带铜宫内节育器作为紧急避孕使用的禁忌证与常规放置宫内节育器相同。

3. 使用方法

(1) 带铜宫内节育器:特别适合那些希望长期避孕且符合放置条件的妇女,还适用于对激素方法有禁忌的妇女。带铜宫内节育器用于紧急避孕时,在性生活后120h内放置,这种方法失败率最低,约为0.1%。

(2) 激素类紧急避孕药

1) 米非司酮:在性生活后120h(5天)内口服25mg或10mg。如正确使用,失败率约为1%。

2) 单纯孕激素片:可用左炔诺孕酮0.75mg/片,每次1片,相距12h再服1次,共2次,总量1.5 mg,首剂应该在无保护性生活后72h内服用。1997年,我国已经生产专为紧急避孕应用的左炔诺孕酮片,商品名"毓婷"、"惠婷"、"安婷",每片含左炔诺孕酮0.75mg。单纯孕激素的紧急避孕药比雌孕激素复方制剂副作用明显减轻。失败率约为2%。

3) 雌-孕激素复方制剂:国内目前没有现成的雌-孕激素复合紧急避孕药物,可用短效口服避孕药复方左炔诺孕酮片来代替。可以在性生活后72h(3天)内口服4片,12h后重复1次。特别要注意该制剂是短效片,不是长效片。

二、黄体期避孕

黄体期避孕指在黄体期序贯应用米非司酮与米索前列醇以达到避孕目的。1999 年,我国多中心研究的总妊娠率为 3.6%。

1. 适应证

(1) 既往身体健康,近 3 个月月经规律。

(2) 本次月经周期内有 1 次以上的无保护或避孕失败的性生活。

2. 禁忌证

(1) 月经紊乱。

(2) 患有支气管哮喘、青光眼、癫痫、肾上腺皮质功能低下、内分泌紊乱性疾病、过敏性疾病及严重的心、肝、肾疾病。

3. 用药方法

在预计月经来潮(按最短月经周期计算)前 4~11 天应用以下药物:

(1) 米非司酮:25mg,2 次/日,共 4 次,总量 100mg。

(2) 米索前列醇:0.4mg,于第 3 日服末次米非司酮 1h 后在医院服用,并留院观察 1h。

4. 注意事项及随访

(1) 用药前应向妇女说明黄体期避孕使用的药物对下次月经来潮时间可能有一定影响,有约半数的妇女月经提前或延迟。

(2) 嘱妇女在下次月经来潮的 1 周后随访,如服药后出血量超过月经 2 倍或腹痛剧烈应随时就诊。

(3) 服药后转经异常者应继续随访,注意排出妊娠或异位妊娠等情况。

三、催经止孕

催经止孕是指妇女月经刚到期或过期 5 天之内,即宫内妊娠诊断尚未成立时,使用药物避孕,以有孕止孕、无孕催经的方式达到生育调节的目的。

1. 适应证

同上述黄体期避孕。

2. 禁忌证

同上述黄体期避孕。

3. 用药方法

在预计月经来潮(按最短月经周期计算)前 3 天至过期 5 天内服用以下药物:

(1) 米非司酮:25mg,2 次/日,首剂 50mg。共 5 次,总量 125mg。

(2) 米索前列醇:0.6mg,于第 3 日末次米非司酮 1h 后顿服,在医院服用,并留院观察 2h。

4. 注意事项及随访

(1) 发放药物前要向妇女强调药物序贯使用的重要性。即使在服药过程中出现阴道出血,也不能确定是否为真正的月经来潮,仍应全程服用所有的药物,并按要求随访观察。

(2) 嘱妇女在下次月经来潮的 1 周后随访,如服药后出血量超过月经 2 倍应随时就诊。

(3) 随时考虑到月经延迟有异位妊娠的可能,特别是妊娠试验阳性、超声检查宫内未见妊娠囊,应嘱患者随时注意症状,如腹痛剧烈、阴道出血等,及早去医院就诊。如疑诊异位妊娠可能,应立即留院观察处理。

(4) 服药后转经异常者,应继续随访,注意排出妊娠或异位妊娠等情况。

(宗 惠)

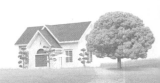

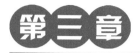

绝　育

第一节　女性绝育

经腹或经阴道实施手术将输卵管切断、结扎、环套、钳夹、电凝、切除或采用腐蚀药物、高分子聚合物堵塞输卵管管腔,达到阻碍精子和卵子相遇的各种方法,统称为女性绝育术。输卵管绝育是世界上应用最广的一种避孕方法,也是最有效的避孕方法之一。在我国,输卵管绝育曾经是在已婚已育妇女中使用比例较高的避孕方法。近十年来,由于在计划生育技术服务中,强调以人为本,提倡育龄夫妇知情选择适宜的避孕方法,每年接受输卵管绝育手术的妇女人数有所减少;但2002年国家人口计生委的统计数据显示,全国仍有35.99%的夫妇选用输卵管绝育避孕,仅次于宫内节育器。

一、小切口腹式输卵管绝育术

小切口腹式输卵管绝育术是目前国内和多数发展中国家推行较广泛的术式,它具有切口小、组织损伤小、手术简易、操作方便、直视下进行安全、遇有粘连或其他情况可扩大切口等特点。

1. 适应证

（1）自愿接受绝育手术为节育措施的已婚妇女,且无禁忌者。

（2）因某些疾病而不宜妊娠,如心脏病、心功能不全、慢性肝肾疾患伴功能不全者。

（3）患有某种遗传病,不宜生育,自愿要求绝育者。

2. 禁忌证

（1）存在感染情况,如急、慢性盆腔炎或附件炎不能进行结扎术。腹壁皮肤感染或严重皮肤病应在彻底治愈后再行手术。

（2）原有盆、腹腔手术广泛粘连者不宜手术。

（3）各种全身性急性传染病。

（4）全身情况虚弱、不能耐受手术者,如严重贫血或凝血功能障碍。心、肝、肾疾病的急性期或伴有明显的功能衰竭,需经治疗待一般情况好转后再行手术。

（5）严重的神经官能症（癔症）,或有癫痫病史。

（6）24h内体温2次超过37.5℃以上者暂缓手术。

3. 手术时间

（1）以月经后3~7天为宜,应尽量避免在排卵后或月经期进行。

（2）分娩后、中期妊娠引产流产后、人流后（不适用银夹法）。

（3）自然流产正常转经后、药物流产2次正常月经后。

（4）哺乳期闭经排除妊娠后。

（5）取出宫内节育器后。

（6）剖宫产、小剖宫产或其他开腹手术（有感染可能的手术除外）同时。

（7）妊娠或带器者要求绝育,必须先终止妊娠或取出节育器,然后进行输卵管结扎。

4. 术前准备

（1）做好术前咨询。夫妻双方知情,签署同意书。

（2）详细询问病史。注意有无腹部手术史。

（3）做体格检查,包括测血压、脉搏、体温、心肺听诊及妇科检查。必要时行宫颈防癌刮片,1年内检查正常者可免做。

（4）查血、尿常规及出凝血时间。做肝功能、乙型肝炎病毒表面抗原及其他检查。必要时胸透。术前应完成病历记录。

（5）采用普鲁卡因麻醉者应做皮试。

（6）腹部备皮，包括脐部处理。

（7）临术前排空膀胱，注意有无残余尿。

（8）必要时术前半小时至 1h 给予镇静剂。

（9）术前空腹或进食 4h 后。

5. 手术准备

（1）手术必须在手术室进行。

（2）手术者应戴帽子、口罩。常规刷手后穿无菌衣及戴无菌手套。

（3）受术者取平卧位或头低臀高位。

（4）用 2.5% 碘酒及 75% 乙醇或碘伏消毒皮肤。消毒范围：上达剑突下水平，下至阴阜、耻骨联合及腹股沟以下，并至大腿上 1/3 处，两侧达腋中线。

（5）用无菌巾遮盖腹部，露出手术视野，并罩以无菌大单。

6. 麻醉选择

（1）局部浸润麻醉：采用 0.5%～1% 普鲁卡因进行局部浸润麻醉，过敏者改用 0.5% 利多卡因。

（2）静脉加强麻醉：采用哌替啶 50mg，异丙嗪 25mg，25% 葡萄糖溶液 20ml 静脉推入以达到镇痛、镇静作用。临床上常配合局部麻醉应用，效果满意。

（3）硬膜外麻醉：多用于腹壁较厚或既往有下腹手术史的病例，以利于延长伤口，肌肉松弛良好，便于必要时探查。目前腹部小切口绝育术采用硬膜外麻醉者有明显上升趋势。

7. 手术步骤

（1）以选择纵切口为宜，也可选用横切口。长度 2～3cm。产后结扎者，应明确宫底的高度，产后子宫过软应轻轻按摩使之变硬，切口上缘在宫底下两横指。月经后结扎者，切口下缘距耻骨联合（上缘）两横指（3～4cm）处。

（2）逐层切开皮肤、皮下脂肪，剪开腹直肌前鞘，钝性分离腹直肌。提取腹膜，避开膀胱和血管，避免钳夹腹膜下肠管。确认为腹膜，将其切开后进入腹腔。

（3）寻找输卵管要稳、准、轻，次数要尽可能少，如果受术者感觉疼痛难忍时，可在切口周围的腹膜上涂抹 1% 丁卡因。可采取以下方法提取输卵管。

1）指板法：如子宫为后位，先复到前位。用食指进入腹腔触及子宫，沿子宫角部滑向输卵管后方，再将压板放入，将输卵管置于手指与压板之间，共同滑向输卵管壶腹部，再一同轻轻取出。

此法的特点是感觉灵敏，准确性强，不会造成任何损伤。手指进入腹腔便于探查以及发现异常，同时予以处理。此法适用于前位或者可复位成前位子宫的输卵管提取。

2）吊钩法：将吊钩钩面向上，沿耻骨联合后伸入至子宫膀胱陷凹，达子宫下段；继之钩面紧贴子宫前壁移至宫底，滑向后壁一侧，吊钩以 45° 向外方向移动，置于输卵管系膜后方，然后向前上方提起输卵管，在直视下用无齿镊夹住输卵管并轻轻提出。如吊钩提起时感觉太紧，可能勾住卵巢韧带，如太松可能勾住肠曲。

对于后位子宫，应用吊钩取管法为最好。由于手指不进入腹腔内，受术者反应小，但准确性差。

3）卵圆钳取管法：将特制的小型略弯无齿的卵圆钳闭合式进入腹腔，沿耻骨联合后滑至子宫前陷凹。再沿子宫前壁和宫底达宫角外侧，然后分开卵圆钳二叶，滑向输卵管，向内旋转 90°，须夹住输卵管壶腹部，并提出输卵管。

此方法准确性稍差，适用于各种位置的子宫，但要求技术操作水平较高。对于产后输卵管充血、水肿、组织脆嫩者易造成损伤。

（4）提出的输卵管均须追溯到伞端，确定输卵管无误。常规检查双侧卵巢。

（5）阻断输卵管方法可根据各地经验，但必须力求方法有效、简单、并发症少。

1）抽芯近端包埋法：是在我国的实践中证实有效并普遍采用的方法。选择输卵管峡部系膜血管稀疏处，将 0.9% 氯化钠溶液或 0.5% 普鲁卡因注入浆膜下，使其膨胀，利用水压分离输卵管浆膜，同时使系膜中血管远离输卵管。然后在输卵管峡部平行切开，游离 2～3cm 长的管芯，以两钳相距 1.5～2cm 分别钳夹管芯，切除一段输卵管。用 4 号丝线分别结扎输卵管远、近断端。缝合输卵管浆膜切口，用 0 号丝线将近端包埋于系膜内，远端缝扎留于浆膜外。

此法优点在于两断端分离，复通机会减少，失败率仅为 0.2%～0.5%。另外，输卵管系膜血管基本无损伤,可以减少术后并发症。主要缺点为操作较为复杂。

2)输卵管银夹法:输卵管银夹由白银制成"π"形,臂长 5.5~6.2mm,宽 2.5mm,在银夹内面制有防滑脱结构加强了阻断功能。夹臂内间隙限制为 0.15~0.2mm,既可容纳被压扁的输卵管,又不致将其夹断或造成瘘孔。操作时,将银夹安放在放置钳上,钳嘴对准提起的输卵管峡部,务必选择输卵管的峡部,使输卵管横径全部进入银夹的两臂内,缓缓紧压钳柄,压迫夹的上下臂,使银夹紧压在输卵管上,持续压迫 1~2s 然后放开上夹钳,检查银夹是否平整地夹在输卵管上。

输卵管银夹绝育术的特点是:直视操作,安全,不易损伤周围组织及脏器;操作相对简单,缩短了手术时间;银夹机械性能稳定,术后银夹表面形成纤维组织膜,粘连机会少,对输卵管损伤少,避免干扰卵巢功能;瘢痕少,利于复通。输卵管银夹绝育术适用于非孕期的输卵管。对于输卵管伞端粘连,腹腔内结扎有困难时,只要输卵管周径适合于银夹就应采用该手术方式,尤其是应用 2 个银夹其效果优于单纯贯穿结扎。

3)输卵管折叠结扎切断法(普氏改良法):以一把鼠齿钳提起输卵管峡部,使之折叠,在距顶端 1.5cm 处用血管钳压挫输卵管 1min。用 7 号丝线穿过系膜,于压挫处先结扎近侧输卵管后,后环绕结扎远侧,必要时再环绕结扎近侧。在结扎线上方剪去约 1cm 长的一段输卵管。以同样方法结扎对侧输卵管。

此法仅在上述方法不能施行时采用。

4)输卵管双折结扎切除法(Pomeroy 法):又称输卵管折叠结扎切断法。以鼠齿钳钳提输卵管峡部,使之折叠,在距顶端 1.5cm 处用血管钳钳夹输卵管 1min。然后,在钳痕处做贯穿丝线缝扎之后,切除结扎线以上的输卵管。切断后的断端处理各有不同,形成了多种改良法:涂以石炭酸烧灼、或分别再各自结扎一次、或用输卵管浆膜将管芯包埋。

此法简单易行,失败率为 0.5%~1.5%。此法可用于盆腔有粘连难以将输卵管提出腹壁切口时。

5)袖套结扎法:与抽芯包埋法基本相同,

但浆膜切口较小,并为环形。将管芯抽出结扎,切除后断端缩回,缝合系膜即可。

优点是近端包埋更为稳妥,断端不宜露于浆膜外,失败几率更少。

(6)检查腹腔内、腹壁各层有无出血、血肿及组织损伤。

(7)清点纱布和器械无误关闭腹腔,用丝线逐层缝合腹壁。

(8)用无菌纱布覆盖伤口。

8. 术中注意事项

(1)严格注意无菌操作,以防感染。

(2)出血点结扎仔细,以防出血或血肿形成。产后组织较脆,血管充血,损伤后要注意充分止血。

(3)手术时思想应高度集中,术中应避免因言语不当造成对受术者的不良刺激。

(4)不要盲目追求小切口、一刀切开全层。

(5)操作要稳、准、轻、细,防止损伤输卵管系膜、血管、肠管、膀胱或其他脏器。

(6)寻找输卵管必须追溯到伞端,如伞端粘连时,应仔细分辨其解剖结构,以免误将圆韧带或输卵管系膜血管结扎,或盲目追求速度而漏扎。

(7)结扎线或银夹松紧适宜,既要避免结扎线过松而易再通,又要防止结扎线和银夹过紧而造成输卵管切割伤,导致瘘孔的形成。

(8)关闭腹腔前应核对器械、纱布数目,严防异物遗留腹腔。

(9)结扎术与阑尾切除术不宜同时进行。

9. 术后处置

(1)填写手术记录表。

(2)酌情给予抗生素预防感染。

(3)受术者应住院观察,如有异常情况及时处理。

(4)术后 5 天拆线。

(5)术后告知受术者术后注意事项

1)鼓励早期下地活动。

2)保持手术部位清洁卫生,2 周内不宜房事。流产后、产后绝育者 1 个月内不宜房事。

3)休假期不宜进行体力劳动或剧烈运动。

10. 随访

(1)术后 3 月内随诊 1 次,以后可结合妇科普查进行随访。

（2）随访内容：手术效果、一般症状、月经情况（周期、经量、痛经）、手术切口及盆腔检查及有关其他器官的检查。

二、经阴道穹隆切开输卵管绝育术

经阴道前或后穹隆切开进入腹腔行输卵管结扎为绝育术的手术途径之一，20 世纪 60 年代前后国内外应用较多，此后因发现术中容易发生脏器损伤，术后盆腔感染率较高，甚至导致盆腔脓肿；20 世纪 70 年代后已逐渐被经腹小切口绝育术所替代，仅在施行会阴或阴道前后壁修补手术的同时可经阴道前或后穹隆切开结扎输卵管，而不作为一种常规的输卵管绝育手术方式。

1. 适应证

（1）已婚育龄妇女，因子女已足，夫妇双方要求行绝育术者。

（2）因会阴陈旧裂伤、阴道前后壁中至重度膨出、轻度子宫脱垂，须行阴道前后壁修补术或曼彻斯特手术的妇女子女已足，同时顾虑再次生育可能导致修补术失败者。

2. 禁忌证

（1）与腹式绝育术相同。

（2）盆腔子宫内膜异位症。

（3）子宫肌瘤、卵巢肿瘤。

（4）阴道瘢痕狭窄。

（5）宫颈细菌培养有致病菌者，应治愈后手术。

3. 术前准备

（1）常规询问病史和进行体格检查。

（2）妇科检查同时行阴道清洁度、滴虫和真菌检查，并做宫颈细菌培养。

（3）阴道及外阴清洁消毒 3 天。剃除阴毛。

（4）术中特殊器械。

1）重锤阴道拉钩和单叶式直角阴道拉钩。

2）宫颈钳、消毒钳、鼠齿钳和长弯血管钳。

3）无齿弯头卵圆钳和输卵管吊钩。

4）金属导尿管。

5）"0"号或"1"号可吸收线或无损伤缝合线。

4. 麻醉

因常与阴道修补术同时手术，故选用连续硬膜外麻醉、腰麻或骶麻。

5. 手术操作

（1）按阴道手术进行常规准备和消毒。

（2）阴道穹隆切开。

1）前穹隆切开：金属导尿管排空膀胱并确定膀胱下极，于其下 0.5cm 处横行切开阴道黏膜，用手指或刀柄钝性剥离，推开膀胱暴露反折腹膜，剪开腹膜后进入腹腔。

2）阴道后穹隆切开：于宫颈后唇与阴道黏膜交界处下方 0.5～1cm 处，横形切开阴道黏膜，钝性分离达子宫直肠窝的腹膜反折处，提取腹膜剪开后进入盆腔。

（3）提取和结扎输卵管。

1）提取方法：根据子宫位置选用不同的提取方法，如为前位又系前穹隆切开，可用卵圆钳越过圆韧带向其后方夹取输卵管；如系后位且为后穹隆切开，则吊钩或卵圆钳取管均可。提取困难时，可用食指伸入盆腔，牵引卵巢的固有韧带，由其后方寻找输卵管。

2）结扎方法：因手术视野暴露限制，多采用双折结扎切除法或伞端切除法。但因伞端切除失败率较高，不易再通和并发症较多，故已摒弃不用。

（4）关闭腹腔：1 号或 4 号丝线或可吸收线连续缝合腹膜切口，0 号或 1 号丝线或可吸收线间断缝合阴道黏膜。阴道内填塞纱布以压迫止血，24h 后取出。

6. 术中注意事项

（1）避免损伤

1）熟悉和掌握局部的解剖关系是防止发生损伤的关键。前穹隆切开前必须用金属导尿管探查膀胱和宫颈之间的解剖关系。后穹隆切开前要清楚宫颈与子宫直肠窝之间的界限，必要时可由助手伸入肛门，以防止误伤直肠。

2）手术操作要细致、轻巧，提取输卵管时避免粗暴，以预防系膜、输卵管或卵巢组织撕裂、出血或血肿。

（2）预防感染

1）认真做好术前检查，排除生殖道急慢性炎症。

2）术中严格执行无菌操作常规，阴道黏膜

消毒彻底,肛门周围覆盖严密,填塞的阴道纱布按时取出。术后注意会阴清洁,防止继发感染。术后予以抗生素预防感染。

三、腹腔镜输卵管绝育术

腹腔镜输卵管绝育术是指在腹腔镜直视和导引下,采用热效应或机械手段使输卵管阻断,从而达到绝育目的。它是一种安全、有效、简便的绝育方法,具有切口小、麻醉简易、手术迅速、组织创伤小、术后恢复快、住院天数少、无需拆线、并发症少、利于行输卵管复通术等优点。腹腔镜输卵管绝育术于20世纪70年代末引进我国。随着我国腹腔镜手术日益扩展,镜下绝育术已随之广为应用。目前临床通常施行的腹腔镜输卵管绝育术方式分为热效应毁坏输卵管和机械阻断两种,前者有高频电流、双极电凝和内凝术,后者有环和夹。

1. 适应证

(1)凡健康育龄妇女,知情选择,自愿要求做绝育术而无禁忌证者。

(2)因某种疾病不宜妊娠,且无禁忌证者。

2. 禁忌证

(1)绝对禁忌证

1)多次腹部手术史或腹腔广泛粘连。

2)急性盆腔炎或全腹膜炎。

3)过度肠胀气、肠梗阻。

4)腹壁疝、膈疝、食管裂孔疝、脐疝、腹股沟疝等各部位疝气病史。

5)有血液病或出血倾向。

6)严重精神、神经障碍或癔症。

7)严重心血管疾患和肺功能障碍者(当腹腔内充气后有发生呼吸困难甚至心跳停止的危险)。

8)过度肥胖。

(2)相对禁忌证

1)过去有手术史,特别是腹部手术史,如阑尾切除术、剖腹探查术、剖宫产手术、卵巢囊肿切除术及胆囊切除术等。如手术顺利,术后无切口感染,估计无严重腹腔粘连,则经腹腔镜行绝育术一般不会遇到困难。

2)局限性腹膜炎。

3. 手术时间

一般为月经干净3~7天,取环后及早孕人工流产后较合适。产褥期、中期妊娠引产后或妊娠超过3个月以上的人工流产后,因子宫体较大,输卵管充血、水肿,不宜立即行腹腔镜绝育术。

4. 术前准备

(1)一般准备:包括询问病史,体格检查、盆腔检查和实验室检查以及术前各项准备,均与腹部手术相同。

(2)器械准备:除一般共同的腹腔镜器械外,套扎法需准备双环套扎器一把,Falope硅橡胶环2只,扩张器1只,穿刺套管针为12mm直径。钳夹法器械将双环套扎器改为上夹器弹簧夹,并将12mm直径的穿刺器及套管改换为10mm直径的穿刺器及套管。双极电凝法特殊器械为双极电凝器一把。

(3)麻醉:可选用全麻、硬膜外麻醉和局麻加静脉强化镇痛。

5. 手术步骤

进入腹腔的操作同一般腹腔镜手术,本节重点介绍不同绝育方法的手术步骤。

(1)电凝绝育术:通过腹腔镜,用抓钳抓住输卵管,利用电凝器电灼输卵管,以破坏或闭锁输卵管管腔达到绝育目的。

于子宫角外侧2~4cm的输卵管峡部用电凝钳夹住卵管,经电凝器通电,使局部形成高温,可造成组织凝固、脱水、焦枯,破坏卵管范围5~6mm,使输卵管阻塞而绝育。电凝绝育术又分为单极电凝和双极电凝。

单极电凝由于常有相邻脏器的受损,且手术失败率高,目前已基本放弃此方法。

双极电凝即抓钳两叶绝对绝缘而成为阴、阳极,由于所夹输卵管组织有电阻,当电流在抓钳两叶间流过时,局部产生高温使组织凝固、脱水、焦枯。此方法手术快、术后妊娠率低,但对组织损伤较重,日后复通困难,并发症多,有出血危险,安全性差,异位妊娠发生较多。

(2)内凝绝育术:将双极电凝抓钳两叶中的一叶改为金属加热片(其内为一电阻丝),另一叶则仅用于钳夹输卵管组织,通电后在两叶间产生渗透性热能。所需温度可以选择在90~120℃,所用温度可在内凝器温度表上指示。方法是用鳄鱼嘴钳分别内凝距子宫2~3cm处的输卵管两点,每点凝固区为4mm,取下鳄鱼嘴钳,用钩剪切断凝固区。此法失败率为0.2%。

（3）套环绝育术:环用特制硅橡胶制成,内含5%硫酸钡（可在X线下显影）,具有100%弹性记忆,可扩张至6mm。需用特制的双圆筒形套环器放置,其外筒短于内筒5mm,外筒可推至与内筒齐平,筒内装有输卵管钩,钩在操纵下可伸出或缩入到筒内。把特制的塑料圆锥形扩张器的尖端套上硅胶环,其底部套进装环器的内筒,然后把硅胶环逐次压向圆锥底部,使其套于套环器的内筒上。选宫角外3cm的输卵管峡部进行套扎。将输卵管钩推出达峡部,将输卵管稍提起形成输卵管袢,然后回缩输卵管钩将硅胶环束于其上。

此法简便、可靠、价廉,目前常为首选方法。优点是对输卵管损伤小,可复性好,受术者乐意接受。缺点是结扎术后,短时的一过性疼痛较多见,失败率偏高。

（4）输卵管夹绝育术:用特殊放置器将输卵管夹通过腹腔镜置于输卵管上,达到绝育目的。常用的输卵管夹为铰链状的Hulka夹,另外还有Filshie夹等。方法是利用放置器把弹簧夹钳夹于输卵管峡部,推上弹簧使锁牢夹子,不易滑脱,然后松开放置器,即将夹子留于输卵管上。放置器仍以闭合方式取出。

此法的优点是对输卵管组织损伤仅3mm,较硅胶环更具有可复性,可能提供更高的复孕几率;由于毁损组织少,不阻断血循环,术后很少疼痛,术中出血率最低。此法的主要问题是置夹时如果仅夹住部分输卵管易由于输卵管的弹性和蠕动致夹子松动,所以失败率较高,而且夹子局部异物反应也很明显。

四、经宫颈堵塞输卵管绝育术

通过阴道经宫颈进入宫腔行堵塞输卵管绝育术,又称非外科手术女性绝育术。目前堵塞的方法有采用腐蚀性的石炭酸（苯酚）、阿的平等药物破坏输卵管管腔的黏膜层,促使瘢痕形成而闭塞输卵管的管腔。向输卵管内注入组织黏合剂,或用电凝、冷冻、激光等方法腐蚀输卵管的开口处,以达到绝育的目的。这种方法简便易行,痛苦少,不需要麻醉,减少麻醉的危险性,因而深受广大妇女特别是农村妇女的欢迎,具有较高的可接受性。

（一）苯酚药物输卵管绝育术

药物绝育术系非直视下进行,操作技术难度较大,操作成功率与操作者的技术熟练程度有很大的关系,一般操作成功率在70%～90%,即使操作熟练者,因少数子宫输卵管开口位置特殊,有5%～10%的妇女需做第二次补注,或借助宫腔镜直视下注药。

1. 药物

（1）复方苯酚糊剂:内含苯酚30%、阿的平8%～17.5%、胆影酸35%加西黄蓍与水做成糊状。

（2）显影苯酚浆胶:内含液化酚35g、西黄蓍胶粉3g、甘油8g、胆影酸35g,加水至100g。本剂为白色膏状黏稠物。

2. 作用机制

苯酚腐蚀输卵管黏膜产生化学性炎症,使上皮坏死,脱落的坏死组织和渗出物可以闭塞管腔,管腔内形成异物肉芽肿及纤维瘢痕组织可完全堵塞管腔。

3. 适应证

与腹式绝育术相同。

4. 禁忌证

（1）与腹式绝育术相同。生殖道炎症应先予治愈。

（2）生殖器官肿瘤。

（3）生殖器官畸形,如双子宫、子宫纵隔等。

5. 器械设备

（1）不锈钢套管长22cm,内径2.5mm,能根据子宫的倾曲度而相应弯曲,套管头部装有喇叭形橡皮头。

（2）塑料管两条,长30cm左右,内径1mm,外径1.2～1.5mm,管腔容量为0.3ml。

（3）1ml的微量空针一副,复方苯酚糊剂需要一副药液推注器。

（4）阴道手术操作器械阴道窥器、宫颈钳和子宫探针。

6. 手术时间

（1）月经干净后3～7天。

（2）分娩4个月后。如尚未恢复月经,需排除妊娠后施术。

27

（3）采用宫内节育器避孕者，于取出节育器的同时施行手术。

（4）人工流产、中期引产或自然流产后，须正常行经1~2次后手术。

（5）术前7天内避免性生活。

7. 手术操作方法

（1）按阴道手术准备和消毒后，宫颈钳固定宫颈前唇，探针探测宫腔深度和方向。

（2）将套有塑料管的不锈钢套管沿宫腔侧壁滑到一侧输卵管开口处，将其中的塑料管向间质部推进0.5~1cm，注入盐水10~15ml，如阻力适中且无盐水外溢则表示命中。

（3）缓缓注入药液0.06~0.12ml（减去塑料管容量后），取出导管，弃去塑料管。

（4）同法处理对侧输卵管。

（5）术后立即行下腹X线平片，根据药液充盈输卵管长度判断注药是否成功。如充盈不良或未命中者，下次月经后补注，或在宫腔镜直视下补注。

8. 药物绝育X线摄片的图像类型

（1）药物注入后正常输卵管图像：可见盆腔两侧各有1条显影的细长输卵管图像，其长度与药物充盈到达部位有关，一般间质部狭窄，直径仅1mm左右，峡部、壶腹部则逐渐增宽。

（2）宫角与宫腔显影：因插管未命中或输卵管痉挛，药物未能进入输卵管间质部，积聚于宫角处，图像呈向上方之三角形，或宫腔内有药液显影，一侧或双侧输卵管未显影。

（3）药物误入宫角肌层或血管内：多呈团状或不规则形，如注入血管可呈断续分支或呈网状显影。多见于哺乳期子宫，塑料管插入肌层或注入黏膜下的血管内。

（4）药物注入盆腔：由于注药过量或过稀，药物溢出伞端进入盆腔，或子宫穿孔将药液注入腹腔。前者可见输卵管全部充盈，与伞端相连有团状阴影或不规则云雾状影像；后者则输卵管不显影，但子宫外盆腔内有不规则阴影，同时伴有痉挛性腹痛。

（二）化合物黏堵输卵管绝育术

（1）α氰基丙烯酸正丁酯（504）：采用经宫颈非直视下插管法将此化合物注入输卵管内，聚合变成固体后阻塞输卵管达到绝育的目的。

但这种黏堵剂的聚合性能不稳定，聚合物较硬脆，并可逐渐脱落而失败，故现已弃用。

（2）丁2胶黏堵绝育术：是由504改进后的一种高分子黏堵剂，聚合后较软，有一定的弹性，聚合速度稳定，不良反应小。

（3）聚氨酯铋：50%聚氨酯铋无水乙醇溶液作为黏堵剂，可非直视下插管，也可用Foley气囊双腔管，粗管内注入一不锈钢管，注药用。经宫颈放入导管后，气囊内注入空气，吸栓堵剂6ml，由钢管缓缓注入宫腔，术后行下腹平片。建议术后复查，失败者可再次注药。

（宗　惠）

第二节　女性绝育术后复通术

女性绝育术后复通术是指输卵管结扎术后要求恢复生育能力所行的输卵管吻合术。由于国内绝育手术大多采用抽心包埋法或双折结扎切除术，故再通术主要采用输卵管断端吻合术。其成功率达80%以上，妊娠率为74%，宫外孕发生率约为4%。如采用显微手术，其手术的精密度提高，组织对合更准确，又因采用无损伤缝线，使手术成功率大大提高。

1. 适应证

（1）各种绝育术后因子女夭折、家庭离异后再婚，或其他种种原因希望继续生育者。

（2）育龄期妇女，最好在40岁以下。

（3）月经规律，卵巢功能正常。

（4）身体健康，无严重的心、肝、肾或高血压等不宜妊娠的疾病。

2. 禁忌证

（1）双侧输卵管已全部切除，或盆腔严重粘连者。

（2）卵巢功能早衰或其他原因无排卵者。

（3）患有严重的不能负担妊娠的疾病，或各种疾病的急性期。

（4）弥漫性结核性腹膜炎病史。

（5）剖宫取胎或2次以上的剖宫产史为相对禁忌证。

（6）男性不育。

3. 特殊器械设备

（1）放大设备：一种为放大 3~5 倍的放大眼镜，一种为放大 6~30 倍的双人双目显微镜。

（2）显微外科手术器械：显微外科手术用的无扣剪刀和持针器，微型尖头平镊，直形和弯形纤细血管钳，7 或 8 个"0"的无损伤缝合线，眼科小剪刀。

（3）其他设备：1~1.2mm 直径的塑料导管，硬膜外麻醉用的导管或 2mm 直径的硅胶管，作为术中应用的支架。

4. 手术时间

以月经干净后的 3~5 天即排卵前期为最佳手术时期，此时盆腔无充血，可以减少术中出血；输卵管的黏膜上皮较薄，分泌物不多，术后可以保持输卵管的通畅；此时期亦有利于术后早期通液，可减少因通液而继发子宫内膜异位症的可能性。

5. 术前准备

（1）仔细询问病史，着重于月经史、生育史、绝育时间、绝育方法和术后有无并发症。了解有无结核性腹膜炎或其他系统的疾病。

（2）丈夫精液检查。

（3）可行子宫输卵管碘油造影了解输卵管堵塞部位及近端情况，有条件者腹腔镜检查了解内生殖器情况。

（4）术前抗生素治疗及阴道冲洗 3 天以防感染。

6. 麻醉

通常选用硬膜外麻醉，必要时全身麻醉。

7. 手术步骤

（1）输卵管吻合术

1）常规消毒术野皮肤，取脐耻之间做手术切口。

2）逐层开腹，探查腹腔，了解有无粘连或盆腔器官异常。

3）检查输卵管：一般阻断部位在输卵管峡部，了解结扎部位和方式，检查周围有无粘连及瘢痕形成情况。

4）系膜下注入 0.9% 氯化钠溶液，使浆膜层与输卵管分离，于输卵管背侧平行或纵向切开系膜，切除瘢痕组织。游离近远两侧输卵管的盲端 0.3~0.5cm，切开近端的盲端，根据近端管腔的大小切开远端的盲端，插入支架。由支架末端注入少许 0.9% 氯化钠溶液，了解输卵管近端及间质部是否通畅。

5）缝合

A. 两端相等或近乎相等时，在系膜侧输卵管 6 点处正管上管腔内内膜进针，穿透部分肌层，再从对侧管口肌层进针，穿透黏膜层，自腔内穿出、打结。以同样的方法依次缝合 12 点、9 点、3 点处，但不打结，待最后顺序打结。第二层浆膜层仍由 6 点开始，然后 12 点、9 点、3 点。此层缝合每针立即打结。输卵管系膜裂口间断缝合。

B. 吻合峡部与壶腹部：如两断端管腔相差较大，可采用以下方法校正：峡部针距缩小而壶腹部间距放大；峡部斜切或上方再横切一小口使创面扩大，使之便于与壶腹部吻合；将壶腹部背侧间断缝合 1~3 针，封闭部分管腔后再与峡部吻合或行套袖式吻合等。

C. 吻合壶腹部与壶腹部：此情况较少，其缝合方法同上。由于管腔大小近似，第一层为全肌层、黏膜层，第二层为浆膜层，一般缝合 6~8 针。

6）关闭腹腔：清点器械、纱布等物，对数后逐层关闭腹腔。

（2）输卵管造口术：输卵管伞端切除绝育术后输卵管壶腹部末端闭锁，可行输卵管造口术。

切口选择和输卵管吻合术相同，取出一侧输卵管，于膨大部分纵行切开，长 1.5~2cm，插入导管，注入 0.9% 氯化钠溶液，了解输卵管通畅情况。将切口处的黏膜全部外翻，形成同翻折的袖口，将翻出的黏膜以褥式间断缝合于相应的浆膜层；或将壶腹部的盲端切成 4~6 瓣的花瓣形，将每瓣的尖端黏膜与相应的浆膜层褥式外翻缝合，使开口形成输卵管伞。

（3）输卵管宫角移植术：输卵管峡部或间质部闭塞，如黏堵绝育术后或峡部结扎、置夹或套环绝育术后，伴有结节性输卵管炎、局部管壁僵硬、管腔极度狭窄，而峡部远端、壶腹部及伞端正常，可行输卵管宫角移植术。

8. 注意事项

（1）对输卵管组织细心保护，忌用纱布擦拭表面组织，禁用有齿镊、钳，用手把持，用大盐水垫吸去冲洗液而不能吸头直接吸引输卵管。

29

以减少组织创伤和瘢痕形成。

（2）术中不断用 0.9% 氯化钠溶液或平衡液 1000ml 加肝素 5000U 冲洗术野和表面组织，以保持组织湿润，防止细胞因为干燥受到损伤。

（3）减少或控制术中出血。

（4）术中尽最大努力清除异物，防止术后粘连。

9. 术后处理

（1）术后应用抗生素治疗 5~7 天拆线。

（2）术后行输卵管通液术，第 1 次在术后第 2 天，第 2 次在月经来潮后，第 3 次在术后 3 个月，也可行造影术。

（3）术后禁房事 1 个月，避孕 2 个月。

（蒋木勤）

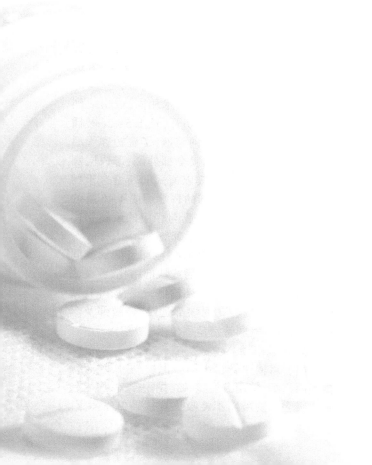

第四章

避孕措施的选择

第一节　避孕措施的知情选择

　　避孕方法的知情选择是指通过宣传、教育、培训、咨询、知道等途径，使育龄妇女了解常用避孕方法的避孕原理、适应证、禁忌证、正确使用方法、常见副作用及其防治，并在医务人员和计划生育工作者的精心指导下，选择满意的、适合自己的避孕方法。

　　开展知情选择有利于在育龄人群中普及生殖生理和避孕节育知识，开展知情选择的地区的育龄群众掌握这些知识的程度要比未开展地区的群众深而且广。同时，知情选择还要让育龄群众懂得坚持避孕是社会进步、文明的体现，懂得计划生育是利国利民利己的措施，这就有助于激发育龄群众生殖健康的自我保健意识和计划生育的责任感，从而自觉落实安全有效的避孕措施。国外的研究及国内开展知情选择的经验都证明，保证避孕对象的选择，考虑多种因素和客观情况、国家政策、药具来源、价格因素、文化影响等，可以广泛利用现有的各种节育措施，大大提高避孕方法的可接受性和续用率，减少副作用和意外妊娠的发生。此外，知情选择从一个侧面体现了计划生育的指导工作和群众自愿相结合的原则，必定会促进母婴保健水平的提高。

　　做好知情选择，要具备以下条件或注意以下环节：

　　（1）要有一定的计划生育工作基础：人口基本控制、计划生育的管理工作已达到一定水平；计划生育工作和服务网络较为健全，乡镇都有计划生育服务站；计划生育部门的考核内容、指标、方法有利于知情选择的实施；有一定量的经费透入及相关部门的支持和参与。

　　（2）要创造一定的条件：设立计划生育门诊的单位均应开展计划生育咨询服务；医院计划生育门诊和乡镇计划生育服务站都要设立避孕节育药具样品柜，有足量的常用避孕节育药具供应，并有一定量的宣教材料。

　　（3）对育龄群众开展广泛而持久的计划生育生殖健康教育。

　　（4）提高各级医技人员生殖健康服务水平，培养一批既具有生殖健康基础知识又有良好人际关系的基层宣传员、服务员。

　　（5）知情选择应贯穿于群众的整个育龄时期，特别要把新婚、产后、人工流产后以及需要变换措施者作为知情选择的重点对象。

　　（6）在实施知情选择的过程中，一定要防止放任自流、自由选择及计划生育干部和医生为对象包办代替的不良倾向，才能实施负责、有效的指导。

第二节　不同时期避孕节育方法的选择

一、暂不考虑生育的夫妇避孕选择

　　原则上讲，除了绝育方法会影响以后生育外，其他避孕方法都可以选择，但是考虑这些夫妇近期不准备生育，应选择避孕效果相对比较可靠，同时有利于保护生育功能、使用又比较方便的避孕方法。

　　1. 适宜选择的方法

　　（1）口服短效避孕药：避孕效果可靠，如正确使用，避孕效果可达到99%以上，还兼有很多健康的益处，可以保护生育功能。使用简便，注意不要漏服。停药以后下一个月经周期即可受孕。口服避孕药不影响性生活,对新婚性生活频率较高的夫妇更为适用。

(2)男用避孕套:使用方法简单,经过简单的指导,绝大多数对象都能正确掌握。避孕套既能避孕也能防止性传播疾病,对男女双方的内分泌和生育功能没有影响,停用后就可受孕。

(3)外用杀精剂:避孕效果与使用者使用情况密切相关,但即使正确使用,避孕效果也低于避孕套,更低于口服避孕药。药物在阴道内作用时间短,对女性内分泌和生育功能没有影响,停用以后就能受孕。

(4)阴道避孕环:目前国内产品是单纯孕激素环,对于希望避孕时间长于1年的夫妇比较合适。避孕效果稳定,可达到97%。使用简单,不影响性生活,但初次使用可能会有不规则出血,一般可以忍受,不需治疗或干预。

(5)宫内节育器:不是这类夫妇的首选方法,因为避孕时间都要长于5年。如果需要避孕时间很长的夫妇也可选用。避孕效果稳定,可达到90%以上,没有生育过的夫妇要强调随访,以免移位或脱落,影响避孕效果。

2. 不适宜选择的方法

安全期避孕:女性月经周期易受很多外界因素或自身健康、情绪等影响而不规则,所以很难准确无误地确定排卵期。新婚夫妇或刚开始有性生活的对象相对比较激动,很难控制自己在该禁欲的日期停止性生活,所以原则上不推荐。

二、产后哺乳期的避孕选择

产后夫妇在哺乳期使用避孕方法,应考虑使用的避孕方法不能影响乳汁的质与量。

1. 适宜选择的方法

(1)避孕套:这是绝大多数产后哺乳期夫妇首选的避孕方法。

(2)杀精剂:避孕栓、避孕胶胨等水基杀精剂。

(3)宫内节育器:相对避孕时间比较长,可达5年以上。在产后即时、产后42天、阴道分娩后3个月、剖宫产后6个月都可放置。如月经已恢复,则按经后放置时间。强调如果放置时仍在哺乳期、月经尚未恢复,则要求在

月经恢复后或断奶后到放置的医院检查,了解节育器是否仍在位,必要时需重新放置。因为哺乳期子宫比正常子宫偏小,此时放置节育器型号偏小;当断奶或恢复月经后,子宫大小恢复正常,原来的节育器型号可能就不合适,容易脱落。

(4)单纯孕激素避孕方法:如皮下埋植、阴道避孕环、醋酸甲孕酮。这些方法在产后6周就可以使用,如果月经没有恢复,需排除早孕的可能。对于哺乳的妇女,产后5天即可应用。

(5)绝育:男方或女方绝育均可,因为属永久性避孕措施,夫妇双方应充分咨询、做出知情而自主的选择。一般生育过两胎的夫妇可以考虑。

2. 不适宜选择的方法

(1)含有雌激素的避孕方法:如复方口服避孕药、复方避孕针等。因为雌激素可以抑制垂体释放泌乳素,减少乳汁的分泌。

(2)外用避孕药膜:尽管药膜中含有的杀精剂也是水基的,但药膜需要在阴道分泌物的作用下才能充分溶解,起到杀精作用。哺乳期妇女由于雌激素水平低,阴道分泌物少,所以不易溶解。

(3)安全期避孕:因为此时妇女月经没有恢复,或刚刚恢复尚未规则,很难准确推算出排卵期和易受孕期,易造成避孕失败。

三、生育后期的夫妇避孕方法的选择

目前,我国多数妇女生育后有长达20年左右的避孕期,宜选用相对长效、稳定而又可逆的避孕方法。适宜选用的方法有:宫内节育器,复方口服短效避孕药,单纯孕激素避孕方法(皮下埋植、阴道避孕环及避孕针),避孕套,杀精剂及男女绝育等。

四、围绝经期妇女的避孕问题

围绝经期妇女尽管卵巢功能日渐衰退,但在没有完全绝经前仍有意外妊娠的可能,甚至发生异位妊娠。所以在这一时期只要有性生活,就应该要避孕,直到月经停止来潮半年以上。

（1）宫内节育器：原未使用宫内节育器者不主张放置。如原有宫内节育器且无副作用者可继续使用，至绝经后 1 年左右取出。

（2）复方甾体激素类避孕药：如口服短效避孕药，无禁忌情况可以开始使用，已经使用者在每年度随访时根据主诉和体检情况，无异常可继续使用。如有危险因素如吸烟、肥胖、高血压等，则不太主张应用。

（3）单纯孕激素避孕方法：如皮下埋植、阴道避孕环、醋酸甲孕酮等。

（4）杀精剂：此阶段不宜使用不易溶解的外用杀精剂，但可用避孕胶胨，以增加生殖道润滑。

（5）其他方法，如避孕套、男女绝育也可选用。

五、人工流产后和希望改变措施者

在医师指导下分析原因，找出症结，重新选择。通常可考虑更换一种长效、稳定措施，或选用短效避孕药、各种屏障避孕法和外用杀精剂、自然避孕法以及绝育术等。

六、分居两地探亲阶段

宜用短期、高效避孕方法，如探亲药、短效口服避孕药、避孕套和杀精制剂等。不宜使用自然避孕法。

七、不同健康状况下的选择

（1）月经量多、周期不规则或痛经者可选用短效口服避孕药。

（2）子宫肌瘤或乳房肿块的妇女可选用单纯孕激素类避孕方法。

（3）有心、肝、肾等内科疾患者宜用屏障避孕法、外用杀精剂、自然避孕法或绝育术等，也可选用 IUD。

（4）有生殖道炎症、盆腔感染史者可选用避孕套、口服避孕药或皮下埋植剂等。

（宗　惠）

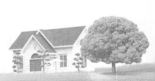

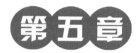

避孕失败的补救措施

人工终止妊娠是使用人工的方法如手术或药物等来终止早期或中期妊娠,是避孕失败的补救措施。

第一节　早期妊娠终止

凡在妊娠 3 个月内采用手术或药物方法终止妊娠称为早期妊娠终止,亦称为人工流产。临床多见于避孕措施失败而目前又不愿生育,或因某种医疗原因不宜继续妊娠者,或为预防遗传疾病或先天畸形者。人工流产可分为手术流产与药物流产两种方法。

一、手 术 流 产

（一）负压吸引术

利用负压吸出早期妊娠产物称为人工流产负压吸引术或简称负压吸引。此方法为我国首创。它是一种安全、操作简便、受术者痛苦小、出血少、时间短、效果好的人工流产方法。是目前应用最广泛的终止早期妊娠的方法。

1. 适应证

（1）因避孕失败或不愿妊娠且宫内妊娠 10 周以内,要求终止妊娠而无禁忌证者。

（2）孕妇因患某种疾病不宜继续妊娠者。

（3）发现胎儿有先天性畸形和遗传性疾病等。

2. 禁忌证

（1）各种疾病的急性阶段。

（2）生殖器官炎症,如阴道炎、急性或亚急性宫颈炎、重度宫颈糜烂、盆腔炎和性传播性疾病等,未经治疗者。

（3）全身情况不良,不能胜任手术,如严重贫血、心力衰竭、高血压伴有自觉症状等。经治疗好转后可进行手术。

（4）妊娠剧吐,酸中毒尚未纠正。

（5）术前 2 次体温间隔 4h 在 37.5℃ 以上者暂缓手术。

3. 术前检查

（1）应详细询问病史、月经史、孕育史,特别注意有无停经史,早孕反应及以往流产史,是否哺乳和高危妊娠,如既往人工流产史、剖宫产史等。受术者签署知情同意书。

（2）做妇科检查,注意有无生殖器炎症,要了解子宫位置、大小、双附件情况。还应注意有无子宫畸形。如孕期过小可暂观察 1 周后再就诊,并且要注意早期妊娠的相关鉴别诊断。

（3）做尿妊娠试验,必要时做 B 超检查。常规做阴道分泌物的清洁度、滴虫、念珠菌检查。查血常规、尿常规。

（4）体格检查,检查心肺,测量血压、脉搏、体温。如有合并心肝肾疾患时需做心肝肾功能全面检查,以保证手术的安全性。

4. 术前准备

（1）对决定做人工流产者,嘱其术前洗净外阴部,术前避免性生活。

（2）术前应再次核实受术者的病史,查看化验结果及核对盆腔检查,并告知受术者吸宫过程及可能有的感觉。手术一般在门诊手术室进行,但合并有高危因素者需入院进行手术。

（3）器械、敷料和药品的准备。

1）负压吸引装置:负压吸引装置有多种,但必须设有安全阀和负压贮备装置,不能直接使用电动吸引器。

2）吸引管:一种是不锈钢制,另一种是塑料制。吸引管根据外径大小而有不同型号,吸引管前端略有适当弯度,带有匙窗,便于去掉负压。

3）导管：直径 0.5cm、长 35cm 的透明塑料管或橡皮管。

4）药品准备：根据是否采用麻醉而准备药品及子宫收缩药、急救药物（阿托品、肾上腺素、麻黄素）。

5. 手术步骤

（1）术者应着清洁工作服，戴帽子、口罩。常规刷手并戴无菌袖套及手套，整理手术器械。

（2）受术者取膀胱截石位。常规冲洗外阴及阴道，消毒方法和顺序同放置宫内节育器。

（3）常规铺巾。

（4）复查子宫位置、大小、倾曲度及附件情况。更换无菌手套。

（5）窥阴器扩开阴道，拭净阴道积液，暴露出子宫颈，2.5% 碘酒溶液及 75% 乙醇溶液或碘伏等其他消毒液消毒宫颈及颈管后，用宫颈钳钳夹宫颈前唇或后唇。

（6）探针依子宫方向探测宫腔深度及子宫位置。

（7）扩张宫颈，用宫颈扩张器以执笔式按子宫方向轻轻逐号扩张子宫颈口，扩大至比吸管大半号到一号。如宫颈内口较紧，应避免强行扩张。

（8）术前镇痛，可用麻醉或扩宫颈药物。

1）麻醉

A. 局部麻醉：局部麻醉药物有丁卡因、利多卡因、盐酸达可罗宁等，穿透性强，扩散快，局麻作用持久，毒性低，起效快，对中枢神经系统影响小，无局部刺激。常于扩张宫颈前局部涂抹于宫颈内口，待 1~2min 后施术，宫颈内口扩张，并能阻断宫颈管内感觉神经末梢对外来刺激的反应和迷走神经的传导，能有效预防人工流产综合征。但对疼痛敏感的人作用不显著。

近年来报告的方法有用棉签蘸 1% 丁卡因或 0.4g 含丁卡因的润滑止痛胶插入子宫颈，1~2min 后宫颈管扩大；也有用地西泮 8~10mg 宫颈注射，10min 后手术；或术前 10~30min 口服曲马朵 100mg 后手术，均有一定的宫颈扩张作用。

B. 宫旁阻滞麻醉：于宫颈旁 3 点、9 点处注射 0.5%~1% 普鲁卡因 3~5ml；或注射 2% 利多卡因；或注射解痉灵 20mg 等，均可扩张宫颈。

C. 静脉麻醉：可不同程度地抑制中枢神经，镇痛效果明显。近年来临床上应用较多的为静脉推入异丙酚，该药半衰期短、起效快、时效短、镇痛完全，应严密监测血压、脉搏、呼吸，需在经过培训的麻醉医师操作监视下和有条件的医疗单位开展。因药价较贵，一定程度上限制了临床应用。

2）扩张宫颈药：吸宫术前 1~2h 口服或阴道放置米索前列醇 200~400μg 或阴道后穹隆放置卡前列甲酯栓（卡孕栓）0.5~1mg，可有效扩张宫颈。

（9）吸管及负压的选择：根据孕周及宫颈口大小，选择适当号的吸管（表 5-1），负压一般在 400~500mmHg 左右。

表 5-1 吸管大小与宫腔深度和妊娠周数的关系

宫腔深度	妊娠周数	吸管大小
8.5cm 以下	孕 6 周内	5 号
10.5cm 以下	孕 6~7 周	6 号
10.5~11.5cm	孕 7~8 周	7 号
11.5cm 以上	孕 8~10 周	8 号

（10）宫腔吸引

1）将吸管与术前准备好的负压装置连接。试负压。

2）依子宫方向将吸管徐徐送入宫腔，达宫底部后退出少许，寻找胚胎着床处。

3）开放负压 400~500mmHg，将吸管顺时针或逆时针方向顺序转动，并上下移动，吸到胚囊所在部位时吸管常有震动并感到有组织物流向吸管，同时有子宫收缩感和有宫壁粗糙感时，可折叠并捏住皮管，取出吸管（注意不要带负压进出宫颈口）。

4）再将负压降低到 200~300mmHg，继续用吸管按上述方法在宫腔内吸引 1~2 圈后，取出吸管。如组织物卡在子宫口，可用卵圆钳将组织取出。

（11）必要时可用小刮匙轻轻地刮宫腔 1 周，重点在宫底及双角，检查是否已吸干净。测量术后宫腔深度。

（12）用纱布拭净阴道，除去宫颈钳，取出阴道窥器。如需放置宫内节育器者可按常规操作。

（13）每例手术结束前将吸出物过滤,检查吸出胚胎及绒毛组织是否完全。分别测量血及组织物的容量。

（14）填写手术记录,告知术后注意事项及随访观察阴道出血时间、阴道出血量及下腹部疼痛情况等。

6. 手术注意事项

（1）供人工流产专用的电动吸引器必须设有安全阀和负压贮备装置,不得直接使用一般的电动吸引器,以防发生意外。

（2）正确判断子宫大小、形状和方向非常重要。吸引时先吸孕卵着床部位,可减少出血。

（3）如吸引负压较大,吸管将宫壁吸住,应解除负压(打开吸管的通气孔,或将吸管与所连接的负压管分离)。也可应用装有减压装置的吸引器。

（4）检查子宫的方向,探测宫腔长度是否与停经月份相符,同时了解宫腔的宽度。

（5）对产后 1 年内哺乳期子宫,操作要特别轻柔。由于妊娠期子宫壁薄而软,哺乳使子宫壁更软,术中易损伤。在宫颈扩张后,在宫颈上注射缩宫素 10U,以促使子宫收缩变厚,利于进行手术,防止穿孔。

（6）对剖宫产后的妊娠子宫,要了解剖宫产的原因、时间、过程、手术方法、切口愈合和有无感染等情况,以估计手术中可能发生的一些问题,做好预防。

（7）对前倾前屈和后倾后屈的子宫,尽量采用宫颈牵引方法或双手复位法纠正子宫近于中位,这样便于操作,可防止残留和穿孔,也可在 B 超监控下手术。

（8）子宫肌瘤合并妊娠,宫腔形态可能变形、变大、不平,吸引时要格外细心,防止漏吸或残留。一般出血量可能稍多,故吸前或吸中均可用子宫收缩药或术前肌内注射止血药。

（9）畸形子宫妊娠要确定畸形情况,如双子宫、双角子宫、纵隔子宫等,必须吸净两个宫腔,否则较易残留,以致术后出血时间长。

（10）带器妊娠者应在术前检查节育器情况。人工流产时如节育器取出困难应进一步做定位诊断。

（11）人工流产时未吸出绒毛胚囊,应将吸出物送病理检查。动态观察血、尿妊娠试验及 B 超检查。警惕异位妊娠、残角子宫妊娠及滋养细胞疾病漏诊。

（12）对高危妊娠孕妇应在病历上注有高危标记。术前向家属及受术者说明手术难度及可能发生的并发症。将该手术作为重点手术对待,由有经验的医师承担。疑难高危手术需在区(县)以上医院或计划生育服务机构进行。

7. 术后处理

（1）填写手术记录表。

（2）受术者在观察室休息 0.5~1h,注意阴道出血及下腹痛等一般情况,无异常方可离去。

（3）酌情给予子宫收缩药及抗生素预防感染。

（4）告知受术者术后注意事项:

1）嘱 2 周内或阴道出血未净前禁止盆浴,但应每日清洗外阴。

2）嘱 1 个月内禁止性交。

3）指导避孕方法。

4）如有阴道多量出血、发热、腹痛等异常情况,随时就诊。一般术后 1 月应随诊 1 次。

（二）钳　刮　术

用钳夹和负压吸引结合的手术方法终止妊娠,钳刮范围一般主张在 14 周之内,近年来由于米非司酮、前列腺素等的临床应用,钳刮术将逐渐被药物引产所代替。

1. 适应证

（1）妊娠在 10~14 周以内自愿要求终止妊娠而无禁忌证者。妊娠 12 周或以上必须住院。

（2）因某些疾病(包括遗传性疾病)不宜继续妊娠者。

（3）其他流产方法失败者。

2. 禁忌证

同负压吸引术。

3. 术前准备

除与负压吸引术相同外,还须做出凝血时间、血型检查,必要时做肝功能及心电图检查等。

4. 术前宫颈准备

钳刮术前必须行宫颈准备(可选下列方法之一)。

（1）机械扩张法:应用本法扩张宫颈,必须术前阴道冲洗上药 2~3 天。

1）术前 24h 用 18 号专用无菌导尿管一根,放入宫腔内,留下部分用无菌纱布卷住,置于后穹隆。

2）术前 24h 用灭菌宫颈扩张棒或亲水棒扩张宫颈。

（2）药物准备(选其中之一)

1）术前 2~3h 口服米索前列醇 0.4~0.6mg。

2）术前 1~2h 将卡孕栓 0.5~1mg 置入阴道后穹隆。

5. 手术步骤

基本操作步骤与负压吸引流产术相同。

（1）~（6）与负压吸宫术相同。

（7）扩张宫颈:经上述宫颈准备后,宫颈均已有一定程度扩张,必要时加用扩张器以扩大宫颈,使胎盘钳能顺利通过宫颈内口,可减少宫颈内口损伤的后遗症。

（8）以吸引管吸引或卵圆钳钳夹等方法破膜,流出羊水。待羊水吸净后,酌情向宫颈注射 10U 缩宫素,以避免发生羊水栓塞及防止术时出血。

（9）取胎盘

1）用卵圆钳沿子宫前或后壁逐渐滑入达宫底。

2）到达宫底后退出 1cm,在前壁、后壁或侧壁寻找胎盘附着部位。

3）夹住胎盘(幅度宜小),左右轻轻摇动,使胎盘逐渐剥离,以便能完整地或大块地钳出胎盘,切勿使用暴力。

（10）取胎体时,应保持胎儿纵位为宜,避免胎儿骨骼伤及宫壁、宫颈。如妊娠月份较大,可先取胎体后取胎盘。

（11）保留取出的胎块,手术结束时应拼凑完全,以核对是否完整。

（12）用中号钝刮匙或 6~7 号吸管在较低负压下(26.6~40kPa)清理净宫腔内残留组织,如无组织刮出,亦无出血,测量术后宫腔深度。

（13）观察宫腔有无活跃出血及子宫收缩情况。

（14）用纱布拭净阴道,除去宫颈钳。如宫颈钳钳夹部位出血,用纱布压迫止血。取出阴道窥器。

（15）填写手术记录。

6. 术后处理

（1）观察子宫收缩及出血情况。

（2）术后 1 个月内避免性生活和盆浴;按规定时间门诊复查。

（3）如有异常情况应及时就诊。

（4）术后给予抗生素预防感染,用宫缩剂帮助子宫收缩。

（5）指导落实避孕方法。

7. 术后处置

同负压吸宫术。

8. 注意事项

（1）凡进入宫腔的任何器械严禁碰触阴道壁,以防感染。

（2）胎儿骨骼通过颈管时不宜用暴力,钳出时以胎体纵轴为宜,以免损伤颈管组织。

（3）出血较多时,可宫颈注射缩宫素 10U,必要时可静脉滴入缩宫素。

（4）警惕羊水栓塞,羊水未流尽时切勿钳夹胎盘。

二、药物流产

药物终止早期妊娠方法一般可以经过口服、注射、经阴道等途径给药。目前最常用的药物终止早期妊娠方法是米非司酮配伍米索前列醇终止早期妊娠。

1. 适应证

（1）确诊为正常宫内妊娠,停经天数(从末次月经第 1 天算起)不大于 49 天,本人自愿要求使用药物终止妊娠的 18~40 岁妇女。

（2）手术人工流产的高危对象:如生殖道畸形(残角子宫除外)、严重骨盆畸形无法行负压吸宫者;宫颈发育不全或坚韧无法探宫腔者;子宫过度前、后屈者;产后哺乳期妊娠者;多次人流或有多次刮宫史者;宫体上有瘢痕者等。

（3）对手术流产有顾虑或恐惧心理者。

2. 禁忌证

（1）米非司酮禁忌证:肾上腺疾患、糖尿病等内分泌疾患、肝肾功能异常、妊娠期皮肤瘙痒史、血液疾患和血管栓塞病史、与甾体激素有关的肿瘤。

（2）前列腺素禁忌证:心血管系统疾病、高血压、低血压、青光眼、胃肠功能紊乱、哮喘、癫痫等。

（3）过敏体质。

（4）带器妊娠。

（5）异位妊娠或可疑异位妊娠。

（6）贫血（血红蛋白低于95g/L）。

（7）妊娠剧吐。

（8）长期服用下列药物：利福平、异烟肼、抗癫痫药、抗抑郁药、西咪替丁、前列腺素生物合成抑制药（阿司匹林、吲哚美辛等）、巴比妥类药物。

（9）吸烟超过10支/天或酗酒。

（10）居住地如远离医疗单位或计划生育服务机构而不能及时随访者。

3. 服药前检查和准备

药物流产应在具备抢救失血性休克、过敏性休克急救条件如急诊刮宫、给氧、输液、输血（如无输血条件的单位必须有就近转院条件）的区县级以上医疗单位或计划生育技术服务所（站）进行。实施药物流产单位及医务人员必须依法获得专项执照许可方可进行。

4. 接纳程序

（1）医生应向用药对象讲清用药方法、流产效果和可能出现的副作用后，自愿选用方可用药。

（2）询问病史，进行体格检查和妇科检查，确诊是否为宫内妊娠，注意子宫大小与停经天数是否相符。

（3）实验室检查：阴道分泌物的清洁度、滴虫和念珠菌检查，血红蛋白或血常规，尿 hCG 试验，必要时进行血 β-hCG 测定。

（4）B超检查，以确诊宫内妊娠，胚囊平均直径大于 25mm 并有胚芽、胎心者不宜药物流产。

经检查合格者，应填写记录表，确定服药日期、随访日期，告知注意事项，发给月经卡，嘱其记录阴道出血情况及不良反应。

5. 给药方法

（1）米非司酮：服用方法有两种：顿服法和分次服法。每次服药前后各禁食 1~2h。

1）分次服法

A. 用药第 1 天：晨空腹首剂服米非司酮 50mg（2 片，25mg/片），8~12h 后服 25mg。用药

第 2 天早晚各服米非司酮 25mg。用药第 3 天早上 7 时左右服米非司酮 25 mg，共 6 片。1h 后在原就诊单位加用前列腺素。

B. 第二天和第一天同样服法，即早 2 片，晚 1 片，第 3 天加用前列腺素。

2）顿服法：用药第 1 天空腹顿服米非司酮 200 mg，服药后 36~48h（第 3 天上午）加用前列腺素。

（2）前列腺素：于首次服米非司酮 36~48h（第 3 天上午）来原就诊单位，空腹口服米索前列醇 600μg（阴道用药尚未注册故不宜置阴道），或卡前列甲酯栓（卡孕栓 PG05）1mg 置阴道后穹隆。留院观察 6h。

6. 用药后观察

（1）服用米非司酮：注意阴道开始出血时间、出血量，如出血量多或有组织物排出应及时来院就诊，必要时将组织物送病理检查。

（2）使用前列腺素类药物后留院观察期间：观察体温、血压、脉搏变化及恶心、呕吐、腹泻、头晕、腹痛、手心瘙痒、药物过敏等不良反应，警惕过敏性休克及喉头水肿等严重不良反应，不良反应较重者应及时对症处理。密切注意出血和胚囊排出情况。胚囊排出后如有活动性出血应急诊处理。胚囊排出后再观察 1h 无多量出血方可离院，并嘱过 2 周左右来院随诊。6h 内胚囊未排出且无活动性出血者可离院，并预约在 1 周左右来院随诊。

（3）对所有对象需告知离院后注意事项。

7. 告知服药者注意事项

（1）服药必须按时，不能漏服，用药期内不可同时服用吲哚美辛、水杨酸、镇静剂及广谱抗生素。

（2）按期随访。

（3）用药者在开始阴道出血后，大小便应使用专用便器或用一次性杯置于阴道口，以便观察有无组织物排出。如有组织物排出，应及时送至原就诊单位检查。

（4）如胚囊排出后 3 周仍有阴道流血应就诊。

（5）如突然发生大量活动性阴道出血、持续腹痛或发热，均需及时急诊。

（6）药物流产后，转经前应禁止性交，转经后应及时落实避孕措施。

（7）药物流产过程中医护人员应随时注意鉴别异位妊娠、葡萄胎及绒毛膜上皮癌等疾病，防止漏诊。

8. 随访

（1）用药后1周随访：重点了解胚囊未排出者离院后阴道出血和胚囊排出情况。胚囊仍未排出者应做超声检查。确诊为继续妊娠或胚胎停止发育者，应做负压吸宫术。胚囊已排出且出血不多者，预约用药后2周复诊。

（2）用药后2周随访：如胚囊排出后至来诊时尚未止血、出血如月经样者，应做超声检查或hCG测定；诊断为不全流产者，应行清宫处理，刮宫组织物应送病理检查。如出血不多，根据临床情况可继续观察。观察期间有活动性出血或持续性出血，需随时积极处理。

（3）用药5周后随访：做流产效果评定和了解月经恢复情况。如尚未恢复正常月经或出血未净者，继续随访。

9. 药物流产评定标准

（1）完全流产：用药后胚囊自行完整排出；或未见胚囊完整排出，但经超声检查宫内无妊娠物，未经刮宫出血自行停止，尿hCG转为阴性，子宫恢复正常大小。

（2）不全流产：用药后胚囊自然排出，在随诊过程中因出血过多或时间过长而施行刮宫术者。刮出物经病理检查证实为绒毛组织或妊娠蜕膜组织者。

（3）失败：至用药第8天未见胚囊排出，经B超证实胚胎继续发育或停止发育，最终采用负压吸引术终止妊娠者，均为药物流产失败。

第二节　中期妊娠引产

中期妊娠是13周至不足24周之间的妊娠。用人工的方法终止中期妊娠称为中期妊娠引产。过去10~14周之间的妊娠常用钳刮法终止，近年来，由于药物研究的进步，如天花粉、依沙吖啶等都能成功地使13~24周之间的妊娠以近似自然流产方式终止。20世纪80年代以来，研制开发出的终止早孕的抗孕激素药物如米非司酮作为药物终止中期妊娠是很有希望的，有待取得该药用于中期妊娠引产适应证批文。

一、中期妊娠终止的指征

（1）患各种疾病，不宜继续妊娠者。

（2）产前诊断发现胎儿存在遗传性疾病或发育缺陷者。目前诊断方法包括绒毛取样活检，羊水穿刺，胎儿及胚胎镜检，胎儿脐静脉或心脏、肝静脉穿刺以及从母外周血中确诊胎儿细胞等。绝大部分产前诊断结论是在妊娠中期完成的。

（3）妊娠中期误服对胎儿生长发育有肯定不良影响的药物。

（4）中期妊娠死胎或过期流产。

（5）其他不宜继续妊娠原因，如暴力、伦理等原因。

二、终 止 方 法

中期妊娠的终止方法与足月妊娠引产不完全相同，胎儿及其附属物的排出过程与足月分娩近似。首先是宫颈管的软化、退缩、消失，随之出现规律性子宫收缩、宫颈管的扩张、胎先露的下降、胎儿及其附属物娩出。目前主要通过以下方法终止中期妊娠。

（一）依沙吖啶引产

依沙吖啶（利凡诺）为黄色结晶粉末，是强力杀菌剂，最初用于外科创伤、皮肤、黏膜等的洗涤和消毒，后来通过动物实验证实，利凡诺对离体和在体子宫都能刺激其收缩，使子宫收缩频率和幅度增加。临床引产效果可达90%~99%。

1. 引产机制

（1）引起子宫收缩：离体试验证实利凡诺可使人妊娠子宫肌束产生节律性收缩，如已有收缩，利凡诺可增加子宫收缩的频率和幅度。

（2）杀死胎儿药物：经胎儿吸收后，损害胎儿肝、肾、心、肺等重要器官，使胎儿中毒死亡，但若胎儿较大，给药剂量小，胎儿可能存活。

（3）胎盘组织变性、坏死：利凡诺引产的胎盘绒毛滋养细胞有轻到中度空泡变性，合体细胞更明显，绒毛血管中等度扩张充血，绒毛间质红细胞及纤维素沉着,碱性磷酸酶和酸性磷酸酶染色稍有增强。

2. 适用条件

（1）妊娠 13～24 周要求终止妊娠而无禁忌证者。

（2）因患某种疾病不宜继续妊娠者。

（3）产前诊断发现胎儿畸形者。

3. 慎用条件

过去曾经患肝、肾疾病,现功能已恢复正常者,须慎重选择本方法。

4. 禁用条件

利凡诺主要经母体肝肾代谢,因此,其引产禁忌证有:

（1）急慢性肾、肝疾病和肝、肾功能不全。

（2）各种急性感染性疾病或慢性疾病的急性发作期。

（3）全身状态不良,如严重贫血、心力衰竭、结核病等。

（4）急性生殖器官炎症。

（5）术前 1 日体温 2 次间隔 4h 均超过 37.5℃。

（6）术前 3 日内有性生活史或经阴道行阴道、宫颈手术史者。

（7）外阴、阴道及宫颈广泛多发性或巨大尖锐湿疣。

（8）剖宫产术或子宫肌瘤挖除术后 2 年内（相对禁用）。

（9）各种原因引起的凝血功能障碍或有出血倾向者。

（10）下腹部皮肤感染者。

5. 术前准备

（1）器械、敷料准备

1）羊膜腔内注射法:消毒皮肤用无齿卵圆钳 2 把,腰椎穿刺针 2 个,5ml 及 20ml 注射器各 1 个,弯盘 1 个,药杯 2 个,孔巾 1 块,消毒手套 2 双,小纱布数块。

2）宫腔内注射法:无齿镊子 2 把,阴道窥器 1 个,宫颈钳 1 把,敷料镊 1 把,橡皮导尿管 1 根,5ml 及 20ml 注射器各 1 个,药杯 2 个,孔巾 1 块,纱布数块,10 号丝线数根。

以上器械均需用双层布巾包好后高压灭菌后备用。若同时需进行羊水分析检查者,应准备好相应试验所需的试剂。

（2）受术者准备

1）必须住院引产。

2）详细询问病史,常规全身检查及产科检查,明确诊断为宫内妊娠并与停经日期相符合,有合并症者应进行相应的诊断和功能检查,明确病变性质及病变程度。

3）常规血、尿检查和血型化验;乙型肝炎病毒表面抗原、肝肾功能检查及凝血功能检查;阴道分泌物检查。

4）酌情行 B 超胎盘定位及穿刺定位。

5）向孕妇及家属讲明手术可能出现的并发症,做到知情选择;由有法律效应的本人及家属签署手术同意书。

6）术前 3 天禁止性生活。羊膜腔外注射前每日擦拭阴道 1 次。

6. 操作方法

（1）羊膜腔内注射法

1）手术操作应在手术室或产房进行。

2）术者着刷手衣裤、戴帽子、口罩;常规刷手、戴无菌手套。

3）受术者术前排空膀胱。

4）孕妇取平卧位,月份大者可取头稍高足低位。腹部用碘酒、乙醇或碘伏消毒皮肤,并铺无菌孔巾。

5）选择穿刺点:可先用 B 超确定羊水最大平面部位中点为穿刺点,并测量羊膜腔至腹壁距离作为进针深度。若盲法穿刺,则将子宫固定,在下腹部正中,宫底下两、三横指下方腹中线上为穿刺点,或在中线两侧选择囊性感最明显处为穿刺点。尽量避开胎盘附着处。

6）羊膜腔穿刺:用 7 号或 9 号腰穿刺针,从选择好的穿刺点垂直进针,经过两次明显落空感后即进入羊膜腔内。穿刺针进入羊膜腔内,拔出针芯,见羊水溢出,接上注射器,抽出羊水。若无羊水溢出,可于宫壁两侧轻轻加压或改变进针方向,或用 B 超确定穿刺针是否进入羊膜腔内。如抽出的不是羊水而是血液,应重新更换穿刺部位。

7）注药:准备好装有依沙吖啶药液的注射器,与穿刺针相接,注药前先往注射器内抽少许羊水,药液与羊水混合后呈絮状。确认针头在羊膜腔内,然后注入药液。一般注入 0.5%～1% 依沙吖啶 10ml,含依沙吖啶 50～100mg。

8）拔出穿刺针：注完药液后，回抽发现羊水已经黄染，证实穿刺并注药成功后，注入回抽羊水以洗净注射器内的药液，先插入针芯再迅速拔出穿刺针，穿刺处用消毒纱布块压迫 2～3min 后固定。

（2）子宫腔内注射法已很少用。

1）～3）同羊膜腔内注射法。

4）宫腔穿刺：暴露宫颈后，常规消毒宫颈后，用敷料镊将橡皮导尿管送入宫腔侧壁，若送管过程中有出血，应改变方向。

5）注药：将已准备好的利凡诺药液抽入注射器内，从导尿管内缓慢注入。注完药液后结扎导尿管，以防止药液流出。阴道内填塞纱布。

6）取管：24h 后，取出阴道内填塞的纱布及导尿管。

7. 术中注意事项

（1）给药量以 50～100mg 为宜，不能超过 100mg。

（2）宫腔内注入药量与羊膜腔内一致，但浓度以不超过 0.4% 为宜，故注入宫腔内羊膜腔外液量宜为 25～100ml。

（3）从穿刺针向外溢出血液或注射器回抽时有血，可能刺入胎盘，不应注药，应结合 B 超胎盘定位结果进针（前壁胎盘）或退针（后壁胎盘），或略改变方向。如仍有血液，可另换穿刺点，每次操作穿刺不得超过 2 次。

（4）溢出或抽出的羊水中略带浅色血性时可以注药。

（5）宫腔内注药时，进入宫腔的导尿管段应避免接触阴道壁，严格无菌操作，防止感染。操作要轻柔，切勿刺破胎膜。

（6）孕月在 3～4 个月之间，经腹穿刺失败时，可在严格消毒下经阴道后穹隆进针，子宫过度屈时，经前穹隆进针，通过子宫进入羊膜腔，可同时行腹部 B 超引导穿刺。

（7）注药过程中，要注意孕妇有无呼吸困难、发绀等羊水栓塞征象。

8. 引产后观察与处理

（1）必须住院观察，医务人员应严密观察有无副作用、体温、宫缩、阴道出血等情况。

（2）给药后 5 天仍无规律宫缩者视为引产失败可再次给药，如需做第 2 次羊膜腔注射引产时，则至少应在引产失败 72h 后方可再次用

药，用药剂量仍为 50～100mg。如两次引产均失败者，应采取其他方法终止妊娠。

（3）利凡诺引产，一般副作用轻，发热较为常见。体温 38℃ 以下可暂观察；超过 38℃ 者可行物理降温或给予解热镇痛药物，不宜使用前列腺素合成抑制剂，如阿司匹林、吲哚美辛等。

（4）羊膜腔外注药者，注药后不久出现高热、剧烈腹痛、腹水时，应怀疑药物可能经输卵管进入腹腔引起化学性腹膜炎，此时应对症处理，给予利尿药物、保肝药物、清蛋白等，并采用有效方法迅速终止妊娠。

（5）宫腔内羊膜腔外注射者，注药后 24h 内阴道流血较多时，应取出纱布及导尿管，并进一步检查出血原因。

（6）规律宫缩后，应严密监护孕妇及产程进展情况。胎儿娩出前应送入产房待产，外阴部应用消毒液消毒，臀部铺上无菌巾。

（7）胎儿娩出后，如出血不多，可在严密观察下，等待胎盘自行娩出。如半小时胎盘尚未娩出而出血不多，应肌内注射缩宫素 10U 或麦角新碱 0.2mg；如仍不娩出或流血增多应立即进行钳刮术。

（8）胎盘娩出后仔细检查是否完整，如怀疑有残留，或肉眼检查完整但阴道有活动性出血时，应立即进行清理宫腔术。宫缩乏力出血可肌内注射缩宫素 20U，也可在 5% 葡萄糖溶液或 0.9% 氯化钠溶液 250ml 中加入缩宫素 20U 静脉滴入。

（9）流产后常规检查子宫颈、阴道有无裂伤，如发现软产道裂伤及时缝合。

9. 术后处置

（1）填写引产、流产记录表。

（2）引产后给予抗生素、宫缩药和回乳药。

（3）告知受术者注意事项。

1）引产后注意阴道流血、发热、寒战等征象，如发现异常及时向医师报告。

2）注意外阴清洁卫生，预防感染。

3）流产后 1 个月内不宜房事和盆浴。

4）出院时做好避孕指导，1 个月后随访。

附　中期妊娠引产后回乳方法

中期引产后，由于雌、孕激素的骤然撤退，可引起乳汁分泌、潴留或乳房肿胀，应予回乳处理。回乳

过程中不宜饮用过多汤类滋补饮食。可服用以下药物:

(1)己烯雌酚:5mg,每日3次;或乙炔雌二醇0.035~0.05mg,每日2~3次。此两种药物有较严重的胃肠道反应,可同时给维生素 B_1、维生素 B_6,每日30~90mg。

(2)戊酸雌二醇和溴隐亭:回乳副作用小,可选择使用,前者用法为5mg,每日3次;后者为2.5mg,每日3次,连续应用5天。

(3)中药:麦芽、谷芽煎后口服也有退乳效果,芒硝敷贴乳房也能回乳。

(二)水 囊 引 产

水囊引产是将预先制备并高压灭菌的橡皮水囊置于子宫壁和胎膜之间,囊内注入一定量的0.9%氯化钠溶液,使子宫膨胀,宫内压增加,胎膜剥离,诱发和引起子宫收缩,促使胎儿及其附属物排出。

1. 引产机制

(1)机械刺激作用:置于宫腔内的水囊可直接刺激子宫壁引起宫缩,导尿管置于宫颈可使宫颈软化、扩张。

(2)Ferguson效应:注入0.9%氯化钠溶液的水囊使子宫腔膨胀,引起垂体后叶缩宫素释放增加,达到引起宫颈所需的缩宫素阈值浓度时,可引起子宫收缩。

(3)前列腺素作用:水囊置入处胎膜剥离,蜕膜变性,局灶性坏死,使局部前列腺素产生和释放增加,诱发出有效宫缩,促使子宫颈软化、扩张。

2. 适用条件

(1)妊娠13~24周,要求终止妊娠而无禁忌证者。

(2)因某种疾病如心脏病(心力衰竭者除外)、肝脏病、肾脏病、血液病和高血压等,不宜继续妊娠者。

(3)产前诊断发现胎儿畸形者。

3. 禁用条件

(1)瘢痕子宫。

(2)妊娠期间反复出现阴道流血,B超确定为胎盘前置状态者。

(3)宫颈发育不良或子宫发育畸形。

(4)其他禁用条件同依沙吖啶引产。

4. 术前准备

(1)受术者准备与依沙吖啶宫腔内引产基本相同。

(2)器械、敷料准备同前。

(3)制备水囊:制备水囊用的避孕套可为单层,也可由两个套在一起制成双层,应仔细检查避孕套有无破损(注水或注气试验)。将一根16号或18号导尿管插入新的避孕套内,导尿管顶端距避孕套端约2cm左右,用手挤捏排出避孕套内气体。用粗丝线适度结扎避孕套口部,不要结扎过紧,以免使导尿管闭塞;如结扎过松,囊内液体会外漏。用注射器从导尿管口抽出残余气体,然后用粗丝线结扎导尿管口。进行无菌处理后备用。

5. 操作步骤

(1)排空膀胱。

(2)取膀胱截石位,外阴及阴道消毒与负压吸宫术相同。铺无菌孔巾。

(3)检查事先备好的无菌水囊无漏气,并用注射器抽尽套内空气,用钳子夹住导尿管末端。

(4)窥阴器扩开阴道,拭净阴道内积液,暴露宫颈。

(5)宫颈及颈管用2.5%碘酒消毒后用75%乙醇脱碘或用碘伏等其他消毒液消毒。

(6)子宫颈钳夹住宫颈前唇或后唇。

(7)将水囊顶端涂以无菌润滑剂,用敷料镊夹住水囊顶端徐徐送入子宫腔,直到水囊全部放入宫腔内,置于子宫壁与胎膜之间。放置时注意:

1)放入时如遇出血则从另一侧放入。

2)水囊结扎处最好放在宫颈内口以上。

(8)经导尿管注入所需量的无菌0.9%氯化钠溶液。

1)液体内可加亚甲蓝数滴,以便识别羊水或注入液。

2)注入的液量根据妊娠月份大小,酌情增减,一般在300~500ml,最多不超过600ml。缓慢注入,如有阻力应立即停止。也可采用静脉滴注的方法向水囊快速滴入。

(9)注完液后,将导尿管末端折叠、结扎,压塞无菌纱布1块,防止水囊内液体流出。

(10)将导尿管放于穹隆部,阴道内填塞纱

42

布数块,并记录纱布数。

（11）一般放置 24h 取出水囊(先将水囊液体放出）。如宫缩过强、出血较多或有感染征象及胎盘早剥时,应提早取出水囊,并设法结束妊娠,清除宫腔内容物。应用抗生素预防感染。

（12）根据子宫收缩情况加用缩宫素。

1）开始用 5% 葡萄糖溶液 500ml 加缩宫素静脉滴注,根据宫缩情况用药量从 5U 开始逐渐递增,直至规律宫缩。最大浓度为 5% 葡萄糖溶液 500ml 内加缩宫素 20U。

2）滴注时速度不宜过快,从每分钟 8 滴开始,并需有专人观察体温、脉搏、血压、宫缩、出血、腹痛,以及子宫轮廓等。随时调整药物浓度及滴速,防止子宫破裂。

（13）胎儿及胎盘娩出后,注意出血情况,如正在用缩宫素静脉滴注时可继续使用,避免宫缩乏力,引起出血。流产后宫缩乏力性出血可应用子宫收缩剂。

（14）检查胎盘及胎膜是否完整,必要时清理宫腔。

（15）检查阴道及宫颈,如有损伤应及时处理。

（16）第 1 次水囊引产失败后,如无异常情况(指体温、脉搏、血象正常,子宫无压痛,阴道无脓性分泌物），休息 72h 后应换用其他方法结束妊娠。

6. 术中术后注意事项

（1）严格遵守无菌操作规程,放水囊时绝对避免碰触阴道壁,进入宫腔次数切勿超过 2 次,水囊放置时间不宜超过 24h,以防感染。

（2）水囊引产最好只放 1 次,不得超过 2 次。一般均放置 1 个水囊,宫颈松或第一次失败而再次放置时,可以放双水囊,但增加了感染机会。注水总量以 300～500ml 为宜,过多易发生胎盘早剥,甚至发生子宫破裂。

（3）加用缩宫素静脉滴注时,必须专人严密观察和监护孕妇状态,以防子宫破裂。

（4）宫缩过强时可在严格消毒下进行阴道检查。如宫口未开,则应停用或调整缩宫素用量和滴速,并考虑应用镇静剂或子宫肌松弛剂,以缓解宫缩。

（5）宫缩过强时应注意子宫形态,如呈葫芦状提示子宫下段延长,应注意是否因水囊阻

塞胎儿娩出,应及时取出水囊。

（6）受术者放水囊后不宜活动过多,防止水囊脱落,如有发热、寒战等症状,查明原因,及时处理,必要时提早取出水囊。

（7）胎儿、胎盘娩出后,应检查胎盘是否完整。严密观察 2h,注意阴道流血、子宫收缩状态,并测量和记录血压、脉搏、体温,如发现异常情况及时处理。

7. 术后观察及处理

（1）放入水囊后,让孕妇卧床休息,避免阴道内纱布及导尿管脱出,注意外阴清洁,防止感染。

（2）观察体温、脉搏、血压变化和子宫收缩,严密观察产程进展及阴道流血情况。如果宫缩较强,水囊未自行排出应取出水囊。水囊放置合适,一般在 24h 内均可开始宫缩。24h 后不论有无宫缩,均应取出水囊,如宫口开大 2.0cm 左右或完全软化,依据宫缩情况,酌情可静脉滴注缩宫素诱发或加强宫缩。如果宫颈较硬,宫口开大不足 1cm,可在 72h 后以改用其他方法引产为好,也可再放一次水囊引产,同时加用抗生素预防感染。

（3）放置水囊后数小时出现少量阴道流血,可继续观察;出血多应取出水囊,明确出血原因。如孕妇出现寒战、发热或阴道分泌物有臭味等情况,未见宫缩而子宫区压痛,血常规提示白细胞计数及中性粒细胞增高,应怀疑感染发生,立即取出水囊,给予抗生素治疗感染。出现宫底升高、子宫持续变硬、压痛明显、血压及脉搏改变、血红蛋白进行性下降等,应考虑有胎盘早剥发生、立即取出水囊,根据宫口开大情况迅速结束分娩。

（4）取水囊前先取出压塞的阴道内纱布,再将导尿管末端结扎线打开,放出囊内 0.9% 氯化钠溶液,然后向外轻轻牵引取出。

（5）引产成功的临床经过与处理:水囊排出或取出后自然破膜,继而胎儿和胎盘完整娩出,出血量不多,子宫收缩良好,孕妇无异常征象。胎儿和胎盘娩出后,要测量胎儿长短、胎盘大小,检查胎盘是否完整、胎膜有否缺损,做一次阴道检查,了解阴道、穹隆、宫颈有无损伤。

（6）详细记录流产经过。

8. 几种异常情况的处理

（1）胎儿娩出后,可自然等待胎盘娩出,若无活动性出血,应继续滴注缩宫素或在子宫底部加压,协助胎盘娩出。若出血多或胎儿娩出后 20min 胎盘仍未娩出,应仔细检查,并做好人工剥离胎盘和钳刮术准备,证实有胎盘粘连者应行人工剥离胎盘和钳刮术。

（2）胎盘或胎膜残留:胎盘娩出不完整或有胎膜残留应及时行刮宫术,同时应用宫缩剂。

（3）产后出血较多,在排除产道损伤和胎盘胎膜残留后,肌内注射麦角新碱 0.2mg 或缩宫素 10U 静脉注入;也可阴道或直肠内放置卡孕栓 1~2mg,同时按摩子宫,促进子宫收缩。

（4）胎儿排出后,发现子宫颈阴道壁或穹隆部损伤,及时用肠线或可吸收线进行修补缝合。

（5）引产过程中,如发现有子宫先兆破裂征象或严重的胎盘早剥,应及时开腹手术。

（6）引产成功后,观察 3 天,注意宫缩、恶露、体温和全身状态。根据引产经过酌情用退乳药、子宫收缩药和抗生素,促进子宫复旧,减少出血,预防感染。

9. 术后处置

（1）填写手术记录表。

（2）给予抗生素预防感染。

（3）给予子宫收缩药物、回乳药物。

（4）告知受术者注意事项

1）注意外阴清洁卫生,预防感染。

2）1 个月内不宜房事及盆浴。

3）做好避孕指导,1 个月后随访。

4）出院后阴道多量出血、腹痛、发热随时就诊。

（三）米非司酮配伍前列腺素引产

国外前列腺素用于中期妊娠引产已有多年历史,从天然 PGE_1 及 $PGF_{2\alpha}$ 到合成前列腺素经历了不同阶段。目前有将前列腺素配伍抗孕激素联合应用于引产,或作为其他中期妊娠引产方法如利凡诺或水囊引产的辅助用药。

国内于 1993 年后,临床试用米非司酮与前列腺素序贯引产,将成为终止中期妊娠可选用的方法之一。目前此种引产方法尚未取得国家药品监督管理局的批文,必需使用时须由家属签署知情同意书。

1. 适用者

妊娠 13~24 周,要求终止妊娠而无禁忌证者。

2. 禁用者

有使用米非司酮和前列腺素禁忌证者（参见米非司酮药物流产的禁用条件）;其他禁用条件与一般中期妊娠引产相同。

3. 给药方法

国内目前中期妊娠引产米非司酮的试用量为 150~200mg,分次服用,48~72h 后加用前列腺素。所用前列腺素方法供参考:

（1）口服米索前列醇 400~600g,每 3~4h 1 次,1 日 2~3 次,日总量不超过 1800g。

（2）阴道给药将栓剂或片剂置于阴道后穹隆。

1）卡孕栓:1mg,每 2~3h 1 次,最多 5 次。

2）米索前列醇(尚未获取药审批文):200~400g,每 2~4h 1 次,24h 总量不超过 1600g。

4. 引产过程

少数孕妇在用米非司酮后出现阴道流血,并有胎儿排出。给前列腺素后,平均引产流产时间为 4~7h,6h 内胎儿自然排出率达 50%~70%。24h 内完全流产率仅 30%~50%,不全流产及失败者达 50%~70%,清宫率近 60%~80%,清宫的主要原因中 60%~70% 系蜕膜组织残留。完全流产者的流产后出血天数平均达 10~16 天。胎儿胎盘排出经过同水囊引产术。对于中期妊娠终止而言,即使用药后流产不全需要清宫,其远比钳刮术容易及安全,对患者痛苦也小。

（四）其 他 方 法

1. 天花粉引产

天花粉对胎盘滋养层细胞有特异作用,通过使滋养层细胞变性、坏死,阻断胎盘血循环,导致胎儿中毒死亡后娩出,成功率 96%。但本品为一种植物蛋白的冻干制剂,具有较强的抗原性,可发生过敏反应,用于引产前应做过敏试验。由于天花粉应用有副作用及过敏反应严重,并发症也较多,目前临床已基本不用。

天花粉 2mg/ml 前臂皮内注射 0.05~0.1ml 观察 20min,为阴性后深部臀肌内注射天花粉

0.2ml（含天花粉 0.2mg），每半小时测血压 1次，观察 2h 无反应后可给全量 3～8mg 肌内注射或羊膜腔内注射，肌内注射处于注后 2～3 天内可有局部疼痛、红肿、淋巴结肿大，无需特殊处理。注药后需卧床 48h，每 4h 测体温、脉搏、呼吸、血压，记录宫缩时间、阴道出血情况等。一般于注药后 6～7 天可流产。羊膜腔内注射较肌内注射可早排出 2 天，如用药 7 天后仍有胎心、胎动考虑行第 2 次注射，方法与第 1 次用药相同，或列为引产失败，改用其他方法引产。流产后应检查有无产伤及出血情况及胎膜、胎盘是否完全。

在注药前半小时肌内注射地塞米松 5mg，给药后注射地塞米松 5mg，每日 2 次，共 3 天，对防止副作用有重要意义。

2. 芫花引产

芫花为瑞香科植物，属峻下逐水药，并具有一定的毒性。《本草纲目》中记载其根有"催生去胎"作用。在我国用芫花引产已使用多年，后研制成芫花注射液，目前用从芫花根中分离出的有效抗生育成分为芫花酯甲（芫花萜）及芫花酯乙（芫花二萜）。临床使用的有芫花无水醇注射液，每毫升含生药 0.5～1g，芫花无水醇注射液每毫升含生药 1g，芫花萜粉剂常用剂量为 60～80g。

给药有经羊膜腔注入及宫腔内羊膜腔外注入两种途径，主要引起蜕膜细胞变性、炎症、坏死后释放出大量内源性前列腺素，使子宫产生较强烈的收缩，于 25～30h 后发生流产。此药具有药源广泛，用药剂量小，效果可靠，引起流产发生的时间短，操作简便较安全，无过敏副作用等优点。但个别人用药后有因子宫收缩过强而致发生子宫颈裂伤或子宫破裂的可能，需注意加以防范。另可导致反应性白细胞总数增高达 $30 \times 10^9/L$ 以上，多于 3～5 天内自然恢复。

3. 甘遂引产

甘遂为大戟科植物甘遂的根，亦属峻下药物，有一定的毒性。临床用 50% 甘遂无水醇注射液，每毫升含生药 500mg，行羊膜腔内注射引产。92% 的人无副作用，7.5% 的人出现恶心、呕吐、发热、寒战、头痛、感染等，但无过敏反应。用药后 99% 于 9～12h 内引产成功，极少数可发生子宫颈及穹隆裂伤，亦可发生反应性的白细胞升高，可达 $20 \times 10^9 \sim 50 \times 10^9/L$。

4. 前列腺素引产

化学合成有 PGE_1、PGE_2、$PGE_{2\alpha}$。用于引产、催生和人工流产，静脉滴注可引起子宫收缩，与分娩时子宫收缩过程相同，早孕时阴道大剂量给药可引起子宫强烈收缩，使已着床的受精卵脱落而引起出血及流产。一般用于流产时多采取羊膜腔外给药或阴道内给药，需持续间隔给予直至人工流产发生，此法较为麻烦，并可出现胃肠道反应如恶心、呕吐、腹痛、头痛、眼花、血压升高或下降、强直性子宫收缩等反应。

（宗　惠）

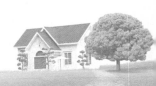

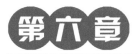

避孕措施的副作用及并发症

第一节　宫内节育器不良反应及手术并发症

IUD 具有安全、长效、可逆、简便、经济和不影响性生活等优点,但尚存在一定的不良反应和并发症。不良反应中常见的为月经异常、疼痛、腰酸、白带增多等;并发症较常见的有术时出血、子宫穿孔、心脑综合反应和术后感染、IUD 异位、断裂、变形等。近年来,由于手术操作水平不断提高,放取 IUD 的并发症明显减少。对 IUD 的出血不良反应及其防治曾进行过大量的研究,特别是新型带药带铜 IUD 的研制成功使出血不良反应有明显的减少,大大提高了 IUD 的续用率。

一、月　经　异　常

月经异常是 IUD 主要的不良反应。其发生率约 5%～10%。

病因病理

1. 西医病因病理

放环后刺激宫壁而引起子宫内膜擦伤,以及妇女放环后机械性压迫引起子宫内膜和血管内皮细胞损伤,释放大量前列腺素、纤溶酶原激活因子、激肽等物质,使血管通透性增加,纤溶系统活性增加,导致异常出血。

2. 中医病因病机

(1) 胞宫瘀血:环位胞中,胞脉受损冲任失固,离经之血不循常道而结成瘀血,胞宫瘀血,新血不得归经,致月经量多,经期延长。

(2) 胞宫血热:素体阳盛,或瘀血阻滞,日久化热或平素郁怒伤肝,肝郁化热。安环后胞脉受损,热邪乘之迫血妄行,而致月经量多。

(3) 脾肾不足:素体脾肾不足,冲任亏虚,环卧胞宫,胞脉受损,则血更易溢于脉外。

临床表现

月经异常表现为月经量增多或过多、流血时间延长或不规则出血,月经周期较少改变。

放置惰性 IUD 和带铜 IUD 后可增加经血量,放置载铜 IUD 后 6～12 个月内平均经血量比放置前增加 40%～50%,一般在 2 年内好转。放置释放孕激素药物的 IUD 使经血量减少 40%～50%,早期致月经过少、点滴出血,晚期可有闭经等。放置带吲哚美辛 IUD 能使经血量明显减少且与所含药物量成正比,减少经期延长和不规则出血的发生率,极少数可能有月经周期改变。

诊断与鉴别诊断

1. 诊断要点

(1) 病史:患者以往月经多正常,放置宫内节育器 6 个月以上。

(2) 症状:放置节育环后月经过多、经期延长,严重者淋漓不断,有时伴有头晕、腰酸腿软、小腹疼痛等。

(3) 妇科检查:无明显器质性病变。

(4) 其他检查

1) X 线:宫内节育器位置正常。

2) B 超:子宫附件正常。

3) 血常规:多无明显异常,如出血过多可出现贫血。

2. 鉴别诊断

(1) 盆腔炎导致的月经过多、经期延长:有盆腔感染的病史,腹痛明显,带下异常,或有发热,妇科检查及 B 超有盆腔炎征象,血常规检查白细胞有时可有升高。

（2）子宫肌瘤导致的月经过多、经期延长：妇科检查及 B 超可有子宫肌瘤征象。

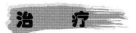

（一）西 医 治 疗

月经过多的治疗，常于流血期给药或经前期预防用药，一般 3~5 日；经期延长，常于经前期预防用药。可选用以下药物：

（1）抗纤溶药物

1）氨甲环酸（止血环酸，AMCA）：每次 1g，4 次/日，口服；或注射液每次 0.2g，2 次/日，肌内注射。

2）氨甲苯酸（止血芳酸，PAMBA）：每次 0.25~0.5g，2~3 次/日，口服；或注射液每次 0.1~0.2g，2~3 次/日，静脉注射。

3）氨基己酸（EACA）：每次 3g，4 次/日，口服；注射液每次 4~6g，1 次/日，静脉滴注。

（2）酚磺乙胺（止血敏）：每次 1g，3 次/日，连服 10 天或注射液每次 0.5mg，2~3 次/日，肌内注射或静脉注射。

（3）前列腺素合成酶抑制剂

1）吲哚美辛：每次 25~50mg，3~4 次/日，口服。

2）氟灭酸：每次 200mg，4 次/日，口服。

3）甲灭酸：每次 250~500mg，4 次/日，口服。

4）甲氧萘丙酸：每次 200mg，2~3 次/日，口服。

（4）抗生素的应用：由于放置术易于诱发感染，因此在止血的同时宜与抗生素联合应用。阿莫西林 0.5g，3 次/日，口服；头孢羟氨苄 0.5g，2 次/日，口服。

（5）类固醇激素的应用：经前一周口服复方雌、孕激素避孕药 2 片/晚，连服 4~5 日，可能减少经期延长或经前出血。

（二）中 医 治 疗

1. 辨证论治

（1）胞宫瘀血

【证候】　放环后月经量多，或经期延长量不多，血色紫黯有块，伴腹痛拒按，瘀块下痛减。舌质紫或黯，或有瘀斑，脉多涩或弦涩。

【治法】　活血化瘀，止血调经。

【方药】　逐瘀止血汤（《傅青主女科》）。生地、当归尾、枳壳、大黄、赤芍、龟甲、丹皮、桃仁。

如出血量多加党参、黄芪、三七粉、马齿苋；腰酸较著者加川断、杜仲；舌苔腻者去龟甲、生地。

（2）胞宫血热

【证候】　放环后月经量多或淋漓日久不净，血色鲜红、深红或有块，烦躁面红口干，大便干结，舌质红，苔黄，脉滑数。

【治法】　清热凉血，止血调经。

【方药】　清热固经汤（《简明中医妇科学》）。生黄芩、焦山栀、大生地、地骨皮、地榆、阿胶（烊化）、生藕节、陈棕炭、炙龟甲、牡蛎粉、生甘草。

小腹疼痛，瘀块多者加失笑散；大便秘结，口干而苦加熟军炭；腰酸者加川断、杜仲；气血不足者加党参、黄芪；经净后白带中夹有少量血液加炒黄柏、鸡冠花、地骨皮。

（3）脾肾不足

【证候】　放环后月经提前量多或崩漏不止，色淡质稀少块，伴腰酸神疲，气短懒言，少腹空坠，纳呆便溏，舌质淡苔薄边有齿印，脉细弱。

【治法】　补脾益肾，止血固冲。

【方药】　补肾固冲丸（《中医学新编》）。菟丝子、续断、鹿角霜、阿胶、杜仲、巴戟天、枸杞子、当归、党参、白术、砂仁、熟地、大枣。

出血量多、无血块者可于上方加煅龙牡、赤石脂以收敛固经；气虚甚者可加白参、黄芪以益气固冲。

2. 经验方

（1）加味逐瘀止血汤

【药物组成】　当归、丹皮、桃仁、赤芍、生地、龟甲、大黄炭、血竭、白花蛇舌草、枳壳。头晕加枸杞子、钩藤；便秘加瓜蒌仁；便溏去桃仁，加泽兰。

【功效】　养阴清热，化瘀止血。

【用法用量】　每日 1 剂，水煎分早、晚服。

【来源】　蔡雪芬，蔡雪霞，余平．加味逐瘀止血汤治疗宫内节育器致子宫异常出血 57 例疗效观察．中国中药杂志，2002,27(9)：708~710。

（2）固环止血方

【药物组成】 茜草、生蒲黄、生地、炒白芍、三七粉、党参、黄芪、川断、乌贼骨、仙鹤草、甘草、熟地、地榆。头晕加枸杞子，钩藤；便秘加瓜蒌仁；便溏去桃仁，加泽兰。

【功效】 化瘀清热，益气养血，固冲止血。

【用法用量】 每日1剂，水煎分早、晚服。

【来源】 许振燕，王欣茂. 固环止血方治疗放环后出血96例. 河南中医，2002，22（2）:47。

3. 中成药

（1）云南白药:2粒/次，2次/日，口服。

（2）宫血宁胶囊:2粒/次，2次/日，口服。

（3）宫宁颗粒:10g/次，2次/日，冲服。

（三）适宜技术

1. 针灸疗法

（1）灸法:灸百会、神阙、隐白。

（2）耳针:子宫、卵巢、肾、肾上腺等穴，留针15～20min。

（3）针刺:选穴关元、太溪、隐白。实证用泻法，虚证用补法。

2. 食疗

熟地、当归头各15g，枸杞子、桂圆肉各30g，鲜生姜、肉苁蓉各20g，红参10g，肉桂4g，生黄芪50g，黄母鸡1只。将上药用干净纱布包裹与鸡同炖，至鸡熟烂，去药包，食鸡喝汤，适用脾肾虚证。

预防护理

1. 预防

（1）正确选择IUD:根据宫腔大小及形态，选择合适形态和大小的IUD。月经量偏多者可选择吲哚美辛或孕激素IUD。严格掌握适应证及禁忌证，根据节育手术操作常规选择对象。

（2）把握放置技巧:稳、准、轻巧地把IUD放至正确位置。

（3）术前咨询:说明IUD可能发生的不良反应，增加耐受性。

2. 护理

（1）放环后注意休息，避免过重体力活动。

（2）饮食避免过度辛辣刺激。

（3）保持心情舒畅。

二、疼　　痛

与IUD有关的疼痛包括下腹与腰骶部疼痛、性交痛。其发生率在10%左右，因疼痛的取出率仅次于子宫异常出血。

病因病理

1. 西医病因病理

IUD引起的疼痛可能是生理性的或病理性的。早期疼痛多为生理性，由于IUD进入宫腔使宫颈内口的疼痛感受器受到机械刺激、宫体受到机械和化学性作用而产生宫缩致痉挛样疼痛和宫底部的弥散性疼痛。如IUD与子宫大小、形态不相适合，可对子宫产生明显的机械性刺激，使PGs的合成和释放持续增加，致子宫收缩延续可引起钝痛。病理性IUD疼痛可由于损伤、继发感染等原因引起。

2. 中医病因病机

（1）气滞血瘀:素性抑郁，放置IUD后，损伤冲任，使冲任二脉失调，气血运行不畅，气滞血瘀，冲任二脉经血流通受阻，以致不通则痛。

（2）气血虚弱:素体气血不足，放置IUD后，进一步损伤气血，冲任二脉失于濡养，不荣而痛。

临床表现

根据疼痛出现时间不同，又可分为早期痛、延迟性痛和晚期痛。

（1）早期疼痛:发生在置器过程中和置器后10天以内，多为生理性。

（2）延迟性疼痛:指疼痛持续10天以上者。延迟性疼痛一般提示IUD与宫腔不匹配。疼痛时间持续愈长，可能说明IUD与宫腔的一致性愈差。

（3）晚期疼痛:指放置IUD后或早期和延迟性疼痛缓解后4周以上出现的疼痛。多数为病理性，应进一步查明原因。应重点排除感染或异位妊娠；尚需考虑IUD变形、嵌顿、下移、粘连等。

（4）性交痛:常因IUD过大、子宫形态和

IUD 不相容或 IUD 下移引起,也可因带尾丝 IUD 的尾丝过硬、过短或过长末端露于宫口,性交时可刺激男方龟头引起疼痛。

诊断及鉴别诊断

1. 诊断要点

（1）有放置 IUD 史。

（2）术后出现下腹痛、腰骶部疼痛及性交痛等,可伴有白带增多、阴道不规则出血、月经不调等症状。

（3）子宫损伤、盆腔炎或 IUD 变形、下移、粘连等引起的疼痛妇科检查及 B 超等辅助检查可发现相应征象,详见鉴别诊断及本节相应内容。生理性疼痛则无异常。

2. 鉴别诊断

临床医师应了解腹痛发生时间、持续时间、疼痛部位、疼痛性质、伴随症状、疼痛能否自然缓解等。腹部触诊检查应注意疼痛部位压痛、反跳痛及肌紧张,检查腹部叩诊检查注意移动性肠音出现及肝浊音界消失。妇科检查宫颈举痛、子宫压痛,附件包块及压痛。

（1）受术者精神紧张、疼痛耐受性差:受术者精神紧张、疼痛耐受性差,可在放、取宫内节育器术中及术后出现腹痛,手术操作停止,疼痛缓解。无其他阳性症状与体征。放置宫内节育器后 10 天内下腹痛多为生理性。

（2）子宫损伤:疼痛发生在放置术中,并常见于放置时间为哺乳期、产后、人工流产后、中期妊娠引产后。疼痛持续到术后,疼痛部位在下腹部,疼痛程度依损伤程度及内出血量而异。妇科检查子宫有局限性压痛、附件可及包块。

（3）节育器异位:常有置器后近期内宫内妊娠史、反复取器失败史。取器术中在宫腔内未能探及节育器。圆形宫内节育器异位腹腔内,可继发引起肠管不全套叠或绞窄性肠梗阻,表现为持续性阵发性加重腹痛,伴腹胀、恶心、呕吐、排气、排便困难等症。腹部检查有限局性压痛、有时可摸到包块、腹部听诊可闻及肠鸣音亢进及气过水声。X 线检查可协助诊断。

（4）感染:放置宫内节育器后 1 周内下腹部持续性钝痛伴畏寒、发热。阴道分泌物血性、混浊或呈脓性、有异味。有上述盆腔感染症状

与体征。既往常有生殖道感染史及术后性生活史。感染也可继发于放置宫内节育器数月或数年后,常有不规则阴道出血史或不洁性生活史。

（5）带器异位妊娠:疼痛可发生在置器后任何时间,表现为反复下腹隐痛后突发一侧下腹撕裂状锐痛、腹部拒按。常有停经、不规则阴道出血史。尿妊娠试验呈阳性。B 超检查提示宫内无妊娠胎囊而附件包块内有不均质强回声,而节育器在宫腔内。

（6）宫内节育器合并子宫内膜异位症:为渐进性加重的痛经和持续性下腹隐痛,常有性交痛。妇科检查子宫呈均匀性增大、直肠子宫陷凹、宫骶韧带、子宫后壁下段有触痛性结节。一侧或双侧可扪及与子宫相连的囊性偏实性包块。B 超及腹腔镜检查可协助诊断。

（7）宫颈、宫腔粘连:置宫内节育器可预防宫腔粘连,但临床也可见到长期放置宫内节育器(主要为、圆形节育器)后继发宫颈、宫腔粘连。其特点为放置宫内节育器后继发渐进性经期缩短、经量减少、痛经增加。严重时继发闭经伴周期性下腹痛。常有取器失败史。B 超检查提示宫内节育器位置正常。

（8）宫内节育器合并盆腔肿物:置宫内节育器后可合并盆腔肿物。如一侧下腹痛持续性阵发性加重,伴恶心、呕吐,应考虑卵巢囊肿蒂扭转可能。顽固性难以忍受的下腹痛,应考虑盆腔晚期癌肿可能。一侧下腹突发撕裂性锐痛,应考虑输卵管或卵巢肿瘤破裂可能。妇科检查可扪及盆腔肿物。B 超检查可协助诊断。

（9）宫内节育器合并其他内、外科急腹症:腹痛可发生在置宫内节育器后任何时间。应注意相关病史、相关临床症状与体征。必要时请内、外科医师会诊。贻误诊治将引起不良后果。

治疗

（一）西医处理与治疗

（1）保守治疗:吲哚美辛每次 25 ~ 50mg,3 ~ 4 次/日,口服或甲灭酸:每次 250 ~ 500mg,4 次/日,口服。

（2）取出 IUD:如放置 IUD 后持续疼痛,用药物治疗无效时可取出 IUD,视具体情况或更

换 IUD 种类如含孕酮 IUD 或吉尼环,或换用较小 IUD。

(3) 性交痛者,须检查尾丝位置和长度,短而硬的尾丝或无法改变尾丝方向者,宜取出 IUD 或剪去外露的尾丝。

(二) 中医治疗

1. 辨证论治

(1) 气滞血瘀证

【证候】 放置 IUD 后出现小腹胀痛,拒按,或伴有胸肋乳房作胀,阴道出血,量少,血色紫黯有块,血块排出后痛胀稍减,舌紫黯或有瘀点,脉弦或弦滑。

【治法】 行气活血,祛瘀止痛。

【方药】 血府逐瘀汤(《医林改错》)加减。延胡索、益母草、当归、川芎、赤芍、炒桃仁、红花、川牛膝、柴胡、枳壳、制香附、甘草。

若伴有血块量多者,加莪术、山楂、血竭、益母草;若伴恶心呕吐者,为冲脉之气夹肝气上逆犯胃,加黄连、吴茱萸、生姜。

(2) 气血虚弱证

【证候】 放置 IUD 后小腹隐痛,或小腹及阴部有空坠感,喜揉按,神疲乏力、面色不华、头晕、腰酸痛、舌质淡、苔薄白、脉细弱。

【治法】 益气补血,活血止痛。

【方药】 八珍益母汤(《摄生秘剖》)。当归、白芍、川芎、熟地、党参、茯苓、白术、甘草、益母草。

若脾虚气弱者,加砂仁、佛手。

2. 经验方

冲任调补汤

【药物组成】 鹿角胶、阿胶、党参、黄芪、当归、川芎、熟地、紫河车、香附、元胡、炙甘草。

【功效】 调补冲任,益气止痛。

【用法用量】 每日 1 剂,水煎分服,7 日为 1 疗程。

【来源】 罗秀英. 中医治疗放置 IUD 后下腹痛 159 例效果观察. 中国计划生育学杂志, 2007,(11):689。

(三) 适宜技术

(1) 贴敷法:血竭、乳香、没药各 3g,大黄、冰片各 1g,葱白 15g。上药加醋共捣如泥,瓶装备用。使用时取半量敷于患者关元穴,上覆牛皮纸,再用纱布覆盖,胶布固定,10 天后换贴剩余半量。

(2) 热熨法:血竭、乳香、没药各 30g,附子 90g,艾叶、小茴香、红花各 15g。上药捣为粗末,另取食醋 1000ml,食盐 120g,芒硝 90g,共煮 10 分钟,放入药末,煎至药末半干时取出,装入 30cm×30cm 布袋中备用。每晚睡前将布袋压放于关元穴上,上用热水袋外敷,每日 1 次。

预防护理

1. 预防

(1) 放置前对 IUD 使用者进行咨询和指导,讲解放置的过程,以减轻放置早期的疼痛。

(2) 手术操作轻柔,防止损伤。

(3) 选择大小、形态合适的 IUD,减少对宫壁的刺激。

(4) 放置前预防性用药。如用 2% 利多卡因做宫颈局部注射,能使绝大多数对象的疼痛缓解。

2. 护理

(1) 术后注意阴部卫生,放置感染。

(2) 注意经期卫生,经期忌食生冷,避免冒雨涉水。

三、白带增多

病因病理

1. 西医病因病理

IUD 在宫腔内对子宫内膜刺激,引起无菌性炎症,可使子宫液分泌增加。有尾丝者尾丝刺激宫颈管上皮也可能引起宫颈分泌细胞分泌增加。

2. 中医病因病机

(1) 脾虚:劳倦过度,思虑过多,损伤于脾,水湿运化失常,兼 IUD 刺激,使带脉失约,而带下增多。

(2) 肾虚:素体肾气不足,命门失衰,兼上环术损伤冲任,肾气封藏不及,气化不行,水湿下注。

(3) 肝火:素有忧思恚怒,五志过极,肝火太盛;反克脾土,或手术损伤冲任,气机不畅,水湿失运。

（4）血瘀:术后调摄不当,感受外邪或手术损伤,冲任瘀阻,血运迟滞,水湿不行,流注下焦,损伤任带二脉而致带下病。

临床表现

放置 IUD 后阴道分泌物较以往增多,甚至淋漓不断,质黏稠或清稀,或有异味。

诊　断

1. 诊断要点

（1）有放置 IUD 史,放置前白带正常或有生殖器炎症已治愈。

（2）放置 IUD 后阴道分泌物较以往增多症状。

（3）妇科检查无明显阴道炎及宫颈炎征象。

2. 鉴别诊断

（1）阴道炎:滴虫性阴道炎表现为稀薄、脓性、黄绿色泡沫状白带,有臭味,可有阴道口瘙痒,检查见阴道黏膜充血,严重者有散在出血点;外阴阴道假丝酵母菌病表现为外阴灼热、瘙痒,甚至坐卧不宁,阴道分泌物增多,呈白色稠厚凝乳状或豆腐渣样,检查可见阴道黏膜水肿、红斑。细菌性阴道病表现为阴道分泌物增多,有鱼腥味,性交后加重,伴有轻度外阴瘙痒或烧灼感,分泌物检查线索细胞阳性。

（2）宫颈炎:急性宫颈炎表现为黏液脓性分泌物,伴腰酸及下腹坠痛,妇检见宫颈充血、水肿、黏膜外翻;如治疗不彻底,可转为慢性宫颈炎,可表现为宫颈糜烂、宫颈息肉、宫颈黏膜炎、宫颈腺体囊肿、宫颈肥大等,妇科检查可见相应征象。

治　疗

（一）西医处理

一般经数月,组织适应后能逐渐减少。多数不需治疗。

（二）中医治疗

少数症状明显者,可进行中医辨证治疗。

1. 辨证论治

（1）脾虚证

【证候】 放置宫内节育器后白带增多,绵绵不断,色白或淡黄,质黏稠,无臭味,面色萎黄或淡白,神疲,倦怠,纳少便溏,腹胀足肿;舌质淡胖,苔白或腻,脉缓弱。

【治法】 健脾益气,升阳除湿。

【方药】 完带汤(《傅青主女科》)。白术、苍术、陈皮、党参、白芍、柴胡、淮山药、芥穗、甘草。

如带下日久不止、舌苔不腻者,可加金樱子、乌贼骨以固涩止带。

（2）肾虚证

【证候】 放置宫内节育器后白带量多,质稀如水,久下不止,无臭味,面色苍白无华,腰脊酸楚,大便稀薄或五更泄泻,尿频清长,或夜尿增多;舌苔薄白或无苔,脉沉迟。

【治法】 补肾固涩。

【方药】 内补丸(《女科切要》)。鹿茸、菟丝子、蒺藜、紫菀、黄芪、肉桂、桑螵蛸、肉苁蓉、制附子、茯苓。

如有阴虚之证,而见咽干口燥、阴道灼热者,加黄柏、知母、贯众以滋阴清热。

（3）肝火证

【证候】 放置宫内节育器后带下色白或赤白,质黏稠,或阴部灼热,心烦易怒,口苦纳差,尿赤便坚,舌红苔薄黄,脉弦数。

【治法】 清肝泻火,固任止带。

【方药】 清肝止淋汤(《傅青主女科》)。白芍、生地、当归、阿胶、丹皮、黄柏、牛膝、香附、红枣、小黑豆。

（4）血瘀证

【证候】 放置宫内节育器后带下色暗,质正常或稍稠,小腹疼痛,喜温拒按,或痛引腰骶,小腹胀痛,或有下坠,全身不适,或月经不调。舌质暗或紫,苔白,脉弦或涩。

【治法】 活血化瘀,利湿止带。

【方药】 桃核承气汤(《伤寒论》)加减。车前子、茯苓。桃仁、大黄、桂枝、甘草。

2. 经验方

加味玉真散:

【药物组成】 白附子 15g、明天麻 15g、天南星 10g、羌活 6g、白芷 6g、防风 6g、焦白术 30g、炒山药 30g。头痛、眩晕者加钩藤 24g、桑寄生 30g、泽泻 30g;心悸不安者加菖蒲 10g、龙牡 30g;带下红白相兼者加仙鹤草 30g、三七参 3g;腰痛如折加狗脊 30g、川断 10g、杜仲炭 10g;稀便、腹痛者加煨豆蔻 10g、海螵蛸 30g、炒车前子 30g;泛酸、胃脘痞胀者加黄连片、牡蛎 24g、煅瓦楞子 30g。

【功效】 健脾升阳,除湿祛风。

【用法用量】 每日 1 剂,两煎取汁 500ml,分 2 次温服,早晚各 1 次,9 剂为 1 疗程。

【来源】 陈如芳,阚仕宇. 加味玉真散治疗带下病 36 例. 实用中医药杂志,1994,(3):11~12。

3. 中成药

(1) 妇炎洁阴道泡腾片:1 粒/次,1 次/日,阴道上药。

(2) 洁尔阴洗液:1 次/日,适量稀释后冲洗外阴、阴道。

(三)适宜技术

1. 针灸疗法

(1) 体针:脾虚型选穴气海、带脉、三阴交、足三里,毫针刺,用补法,并可用灸法;肾虚型选穴用关元、带脉、肾俞、次髎、照海,用补法,并可用灸法。

(2) 温针灸:取关元、归来、足三里,针刺前让患者排空膀胱,取酒精棉球消毒医者手指、针具及穴位,针刺上述诸穴,采用中等刺激,得气后把 2~3cm 长的艾条段套在针柄上点燃,为防烫伤,在针刺部位放纸垫,待艾条燃尽针凉后退针。每日 1 次,10 次为 1 疗程,间隔 3~5 日,共施 3 疗程。

(3) 穴位埋线:在中极穴位进行埋线,每周 1 次。

(4) 刺络拔罐法:取十七椎下、腰眼、八髎穴,在周围之络脉用三棱针迅速刺入,并针后立即拔罐,约 5~10min,视病情 3~5 天复诊 1 次。

(5) 梅花针:用梅花针击叩腰背、骶部、下腹部、腹股沟,重点刺腰背部及关元、肝俞、胆俞,手法一般采用中度刺激。

2. 按摩疗法

把背部划为三条线,正中督脉从大椎至长强划为第一线,督脉两边旁开 1.5 寸从大杼至白环俞划为第二、三线。首先在三条线施以拨、摩、捏三种手法,每种手法均操作三遍,每条线都有酸、麻、胀得气感,然后再对症治疗。下面简称三法对三线。脾虚证患者方法如下:

(1) 患者取俯卧位,医者站在体侧,首用三法对三线施术,术毕在背部对脾俞、胃俞反复推按,时间 5min。

(2) 患者取坐位,医者面向患者,轻揉中脘、关元、三阴交、归来、带脉 5min,再重拨、按阳陵泉、足三里各 2min。

如为肾虚证,患者取俯卧位,医者站在体侧,首用三法对三线施术,术毕顺揉肾俞 50 圈,阳陵泉 32 次;患者取坐位再按关元穴 3min,手法由轻到重,以得气为度。

3. 熏洗法

蛇床子、土茯苓各 30g,白鲜皮、百部各 15g,黄柏、枯矾、苦参各 10g。将上药加清水适量,浸泡 20min,煎数沸,取药液与 1500ml 开水同入浴盆中,趁热熏蒸会阴部,待温度适宜后取 200ml 药液冲洗阴道,余水泡洗双脚,每天 2 次,每次 40min,5 天为 1 个疗程。

4. 纳药法

香附 6g、小茴香 3g、枯矾 3g。共研细末,装入带线棉球中,每日一个纳入阴道,24h 后将棉球取出。

5. 外敷法

取杏仁 90g,炒枯矾为细末,加麻油 45g 调成糊状。先用桑叶煎水冲洗外阴、阴道,然后用杏仁油糊涂敷,每日 1 次;或用带线棉球蘸杏仁油糊塞入阴道,24h 后取出。

6. 食疗法

(1) 苡仁山药莲米羹:苡仁、山药、莲米各 30g,文火煮成羹服食。每日 1 剂,连服 7 日为 1 疗程。适用于脾虚带下。

(2) 扁豆饮:生扁豆去皮 50g,白糖 50g,共炖汤饮,扁豆仁可食。每日 1~2 剂,连用数日。

(3) 鹿茸淮药炖膀胱:猪膀胱 1 个,洗净,内装鹿茸 6g、白果仁、淮山药各 30g,扎紧,文火炖至烂熟,入食盐少许调味服食。每日 1 剂。

连用7~10日。适用于肾虚带下。

（4）母鸡煲首乌：老母鸡1只，去毛开腹弃肠杂，洗净，塞入何首乌30g(研末，布包)，置砂锅中加水适量，文火煲至鸡肉烂熟，弃药，调味酌量吃肉饮汤。

预防护理

1. 预防

严格掌握放置IUD适应证，阴道炎、急性或亚急性宫颈炎、急慢性盆腔炎患者未经治疗及未治愈者不能放置。

2. 护理

（1）注意个人卫生，保持外阴清洁，勤换内衣裤。

（2）多吃富含蛋白质食物及新鲜蔬菜，忌食辛辣刺激性食物及过度肥腻食物。

（3）保持情绪积极乐观，避免因带下增多而紧张、焦虑，并且避免过度劳累。

四、过敏

病因

目前常用的活性IUD均带有铜丝或铜套。在宫腔、宫颈、输卵管液中有较高铜离子浓度。因体质不同，个别女性对铜离子过敏，可被铜致敏而出现相应症状。

临床表现

个别女性在放置带铜IUD后出现与其他过敏原致敏相似的临床症状，如皮疹、全身瘙痒，个别出现心慌、腹痛等。

治疗

（1）如临床上怀疑铜过敏者应及时取出IUD，并抗过敏治疗，今后不能再用带铜IUD。

（2）也曾有放置载铜IUD后引起速发性过敏反应报道，病情类似青霉素过敏性休克，一旦发生应及时抢救，并及时取出IUD。

五、子宫穿孔

穿孔发生率低，约1∶350~1∶2500。但为手术并发症中较严重的一种，任何宫腔操作的器械均能发生。如处理及时，预后良好；若未及时诊治后果严重，甚至死亡。

子宫穿孔分类：

（1）根据子宫损伤的程度分

1）完全性子宫穿孔：指子宫肌层及浆膜层全部损伤。

2）不完全性子宫穿孔：指损伤全部或部分子宫肌层，但浆膜层完整。

（2）根据子宫损伤与邻近脏器的关系分

1）单纯性子宫穿孔：指仅损伤子宫本身。

2）复杂性子宫穿孔：指损伤子宫同时累及邻近脏器，如肠管、大网膜损伤等。

病因

（1）子宫本身存在高危因素：如哺乳期、绝经后子宫，子宫过度倾曲，伴有子宫肌瘤，子宫手术史，未诊断的子宫畸形，多次人工流产史或近期人工流产史等。

（2）手术者技术不熟练：术前未查清子宫位置和大小或未按常规操作及操作粗暴。

临床表现

（1）疼痛：多数在手术过程中受术者突然感到剧痛、撕裂样疼痛，但也有少数疼痛不剧，偶见无痛感者；有的在术时疼痛不明显，但在术后因出血或感染而出现持续性隐痛、钝痛或胀痛。腹部检查可有肌紧张、压痛、反跳痛。

（2）出血：出血量根据子宫穿孔的部位、有无血管损伤而不同，可表现为内出血或外出血。一般内出血量超过500ml时腹部可出现移动性浊音。如损伤大血管可出现休克，如未及时处理，后果严重。

（3）多数穿孔时手术者会有器械落空感，用探针探查宫腔深度时，常超过子宫应有深度或超过原探查深度。用取器钩损伤时，有时钩子难以退出。

（4）取器钩穿孔合并其他脏器损伤时，可钩出肠管、大网膜组织等，受术者可伴剧痛和腹膜刺激症状。诊断应无困难。

诊　断

（1）单纯性子宫穿孔：常可无任何临床症状或仅有轻度下腹痛。施术者在手术操作中有"落空感"或"无底感"；手术器械进入宫腔深度超过原探测深度、手术器械探入深度与妊娠周数或妇科检查子宫大小不符，应警惕子宫穿孔。

（2）复杂性子宫穿孔可有以下临床表现。

1）下腹部剧烈疼痛，疼痛部位较为明确。

2）伴有腹腔内出血，检查腹部有压痛、反跳痛、肌紧张。

3）内出血量多时，腹部可叩出移动性浊音。

4）有阔韧带血肿时，妇科检查发现子宫偏向一侧，另一侧可触及包块，局部压痛明显。

5）有肠管损伤时，除腹痛外还有进行性腹胀，腹部叩诊可发现肝浊音界消失。

6）吸出或夹出异常组织，如脂肪组织、网膜组织、肠管组织、输卵管组织、卵巢组织等。

7）术者用吸管进行负压吸引时，感到空荡而滑，但吸不出组织时应警惕子宫穿孔。如不停止手术操作易损伤其他脏器。

（3）B超检查：提示子宫浆膜层缺损，盆、腹腔积液。

（4）开腹或腹腔镜检查：可直视子宫穿孔部位、损伤程度及内出血等情况。

处　理

（1）发现或疑有子宫穿孔，须立即停止手术操作。

（2）保守治疗：若手术中发生单纯性子宫穿孔，如探针或小号宫颈扩张器等穿孔小、未放入IUD、无出血症状及腹膜刺激症状，患者一般情况良好，应住院严密观察血压、脉搏、体温、腹部压痛及腹膜刺激症、阴道流血等，一般观察5~7天。同时应用抗生素及宫缩剂预防感染和出血。

（3）腹腔镜治疗：在放、取IUD时并发单纯子宫穿孔，穿孔面积比较小，而IUD已放到子宫外（进盆腹腔），可在腹腔镜下明确诊断并取

出IUD，同时穿孔处可在腹腔镜下电凝止血。

（4）开腹探查：如无腹腔镜条件或穿孔较大，特别是取器钩穿孔症状严重者；或因穿孔进行保守治疗过程中发现腹痛加重、体温升高、腹膜刺激症状加重，或出现休克等，应及时开腹探查。

（5）子宫穿孔如合并脏器损伤应立即开腹手术，视损伤程度进行子宫修补或切除子宫、修补损伤的脏器等手术。

六、术时出血

病　因

（1）组织损伤：多见于24h内出血。例如宫颈管损伤、子宫穿孔、宫体损伤等。

（2）感染：多见于放置后数天再出血合并其他感染表现者。多数因局部内膜受压迫坏死、感染所致。以哺乳期放置为多见，也见于人工流产同时放置IUD者，可因妊娠组织物残留和（或）感染。

诊断标准

放、取IUD术时、术后24h内出血量超过100ml或有内出血超过100ml者，或术后少量流血于数天后出血量增加超过100ml。

治　疗

（1）手术当时出血者：首先用止血药及缩宫药物。出血多者需补足血容量。疑有子宫损伤时，不可做诊断性刮宫，必要时施行腹腔镜检查协助诊断。病情严重者，必要时行开腹探查。损伤严重、出血不止者，需手术修补或子宫切除术。

（2）放置数天后出血者：首先给予止血、抗感染等治疗。无效者应及时取出IUD，或同时行诊断性刮宫，并用宫缩剂止血。刮出物送病理检查。

（3）人工流产同时放置IUD后出血者：应考虑到妊娠组织物残留的可能，应进行诊断性刮宫，清除宫腔残留组织物，同时取出IUD，术后应用抗生素。

附 置宫内节育器后出血的鉴别诊断

置宫内节育器后出血除应考虑手术并发症引起出血外,还有可能合并妇科疾病。临床医师应注意服务对象的年龄、置宫内节育器年限、出血发生时间、出血天数、出血量。有无停经史、妊娠反应及伴随症状。必要时了解手术情况、既往月经史、出血性疾病史、药物应用史。妇科检查是鉴别诊断的重要手段,为防止感染,可消毒外阴后检查。必要时查血常规、X线检查。

(1)宫内节育器引起出血:常发生在放置宫内节育器半年内或1年内,随放置年限延长,出血症状减轻。其特点为月经周期基本正常、经期延长、经量增多、点滴出血及不规则出血。可继发贫血、血铁蛋白下降。无其他阳性症状与体征。宫内节育器下移常可引起点滴出血、性交出血,常伴有下腹隐痛。

(2)子宫损伤、宫颈裂伤:常发生在困难放置或困难取器后。为持续性出血,色鲜红,出血量依损伤程度而异,伴持续性下腹痛。损伤重、内出血多时有前述子宫损伤典型症状与体征。

(3)带器异位妊娠:发生在放置宫内节育器后任何时间。常表现为阴道不规则出血、有时可有停经史,B超指示IUD在宫腔内。有上述异位妊娠症状与体征易于诊断。尿妊娠试验阳性,做诊断性刮宫有助于诊断。

(4)宫内节育器合并围绝经期出血:放置宫内节育器后多年,月经尚正常。年龄接近围绝经期时出现月经异常,多为月经周期不规则,持续时间长,月经量增加。常有潮热、出汗、激动易怒、尿频、尿急、心血管疾病症状及骨质疏松等症。诊断性刮宫,子宫内膜病理诊断多为无排卵型,可伴有子宫内膜增生过长。

(5)宫内节育器合并子宫肌瘤:置宫内节育器妇女合并子宫肌瘤并不少见。其特点为月经周期不变或缩短、经量增多、经期延长,有时为不规则出血。长期月经过多可继发贫血。黏膜下肌瘤可发生大量出血,感染时还有脓血性分泌物排出。妇科检查子宫增大、质硬、表面不规则、呈单个或多个结节状凸起。B超检查可协助诊断。

(6)宫内节育器合并宫颈糜烂、宫颈息肉:表现为白带增多、可伴有接触性出血。妇科检查可见不同程度宫颈糜烂或宫颈息肉。宫颈刮片细胞学检查可协助与早期宫颈癌做鉴别诊断。治疗宫颈糜烂,取宫颈息肉后则血止。

(7)宫内节育器合并宫颈癌:宫颈癌发病年龄呈双峰状,35~39岁和60~64岁。早期宫颈癌常无症状与体征。宫颈刮片细胞学检查可用于筛查。置宫内节育器妇女应定期检查宫颈刮片。宫颈癌常见症状为接触性出血、阴道异常排液,也有月经周期缩短、经期延长、月经增多等表现。妇科检查早期宫颈癌宫颈局部常无明显病灶,宫颈光滑或轻度糜烂;晚期宫颈癌无论外生型或内生型宫颈局部体征明显,易于识别。阴道镜检查、宫颈活体组织检查、宫颈锥切检查可协助诊断。

(8)宫内节育器合并子宫内膜癌:高发年龄为58~61岁。置宫内节育器妇女绝经后延或绝经后阴道出血伴阴道排液应考虑本病。早期时妇科检查无明显异常。病情发展,子宫增大而软。分段诊断性刮宫病理诊断可确诊。

七、心脑综合征

病因病理

发生率极低,可能由于受术者过度紧张、宫口过紧、手术者操作粗暴或IUD的压迫等因素刺激迷走神经引起。

临床表现

偶见于放、取IUD时或放置术后数小时内,出现心动过缓、心律失常、血压下降、面色苍白、头晕、胸闷,甚至呕吐、大汗淋漓,严重者可发生昏厥、抽搐等心脑综合征症状。

治 疗

其处理如同人工流产心脑综合征(详见本章第三节)。症状明显者,立即吸氧、静脉缓注阿托品或皮下注射0.5mg,如经上述处理后症状持续,需取出IUD。术前、术时肌内注射阿托品0.5mg可能有预防效果。

八、术后感染

病因病理

1. 西医病因

(1)原有生殖道炎症,未经治愈而放置节

55

育器。

（2）消毒、灭菌不严格。

（3）手术时合并子宫穿孔、其他脏器损伤如肠管损伤等。

（4）人工流产同时放环,因人工流产不全持续出血而引起继发感染。

（5）术后过早有性生活或未能保持阴部清洁卫生。

2. 中医病因病机

（1）热毒炽盛:体弱胞虚,气血不足,而手术损伤或术中消毒不严,致邪毒内侵,客于胞宫,滞于冲任,化热酿毒。

（2）湿热瘀结:手术损伤或术中消毒不严,邪毒内侵,素体湿热内蕴,邪毒、湿热与血相搏结,冲任脉络阻滞,瘀结不畅,则瘀血与湿热内结,滞于少腹,不通则痛。

临床表现

（1）术后出现腰酸、下腹疼痛、出血、阴道分泌物混浊有臭味、体温升高等征象。

（2）严重感染时,子宫增大、附件增厚压痛,盆腔炎时可伴炎性包块。败血症或脓毒血症时,可出现全身中毒症状。

（3）血白细胞增高,分类中性粒细胞比例增高。

诊断及鉴别诊断

1. 诊断要点

（1）发病前1周内有放置宫内节育器史,术前无生殖器官炎症。

（2）放置节育环后1周内腰酸、下腹疼痛、出血,阴道分泌物混浊有臭味,体温升高等。

（3）妇科检查:宫颈有举痛、宫体有压痛或宫旁组织有压痛。有的可扪及附件包块或增厚。

（4）其他检查:血常规示血白细胞总数及中性粒细胞增高,血沉加快。B超提示盆腔内有炎性渗出或炎性包块。宫腔分泌物或血培养可找到致病菌。

2. 鉴别诊断

急性阑尾炎:一般无放置宫内节育器史,腹痛多由脐周开始,然后转移局限于右下腹,麦氏点压痛、反跳痛明显,妇科检查盆腔正常。

治疗

1. 西医处理

（1）放置IUD后一旦有感染,可选用抗生素治疗。可用青霉素400万~600万U,静脉滴注,每日2次,加甲硝唑0.5g,静脉滴注,每日2次;或头孢曲松钠1g,静脉滴注,每日2次,加甲硝唑0.5g,静脉滴注,每日2次。感染控制后取出IUD为宜。

（2）严重感染时,行宫颈分泌物培养及药物敏感试验,选用敏感抗生素。控制感染同时应取出IUD,继续用抗生素及全身支持治疗。

（3）发生盆腔脓肿时,先用药物治疗,如无效者应手术切开引流。

2. 中医治疗

参见本丛书《妇产科疾病中西医诊疗技术》分册盆腔炎性疾病相关内容。

3. 适宜技术

参见本丛书《妇产科疾病中西医诊疗技术》分册盆腔炎性疾病相关内容。

预防护理

1. 预防

（1）严格掌握放置术适应证,有生殖道炎症治愈后才能放置。

（2）人工流产术后确定流产完全后才可放置。

（3）术中严格无菌操作,操作仔细,避免发生子宫穿孔及其他脏器的损伤。

2. 护理

（1）卧床休息,保持情绪稳定,避免情绪刺激。

（2）饮食清淡而富于营养。

（3）保持外阴清洁,禁房事及盆浴。

九、宫内节育器异位

凡宫内节育器部分或完全嵌入肌层,或异位于子宫外腹腔、阔韧带者,称为宫内节育器异位。

分类

（1）部分异位 IUD 部分嵌顿入子宫肌层。

（2）完全异位 IUD 全部嵌顿入肌层。

（3）子宫外异位 IUD 已在子宫外,处在盆、腹腔中、腹膜外、膀胱、肠管内膜等。

病因

（1）术时子宫穿孔,把 IUD 放到子宫外。哺乳期、子宫有疤痕史者,容易术时穿孔造成 IUD 异位。

（2）节育器过大,压迫子宫使之收缩加强,逐渐嵌入肌层,甚至部分可移出子宫外。

（3）T 形 IUD 下移、变形,宽大的横臂嵌入狭窄的子宫下段,或纵臂下端穿透宫颈管。

（4）环形 IUD 接头处脱结或质量不佳而断裂,断端锐利部分容易嵌入肌层。

（5）固定式 IUD 放置不当,也容易造成 IUD 异位。

（6）子宫畸形、宫颈过紧和绝经后子宫萎缩可致 IUD 变形,容易损伤或嵌入宫壁。

临床表现

（1）一般无症状,多数在随访或取器时或带器妊娠时才发现。

（2）部分患者有腰骶部酸痛、下腹胀坠不适或有不规则阴道流血。

（3）如果异位于腹腔,可伤及肠管、膀胱等组织并造成粘连,可引起相应的症状和体征。

诊断要点

（1）病史:重点详细询问放器时间,IUD 类型和大小,放置顺利程度,放置时有无腹痛,置器后有无取器困难等病史。

（2）症状:一般无症状,部分有腰骶酸痛、下腹坠胀、阴道不规则出血等。

（3）妇科检查:如有尾丝的 IUD,发现宫颈口未见尾丝需考虑 IUD 异位可能。双合诊检查盆腔有无包块,子宫直肠陷凹、前后穹隆处有无压痛及异物感,子宫大小、形态、有无压痛等。

必要时三合诊检查。

（4）辅助检查

1）B 型超声检查:是较好的 IUD 定位方法,应作为首选。

2）放射线检查:X 线直接透视或摄片示远离下腹中心的节育器可诊断为子宫外异位。X 线透视下双合诊检查:如移动子宫而节育器影未随之移动表明 IUD 异位子宫外。X 线透视下用子宫探针、定位器置入子宫腔,如不能和 IUD 重叠,表明 IUD 异位。子宫、输卵管用 5% ~ 10% 碘化油做子宫输卵管造影或盆腔气腹双重造影;后者可正确定位 IUD 所在部位。CT 检查可对 IUD 做三维定位诊断。

3）宫腔镜检查:能直接观察、检查宫腔内 IUD 情况。

4）腹腔镜检查:能直接观察部分或完全异位于子宫外的 IUD。

治疗

凡 IUD 异位,无论有否症状,均应及早取出。根据异位的部位不同,可以采取以下取器方法。

（1）经宫颈取出:嵌入肌层较浅,用刮匙轻轻刮去内膜,然后用取环钩或取器钳将 IUD 通过宫颈从阴道内取出。嵌入肌层稍深的金属环,可钩住 IUD 下缘轻拉至宫口,拉直环丝见到连接处后,可剪断后抽出。对于取出困难者,切勿盲目用力牵拉,可在 X 线透视或 B 超监护下进行。目前较多的是在宫腔镜直视下取器。大部嵌入肌层的 IUD 不能松动者,不宜经宫颈取器。

（2）经阴道后穹隆切开取出:节育器异位于子宫直肠凹时,可切开后穹隆取出。

（3）腹腔镜下取出:IUD 异位于腹腔内,并估计无粘连或轻度粘连,可在腹腔镜直视下取出。此方法既简单又安全,术后恢复快,并发症少。

（4）开腹探查:经 IUD 定位后,大部分或全部嵌入肌层,按上述方法取出困难者,应开腹取器。如穿孔部位有严重感染,或年龄较大伴有其他妇科疾患（如子宫肌瘤等）,可考虑子宫切除术。如 IUD 已穿入肠管内或膀胱内,应请普通外科或泌尿外科医师协助处理,并做损伤脏器修补。

十、节育器变形

病因

节育器的变形可能与节育器质量、放置操作技术、IUD 不适于宫腔形态时等有关。

诊断

IUD 变形发生率较低,无临床症状,多数在随访时通过 X 线多方位透视发现。例如"0"形变成"8"、"△"形或其他不规则形态,V 形 IUD 可以发生横臂折叠、中心扣断裂散架,T 形 IUD 横臂歪斜等。

处理

发现以上情况,宜及时取出 IUD。

预防

(1)选择适合妇女的节育器。
(2)放置时操作仔细。

十一、节育器断裂、脱结及部分残留

病因

可能与节育器质量、取出节育器操作技术等有关。

临床表现

(1)节育器断裂或接头处脱结者常无症状,常在随访时发现。
(2)如有临床症状,一般表现为下腹坠痛、腰酸,阴道内有赤带。

处理

(1)节育器断裂或合并嵌顿,处理同 IUD 异位,常可在宫腔镜下取出,或同时在 B 超监护下取器。
(2)取器困难时如发现节育器部分残留宫腔,宜在宫腔镜下或 B 超监导下取出。
(3)部分节育器残留于肌壁内而无临床症状,如无医疗条件,可不强求必须取出,但应定期随访。

预防

在放置环形 IUD 时,环叉要避免叉在结头处,以防 IUD 脱结。

十二、节育器下移

病因

与 IUD 不适合宫腔形态等有关。

临床表现

节育器在子宫内位置下移,在临床上常无症状,有时可出现下腹胀痛、腰酸、白带增多、赤带等。

诊断

B 型超声能较好地诊断 IUD 下移,如 B 超示 IUD 上缘距宫底浆膜层 2cm 以上,一般可诊断为 IUD 下移。如有尾丝的 IUD,当尾丝明显增长时应考虑到 IUD 下移。

处理

(1)IUD 下移易发生带器妊娠。所以发现 IUD 下移时应及时取出。
(2)如发现环型 IUD 下移,可按放置步骤,用环叉上推 IUD 下缘,使 IUD 回到正常位置。

十三、节育器尾丝消失

病因

当子宫增大(合并肌瘤、妊娠等),使尾丝相对过短而缩至宫腔内或因尾丝断裂、IUD 脱落、IUD 异位造成尾丝消失。

临床表现

一般无临床症状,少数妇女在冲洗阴道及阴道上药时偶然发现尾丝消失。

诊　断

妇科检查可肉眼直接观察尾丝是否存在。

处　理

(1)一旦发现尾丝消失,可行 B 超或 X 线确诊 IUD 是否还在宫腔内,或用探针探测宫腔内是否有异物感。

(2)如确诊 IUD 仍在宫腔内正常位置,可以继续存放。

(3)如 IUD 位置不正,则需及时取出,换置新的 IUD。

第二节　甾体激素类避孕药不良反应

药物避孕的副作用是指部分妇女口服甾体激素类避孕药物后出现的一些不适反应,常发生于刚开始的几个周期内。轻者出现恶心、呕吐、头晕、乏力、嗜睡等类早孕样反应;重者可出现阴道不规则出血、经间期出血或闭经。其病因是由于避孕药物通过抑制下丘脑-垂体-卵巢轴而抑制排卵,所以部分妇女因个体差异导致体内激素水平的不平衡和波动,出现上述副作用。轻者不必处理而自行缓解;重者停药,更换另一种避孕药,或进行中西医治疗,预后良好。避孕药引起的严重、罕见的不良反应,应引起警戒,及时诊治。

Ⅰ．口服避孕药不良反应

一、类早孕反应

病因病理

(1)西医病因病理:类早孕反应多由避孕药中的雌激素引起,胃黏膜被雌激素刺激而出现恶心、呕吐等类似早孕期的反应。

(2)中医病因病机

1)脾胃虚弱:素体脾胃虚弱,或因饮食不节、劳倦忧思,同时服用药物损伤脾胃,胃失和降,胃气上逆。

2)痰饮内阻:素体肥胖,痰湿内盛;或素体脾虚,运化失司,水湿内停,痰湿内生,滞于中焦,兼服药损伤脾胃,而致胃失和降。

临床表现

服药后出现恶心、呕吐、食欲缺乏、头晕、乏力等症状,口服短效避孕药常在服药第 1~2 周期发生,随服药时间延长而改善。长效避孕药也以类早孕反应为主要副作用,多数出现在服药后 20h 左右,绝大多数反应较轻微,持续约半天,随服药时间延长而逐渐减轻。

处理及治疗

(一)西医处理及治疗

(1)类早孕反应轻微者常随服药时间延长而改善。一般坚持服药 2~3 个月后反应可自然消失或减轻。轻者只要做饮食及生活上的调理即可,如调整服药时间改日间服为睡前服用。

(2)类早孕反应较重者可服抗反应片(含维生素 B_6 100mg、山莨菪碱 10mg)。每日 1~3 次,连服 2~3 天,可减轻或消除症状。

(3)治疗无效可以停药或改用其他种类单孕激素避孕药。

(二)中医治疗

1. 辨证论治

(1)脾胃虚弱证

【证候】　服避孕药后出现恶心呕吐,吐出物多为不消化食物,脘腹胀闷,头晕肢软,倦怠嗜睡,舌淡苔白,脉细缓。

【治法】　健脾和胃,降逆止呕。

【方药】　香砂六君子汤(《名医方论》)。人参、白术、茯苓、甘草、半夏、陈皮、木香、砂仁、生姜。

59

呕吐泛酸,口苦咽干,加黄连、吴茱萸;胸闷胁胀,加枳壳、川楝子;大便艰涩,加火麻仁、制首乌;食谷不化,加神曲、山楂。

（2）痰饮内阻证

【证候】 服避孕药后渐感体重增加,胸脘痞闷,进食后欲吐,口中多唾,呕吐痰涎,舌淡苔白腻,脉滑。

【治法】 燥湿化痰,和胃降逆。

【方药】 二陈汤（《局方》）加味。制半夏、胆南星、陈皮、茯苓、炙甘草、生姜。加桔梗、白术、代赭石、白蔻仁。

痰多色黄,加苍术、黄连、厚朴;大便干结,加制大黄、栀子;口臭有异味,加竹茹、黄芩。

2. 经验方

白蔻桂枝生姜汤

【药物组成】 白蔻10g捣碎,桂枝（去皮）6g,生姜10g以切薄片。

【功效】 温胃化饮,降逆止呕。

【用法用量】 加清水适量煎汤,水泡代茶含服。若症状较重,或有热象,则以黄连6g、黄芩9g洗净,用150ml开水浸0.5h,取其液,混合前3种煎液,或少量频服,或2次/日分服。

【来源】 杨金星.白蔻桂枝生姜汤或合芩连浸渍液治疗妊娠恶阻.中华临床新医学,2006,6（6）:546。

3. 中成药

1）礞石滚痰丸:每次6g,每日3次。用于痰饮内阻证。

2）香砂养胃丸:每次6g,每日3次。用于脾胃虚弱证。

（三）适 宜 技 术

1. 针灸疗法

（1）针法:主穴取中脘,留针30min,多痰湿者加肺俞、丰隆;脾胃虚弱加足三里。每天1次,5天为1疗程。

（2）灸法:取背俞、中脘、膻中。依次艾条各灸5min,每日1次。

（3）耳穴贴压:患者取坐位,首先右耳郭局部用酒精棉球擦去皮肤表面油垢,取中药王不留行籽置于0.5cm×0.5cm的胶布中间,将带药粒的胶布贴在选定的脾、胃、贲门、大肠、小肠、十二指肠、腹、神门、皮质下、肝等耳穴位上,用

拇、食指指腹相对按压王不留行籽（不能揉搓）,以能耐受为度。每日按压2~3次,按至全耳发热发红为宜,2天后换贴左耳,交替贴。

2. 中药熏蒸

芫荽鲜品60g,苏叶5g,藿香5g,砂仁5g,陈皮10g。加入300ml清水,煎煮2min,将药水、药渣一起倒入有嘴的壶中,让患者将鼻孔对准壶嘴,吸入药香,可起到止呕的作用。

3. 中药外敷合梅花针

取丁香粉、半夏粉、生姜汁按比例调成稀糊状,用文火熬成膏状,取出待温度降至40℃左右,放入宣纸中做成3cm×3cm大小块状,敷入中脘穴,胶布固定,7~10天为1个疗程。梅花针叩刺督脉24穴,用手腕力度叩击,以皮肤潮红、皮下有少量出血点且患者能耐受为宜。每日1次,一次15~30min,7~10天为1个疗程。

4. 气功疗法

主功:选用放松功、松静功或内养功。采取坐式,调息上呼吸,宜呼长吸短,意守部位宜下不宜上,可守涌泉穴,并辅以不同配功。

（1）脘腹部运八卦:即以两手按顺时针方向轻轻运摩下腹部,每次15~20min,每日3次。适用于脾胃虚弱证。

（2）吸气时行丹田之气向下运至两涌泉穴,以降阳亢之气。适用于肝胃不和证。

（3）顺气化痰法:现用意念将膈脘痰饮阻滞处推开,顺下大肠,并从肛门排出,以顺其气。适用于痰湿阻滞证。

（4）养阴生津功:先揉两足心涌泉穴各49次,再用舌抵上颚,存想舌根廉泉穴,待津液出,在口中轻运之,咽津时,意下送至涌泉穴。适用于气阴两虚证。

5. 饮食疗法

（1）藕粉20g,凉水化开,倒入沸水中,加白糖调成稀粥状食用,每日2次。

（2）竹茹粥:用鲜竹茹30g,粳米5g,煮粥,晾凉,少少饮之。

（3）砂仁鲫鱼汤:砂仁9g,鲜鲫鱼一尾,生姜10g,葱白3茎,食盐少许,胡椒10粒。先将砂仁装入洗净去内脏的鲫鱼腹内,再将鱼放入砂锅内,加水适量,武火煮沸,再入姜、葱、胡椒、盐,文火炖烂,趁热饮汤食鱼。适用于脾胃虚弱证。

预防护理

（1）预防：正确认识服药后出现的类早孕反应，了解多数情况下反应会消失，不应有过重的思想负担。

（2）护理

1）饮食规律，宜食清淡食物。

2）多补充维生素 B、维生素 C 含量高的食品及粗粮等。

二、突破性出血

突破性出血又称服药期出血。

病因病理

1. 西医病因病理

在服药期间可能出现点滴出血或如月经量的突破性出血，如发生在前半期，为雌激素量少，不能维持内膜的完整性而致；如发生在后半期，则为孕激素量不够，不足以维持内膜所致。

2. 中医病因病机

（1）肝肾不足：服用避孕药影响冲任，兼素体肝肾不足，或房劳伤肾，致肝肾阴虚，阴虚火旺，扰乱冲任，迫血妄行。

（2）气虚不足：服用避孕药影响冲任，如素体气虚不摄，则冲任不固，血失统摄。

临床表现

（1）大多数出血量少，淋漓，可出现在月经前半期或后半期，少数出血量可达月经量。

（2）多发生在漏服药之后，少数未漏服药也可发生服药期间出血。

处理及治疗

（一）西医处理及治疗

（1）如出血发生在周期的前半期，可能由于雌激素不足，可在服避孕药的同时加服炔雌醇 0.005～0.015mg，直到服完 22 片避孕药为止。

（2）如出血发生在周期的后半期，常因孕激素不足，可每晚加服避孕药 1/2～1 片，直到服完 22 片为止。

（3）若出血量如月经量，应当作 1 次月经处理，于当日晚上停药，在停药的第 5 日起再开始下一个月的避孕药。

（4）如出血频繁、量较多，也可考虑下一周期开始换服三相避孕片，其雌孕激素配方更为合理，较少发生突破性出血。

（二）中医治疗

1. 辨证论治

（1）肝肾不足证

【证候】　服避孕药后阴道出血，量多或量少，色红，头晕目眩，腰膝酸软，乏力，舌红苔薄，脉细弱而沉。

【治法】　补益肝肾，固冲调经。

【方药】　知柏地黄丸（《症因脉治》）。知母、黄柏、生地黄、牡丹皮、山药、茯苓、泽泻、山茱萸；加旱莲草、地榆炭、侧柏叶、补骨脂。

出血多者，加阿胶；色鲜红者，加槐花；下腹胀痛者，加生蒲黄、赤石脂，去山茱萸、补骨脂；伴大便干结者，加熟军炭。

（2）气虚不足证

【证候】　服避孕药后阴道出血量多或量少，淋沥不尽，血色淡而稀，头晕耳鸣，面色苍白，心悸乏力，舌质淡苔薄，脉细而无力。

【治法】　益气补血，调经止血。

【方药】　八珍汤（《正体类要》）。当归、熟地、白芍、川芎、白术、党参、茯苓、甘草；加黄芪、阿胶、煅龙牡、仙鹤草、陈棕炭。

下腹冷痛，加艾叶、肉桂；大便溏薄，加炮姜、山楂炭；纳呆者，加神曲、砂仁。

2. 中成药

（1）固经丸：每次 6g，每日 2 次。用于阴虚血热者。

（2）归脾丸：每次 6g，每日 2 次。用于心脾两虚、脾不摄血者。

（3）二至丸：每次 6g，每日 2 次。用于肝肾阴虚者。

（三）适宜技术

1. 针灸疗法

（1）针法：取关元、三阴交、隐白穴，肾虚加

61

肾俞、太溪,留针 20～30min,用补法为主。耳针取子宫穴、皮质下、内分泌、卵巢、肾上腺,针刺,留针 30～60min。

（2）灸法:艾灸神阙、隐白止血。一般用艾条灸 20min。

2. 推拿疗法

取关元、血海、三阴交、足三里、肾俞、肝俞,穴位按摩,每穴 3～5min,每天 1 次,10 天为 1 疗程。

3. 饮食疗法

（1）补气固冲汤:牛肉 150g 斩块,黄芪 30g,淮山药 30g,党参 15g,生姜 10g,红枣 10 枚,加适量清水,文火煮 1h,加食盐调味,饮汤吃肉,治气虚不足之阴道出血。

（2）地参乌龟汤:乌龟肉 100g,生熟地黄各 30g,玄参 15g,白芍 15g,陈皮 3g,生姜 5g,红枣 3 枚,加适量清水,文火煮 2.5～3h,加食盐调味,饮汤吃肉,适用于肝肾不足证。

预防护理

1. 预防

（1）用药前加强咨询,了解服药后常见副作用及处理措施,避免过度心理焦虑。

（2）发现月经异常,及时咨询及处理,出现突破性出血时尽早处理。

2. 护理

（1）注意经前、经期调护,防止感受热毒之邪侵袭。

（2）平素少食辛辣助阳的食物。

（3）调节情志,注意心理健康,避免抑郁愤怒,以免肝郁化火动血。

三、月经过少或闭经

病因病理

1. 西医病因病理

月经过少常见于单相片复方避孕药,是因子宫内膜受药物抑制所致。个别妇女在停药后不发生撤退性出血,即闭经,极罕见的情况如停药超过 6 个月依然闭经,称为"避孕药后闭经",其原因可能是下丘脑-垂体系统被阻断。

2. 中医病因病机

（1）气血虚弱:脾胃素虚,或饮食劳倦,或思虑伤脾,损伤气血,服用避孕药对冲任气血的影响,气血虚弱,化源不足,冲任空虚,胞宫无血可下而致闭经。

（2）肝肾阴虚:素体肝肾不足,精亏血少;或早婚多产,房劳伤肾,及避孕药对冲任的影响,使肾精亏损,肝血耗伤,冲任不足,血海空虚,胞宫无血可下而致量少甚至闭经。

（3）气滞血瘀:七情内伤,肝气郁结,兼避孕药对冲任的影响,致气血瘀滞,冲任气机不畅,胞脉阻滞,经血下行不畅或甚至不得下行致闭经。

临床表现

口服避孕药半年后常可出现月经减少,少数妇女甚至停药后无撤退性出血（即停经）。

处理及治疗

（一）西医处理及治疗

（1）口服短效避孕药后月经过少或闭经的处理。

1）经量减少一般不需处理,应向服药者说明服药后的正常反应,一般在停药后可自然恢复。

2）月经过少可每日加服炔雌醇 0.005～0.01mg,与避孕药同服 2 个周期,或可停药。服药后无撤退性出血在排除妊娠后可按期服药。

3）连续 2 月停经者可调换避孕药种类,如原用避孕药 1 号改为避孕药 2 号;原用避孕药 2 号者换服避孕药 1 号。

4）调换药品后仍停经或连续停经 3 月者应停药,一般停药 1 周内月经来潮。

（2）口服长效避孕药后月经过少或闭经的处理。

1）经量减少一般不需处理,短期闭经仍可按期服药。

2）如连续 2 周期无撤退性出血,在行妇科检查排出妊娠后,可在再次服药时同时加用孕激素类药物,如甲孕酮25mg、炔诺酮10mg、或18-甲基炔诺酮3mg、或肌内注射黄体酮10mg/d,连续3天。

3)连续闭经3个月以上需停药,等待月经自然来潮,也可选短效避孕药做周期治疗,待月经恢复正常后重新开始服药。

4)停药期间注意采取其他避孕措施。

(二)中医治疗

1. 辨证论治

(1)气血虚弱证

【证候】 服避孕药后月经后期量少,色淡,质稀,渐至闭经;或头晕眼花,心悸气短,神疲肢倦;或食欲缺乏,毛发不华;唇色淡红,苔薄白,脉沉缓或沉细。

【治法】 补气养血调经。

【方药】 人参养营汤(《太平惠民合剂局方》)。人参、黄芪、白术、茯苓、远志、陈皮、五味子、当归、白芍、熟地、桂心、炙甘草。

(2)肝肾阴虚证

【证候】 服避孕药后月经量少,甚至闭经,头晕耳鸣,午后低热,心烦不寐,口干咽燥,舌红少津,脉细数。

【治法】 益肾填精,清热通经。

【方药】 调肝汤(《傅青主女科》)。当归、白芍、山药、山茱萸、阿胶、巴戟天、甘草。

心烦不寐,加黄连;口干津少,加麦冬、沙参;腰腿酸软,加杜仲、牛膝;腹胀,加川楝子、香附、刘寄奴、茺蔚子。

(3)气滞血瘀证

【证候】 服避孕药后月经量少,甚至闭经,胸胁胀满,烦躁易怒,下腹胀痛,纳少,舌质黯或有瘀点,苔薄,脉弦。

【治法】 疏肝理气,活血通经。

【方药】 血府逐瘀汤(《医林改错》)。当归、川芎、生地、赤芍、桃仁、红花、柴胡、枳壳、桔梗、牛膝。

若偏于气滞,胸胁及少腹胀甚者,加莪术、青皮、木香理气行滞;若少腹疼痛拒按者,加姜黄、三棱、莪术。

2. 中成药

(1)大补阴丸:9g,每日3次,口服,用于肝肾不足证。

(2)血府逐瘀口服液:每次10ml,每日3次,口服,用于气滞血瘀证。

(3)知柏地黄丸:口服,每日3次,每次9g,用于阴虚血燥证。

(4)坤灵丸:口服,每日2次,每次15粒,用于肝肾气血不足。

(三)适宜技术

1. 热熨疗法

益母草、当归、红花、川芎、赤芍、路路通各30g,五灵脂、穿山甲、青皮各15g,上药共研粗末,布包扎紧,热熨小腹上,每日1次,每次30min,7天为1疗程。

2. 敷脐法

蜣螂1只(焙干),威灵仙10g(烤干)。上药共研细末,填神阙穴,膏药贴盖,约1h后去药,1日1~2次,连用至愈。适用于血瘀的实证闭经。

3. 针灸疗法

(1)体针:选用32号1.5寸毫针,针刺合谷、三阴交、肾俞、次髎,均双侧。针刺合谷、肾俞用提插补法,当快速无痛进针皮下后,边小幅度捻转,边缓慢地将毫针插入至0.8~1.2寸深度,待得气后守气约30s,再快速将毫针提至皮下,继而又如前插针至原深度,手法应轻巧,刺激应较轻。针刺三阴交、次髎,用偏泻或平补平泻手法,当快速无痛进针至皮下后,又较快地将毫针插至0.8~1.2寸深度,并用中等幅度捻转,待得气后持续刺激约30s,再较慢地提针至皮下,如此快插慢提重复1~3遍。出针时,边捻转边慢慢地提针出针,不按压针孔。如患者畏寒或乳房胀痛等,则用温针器温灸关元穴。隔天或每天治疗1次,10次为1疗程。适用于避孕药引起的闭经。

(2)耳针:内分泌、卵巢、肝、肾、脾、神门、皮质下、子宫,每次选3~4穴,隔日1次,中等刺激,10日为1疗程。

4. 推拿疗法

患者取仰卧位,先点按内关、中脘、血海、三阴交、足三里各半分钟,再以手掌推揉腹部数次,然后提拿带脉。每日1次,10天为1疗程。

5. 贴脐疗法

鹿茸6g、巴戟天30g、肉苁蓉30g、紫河车

30g、熟地 30g、坤草 30g、黄芪 40g、当归 30g、人参 30g、山楂 30g、鸡内金 30g、香附 30g,上药共为细末,瓶装备用。临用时取药末 10g,以酒调和成团,纳入脐中,外盖纱布,胶布固定,3 天换药 1 次,7 次为 1 个疗程。适用于肾虚型及气血虚弱型。

6. 刮痧疗法

取背脊部夹脊穴、气海、三阴交。气血虚弱配血海、归来;肝郁气滞配气穴、支沟、行间、期门。先刮主穴至出现痧痕为止。每日 1 次。然后随症加刮配穴,气血虚弱型的手法力度宜轻,操作范围较广泛,肝郁气滞型的手法力度中等,操作范围较广泛。适用于月经后期。

7. 饮食疗法

(1)菟丝鳖鱼汤:菟丝子 20g、女贞子 15g、益母草 15g、生姜 10g、红枣 10 枚、鳖 1 只(250g 左右),先用热水烫鳖后,剖开背壳,洗净,中药以纱布包,加清水适量,共煮 2.5~3h,去药包,加食盐调味,1 天之内服完。治疗肝肾阴亏之闭经。

(2)三棱莪术兔肉汤:三棱 10g、莪术 10g、枸杞子 15g、兔肉 150g、生姜 15g,加清水适量,武火煮沸后文火煮 2~3h,治疗瘀血阻滞证。

(3)附子狗肉汤:制附子 8g、生姜 15g、蛇床子 10g、熟地黄 20g、狗肉 200g,中药以纱布包后同入清水煮熟,治疗肾阳不足之闭经。

预防护理

1. 预防

(1)用药前加强咨询,了解服药后常见副作用及处理措施,避免过度心理焦虑。

(2)发现月经异常,及时咨询及处理,出现闭经数月时尽早处理治疗。

2. 护理

(1)经期注意保暖,避免淋雨、涉水及感寒。

(2)保持心情舒畅,避免过度劳累。

四、色素沉着

病因病理

1. 西医病因病理

少数女性服用避孕药后会出现面部黄褐斑,与雌激素引起的色素沉着有关。

2. 中医病因病机

(1)肝郁气滞:情志不畅,或思虑伤脾,使气血紊乱,气滞血瘀,不能上荣头面而成斑。

(2)脾虚不化:饮食不节或劳倦过度,水液运化失职,水气上泛,阻于经脉,无以华面。

(3)肾水不足:素体肾虚或房劳伤肾,水不制火,血弱无以华面,燥结成斑。

临床表现

有服用避孕药史,服用后颜面部皮肤发生淡褐色甚至深褐色斑片,大小不等、界限清楚、表面光滑、无鳞屑、无痛痒感、多呈对称性分布。可无明显自觉症状。

原有妊娠黄褐斑史的妇女更容易发生,并且在停用后消退缓慢。

处理及治疗

(一)西医处理及治疗

(1)维生素 C 0.4~0.5g,维生素 E 0.2g,每日 3 次;金施尔康,每日 1 片。

(2)局部外用脱色剂如 3% 氢醌霜或 5% 白降汞,10% 过氧化氢涂擦患处,疗程 3~6 个月。

(3)必要时可更换单一孕激素制剂。

(二)中医治疗

1. 辨证论治

(1)肝郁气滞证

【证候】 浅褐色至深褐色斑片,大小不定,边缘不整,呈地图或蝴蝶状,对称分布于目周、颜面,伴有胁肋胀痛,胸脘痞闷,烦躁易怒,纳谷不馨,经前皮损多颜色加深,两乳作胀,脉弦滑,苔薄白。

【治法】 疏肝解郁。

【方药】 柴胡疏肝散(《景岳全书》)加味。柴胡、白芍、枳壳、川芎、香附、甘草、陈皮。郁金、炒谷芽、炒麦芽。

口苦、心烦者,加龙胆草、黄芩、黄连;胸闷脘胀者,加川楝子。

（2）痰湿内停证

【证候】 灰黑色或褐色斑片,对称分布于鼻翼、前额、口周,境界模糊,自边缘向中心逐渐加深,伴胸胁胀满,气短乏力,呕吐清痰,小便不利,舌淡苔薄白,脉濡滑。

【治法】 健脾益气。

【方药】 香砂六君子汤(《名医方论》)。木香、砂仁、党参、白术、茯苓、陈皮、半夏、甘草、生姜、大枣。

腹胀满甚者,加厚朴、枳壳;纳差便稀,加炒苡仁、山药、扁豆。

（3）肾水不足

【证候】 黑褐色斑片,大小不定,形状不规则,多以鼻为中心,对称分布于颜面,形如云片,甚可呈假面具状,伴有耳鸣盗汗,健忘失眠,腰酸腿软,五心烦热,形体消瘦,舌红苔少,脉象细滑。

【治法】 滋阴补肾。

【方药】 六味地黄丸(《小儿药证直诀》)加味。熟地、山萸肉、山药、丹皮、泽泻、茯苓、女贞子、首乌。

2. 经验方

（1）补肝益肾汤

【药物组成】 炒白芍 15g、生地 15g、熟地 15g、当归 30g、枸杞子 15g、菟丝子 15g、鸡血藤 15g、女贞子 12g、柴胡 6g、红花 6g、大枣 10 枚。

随证加减:消瘦肢乏,面色不荣者加党参、黄芪、桑椹子;心悸不宁,多梦健忘加酸枣仁、小麦、龙齿;两目干涩,视物昏花,月经量少者,加枸杞子、生地;心情不畅,胸胁作胀,或经行不调者,入玫瑰花、青木香、郁金,去熟地、当归。

【功效】 补益肝肾,理气化瘀。

【用法用量】 每日 1 剂,水煎服。

【来源】 孙秀风.补肝益肾法治疗女性面部色素沉着.实用中西医结合杂志,1996;9(8):495。

（2）七味消斑汤

【药物组成】 生黄芪 20g、当归 15g、丹参 10g、玫瑰花 10g、薄荷 6g、白芷 5g、白僵蚕 3g。兼有湿者,加用利湿不伤气的白茯苓;兼有痰者,加用宣肺而不泄气的款冬花;兼有火热者,加用清热凉血可虚实两清之白薇;火热伤阴明显者,加旱莲草;兼有风者加防风;瘀血明显者加桃仁。

【功效】 益气养血,疏风活血。

【用法用量】 每日 1 剂,水煎服,月经期停药休息。

【来源】 蔡青.七味消斑汤加减治疗妇女面部色素沉着.中国临床医生,2002,30(10):58。

3. 中成药

（1）六味地黄丸:6g,每日 2 次,口服。用于肝肾亏虚证。

（2）丹栀逍遥丸:6g,每日 2 次,口服。用于肝郁气滞、肝脾不和证。

（3）八珍颗粒:1 袋,每日 2 次,冲服。用于气血虚弱证。

（三）适 宜 技 术

1. 针灸疗法

（1）体针:肝郁气滞证,取穴三阴交、足三里、太冲,配穴为阴陵泉、行间、肝俞、脾俞。每次选 2～5 穴,用平补平泻法,留针 10～20min,每日 1 次,10 日为 1 疗程;脾虚证,取穴中脘、足三里、三阴交,配穴为脾俞、上脘、下脘,每次取 2～4 穴,用补法,留针 20min,每日 1 次,1 周为 1 疗程;肾虚证者,取穴太溪、三阴交,配穴为肾俞、阴陵泉,每次选 2～3 穴,用补法,每日 1 次,1 周为 1 疗程。

（2）面针加穴位注射:依面针穴位,先确定患者面部色斑区主要属于哪几个脏器功能紊乱,每次选取 3～5 穴,用 0.5 寸毫针快速刺入约 0.3 寸深,轻捻针令患者有针感,留针 20min,隔日针 1 次;再选取相应脏器之背俞穴(每次选两对穴位),用 5ml 注射器 4 号针头抽取复方丹参液 4ml,令患者俯卧,针尖稍向脊柱刺入穴位,活动针尖待患者有酸胀感时推药,每穴 1ml,隔日 1 次。10 次为 1 个疗程,每疗程间隔 5 天。

（3）耳穴压豆法:取耳穴肝、肺、肾、内分泌、皮质下、交感、神门、面颊,体虚者加脾、胃。找出以上诸穴敏感点后,每穴按压王不留行籽 1～2 粒,以胶布固定,两耳交替,隔日 1 次,10 日为 1 疗程。

2. 敷贴法

复方当归糊剂:当归、川芎、沙参、柴胡、防风、天花粉各 20g,冬瓜仁、白芷、白及、绿豆各10g。将上药混合研末,过 220 目筛,取药粉10g,蜜糖、3%过氧化氢溶液各 3ml,10%枸橼酸钠溶液 5ml,精面粉及 40℃水少许混合成糊状。将中药糊剂敷于面部,湿热棉垫覆盖,30min 后清除,按摩地仓、迎香、太阳、瞳子髎、承泣、印堂、听宫等穴位。1 周治疗 1 次,10 次为 1疗程。

3. 摩擦法

甘松、山柰、茅香各 15g,白僵蚕、白及、白蔹、白附子、天花粉、绿豆粉各 30g,防风、零陵香、藁本各 9g,肥皂 9g,香白芷 30g,上药共研细沫,每日早晚蘸沫摩擦患部,可常用。

预防护理

1. 预防

(1)避免长期日晒。

(2)不滥用化妆品,尤其是劣质化妆品。

(3)合理用药,慎用增加光感的药物,如氯丙嗪、苯妥英钠、碘胺等。

(4)服用避孕药宜在晚上,使血浓度于次日日照高温前几小时降至最低浓度。

2. 护理

(1)平和情志,豁达大度,避免长期过度的精神紧张,使气血调和,肌肤得养。

(2)调节饮食,易多进偏碱性食物,多食富含维生素 C 及蛋白质食物,少食酸性食物。

五、白带增多

白带增多是长效口服避孕药常见的副作用,约占服药周期的 20%。

病因病理

1. 西医病因病理

长效避孕药是以雌激素为主的避孕药,在雌激素的影响下,宫颈管的内膜腺体分泌旺盛,产生较多稀薄透明如蛋清样或水样白带,在月经来潮后更为明显。

2. 中医病因病机

(1)脾虚:平素饮食不节,或劳倦过度,思虑郁结伤脾,脾虚运化失职,水湿内停,湿邪下注,伤及任带二脉。

(2)肾阳虚:素体肾虚不足,或久病及肾,或多产等,均能损伤肾气,致封藏失职,失其固摄之力。

临床表现

服用长效避孕药后出现白带量增多,质稀薄,透明如蛋清样或水样,淋沥不断。

与常见的宫颈炎或阴道炎引起的白带增多性质不同,经妇科检查及阴道分泌物检查可以鉴别。

处理及治疗

(一)西医处理

一般白带增多不随服药周期递增而继续增多,无需特殊处理。也可用中医药方法治疗。

(二)中医治疗

1. 辨证论治

(1)脾虚证

【证候】 服用避孕药后带下量多,色白或黄,质黏,无臭气,绵绵不断,面色㿠白或萎黄,四肢不温,精神倦怠,纳差便溏,两足跗肿,舌淡苔白或腻,脉缓弱。

【治法】 健脾益气,升阳除湿。

【方药】 完带汤(《傅青主女科》)。白术、苍术、陈皮、党参、白芍、柴胡、淮山药、芥穗、甘草。

如带下日久不止,舌苔不腻者,可加金樱子、乌贼骨以固涩止带。

(2)肾阳虚证

【证候】 白带量多,质清稀,终日淋漓,腰部酸痛,小腹冷感,形寒肢冷,面色苍白,小便频数清长,夜间尤甚,大便溏薄。舌淡苔薄白,脉沉细。

【治法】 温肾培元,固涩止带。

【方药】 内补丸(《女科切要》)。鹿茸、菟丝子、潼蒺藜、紫菀、黄芪、肉桂、桑螵蛸、肉苁蓉、制附子、茯苓。

如有阴虚之证,而见咽干口燥、阴道灼热者,加黄柏、知母、贯众以滋阴清热。

2. 经验方——加味玉真散

【药物组成】 白附子15g、明天麻15g、天南星10g、羌活6g、白芷6g、防风6g、焦白术30g、炒山药30g。头痛、眩晕者加钩藤24g、桑寄生30g、泽泻30g;心悸不安者加菖蒲10g、龙牡各30g;带下红白相兼者加仙鹤草30g、三七参3g;腰痛如折加狗脊30g、川断10g、杜仲炭10g;稀便、腹痛者加煨豆蔻10g、海螵蛸30g、炒车前子30g;泛酸、胃脘痞胀者加黄连片、牡蛎24g、煅瓦楞子30g。

【功效】 健脾升阳,除湿祛风。

【用法用量】 每日1剂,两煎取汁500ml,分2次温服,早晚各1次,9剂为1疗程。

【来源】 陈如芳,阚仕宇.加味玉真散治疗带下病36例.实用中医药杂志,1994,(3):11~12。

3. 中成药

(1)妇炎清液:30ml,每日3次,温水冲服。适用于脾虚证。

(2)佳蓉片:4片,每日3次,口服。适用于肾虚证。

(三)适宜技术

(1)敷脐法:芡实、桑螵蛸各30g,白芷20g,共研细末,醋调后敷神阙穴,1日换药1次。适用于脾肾虚证。

(2)热熨法:艾叶、鲜葱各500g,捣烂炒热装袋,置放外阴处,上用热水袋热敷1~2h。适用于虚寒性带下。

(3)针灸疗法:脾虚型选穴气海、带脉、三阴交、足三里,毫针刺,用补法,并可用灸法;肾虚型选穴用关元、带脉、肾俞、次髎、照海,用补法,并可用灸法。

预防护理

(1)注意阴部卫生,避免感染。

(2)饮食合理,忌过食辛辣生冷等损伤脾胃的食物。

(3)加强锻炼,增强体质。

六、其他罕见、严重不良反应

避孕药严重不良反应发生率很低,比较罕见,一旦发生以下罕见不良反应必须积极抢救,即使为药品不良事件,尚未确定与避孕药的因果关系,也应立即逐级上报。

临床表现

(1)静脉血栓:可发生于大腿、小腿、肺或盆腔静脉。依血栓部位有不同的临床表现。

(2)卒中:可见缺血性卒中与出血性卒中,发生卒中前可以有偏头痛史或视力障碍。

(3)心肌梗死:常有心前区疼痛史。

(4)乳腺癌:可摸到乳腺肿块。活体检查可确诊。

(5)宫颈癌:常有性交出血及不规则出血史,宫颈细胞涂片检查巴氏Ⅲ级以上,阴道镜下取活体病理检查可协助诊断,必要时宫颈锥切病理检查可确诊。

(6)肝脏肿瘤:可见肝区疼痛,有时合并黄疸、肝功能异常。B超、CT检查可协助诊断。

(7)眼睛问题:可致单眼或双眼失明、复视、眼肿或眼痛。

一旦出现以下症状,则提示可能出现了严重的不良反应,需要立即停药并实施抢救。

1)突发严重腹痛。

2)突发剧烈胸痛、咳嗽、气短或呼吸时剧痛。

3)突发严重头痛、头晕、麻木,特别是单侧。

4)突发部分或全部视力丧失、视力模糊。

5)突发单侧腿痛或肿胀。

处理

服避孕药前应进行咨询和知情选择。服药后定期随访,优质服务,以便及时早期发现。万一有以上严重、罕见不良反应之一者,必须立即停服避孕药,请相关专家会诊,积极抢救,并逐级上报。尚未能确定是否与避孕药有因果关系,也应按药品不良事件上报。

Ⅱ.避孕针剂不良反应

避孕针剂与口服避孕药相比消化道反应较轻微。避孕针剂虽然安全有效,但它也可因药物种类、剂量、用药时间以及个体差异等可出现不同不良反应。月经不规则往往是停药的原因。

一、月经紊乱

病因病理

（1）西医病因病理：同口服避孕药突破性出血的病因。

（2）中医病因病机：参见口服避孕药副作用突破性出血及月经量少、闭经相关内容。

临床表现

复方雌孕激素避孕针剂可引起月经量增多、点滴出血、不规则阴道出血。而单方孕激素针剂常引起不规则阴道出血、点滴出血和闭经。单方孕激素针剂月经紊乱发生率高于复方针剂。

处理及治疗

（一）西医处理

（1）重视对使用者用药前咨询和医疗服务，有利于提高注射避孕针剂的可接受性，提高使用率。

（2）长期频繁少量出血可口服避孕药，每天1片，14～21天；或每天2～3片，出血停止后改为每天1片，再给14天。也可用乙炔雌二醇50μg，每天1次，7～21天；环戊丙酸雌二醇5mg，肌内注射。以上方法仅使用1个疗程。

（3）多量出血总的处理方法与长期频繁出血相似，仅雌激素剂量要大一些，疗程要长一些。

（4）出现闭经者，有临床症状需排除妊娠或其他疾病。闭经持久忧虑较大者可用1～2疗程雌激素治疗，如用复方口服避孕药1个周期（21天）；乙炔雌二醇20～50μg/d，10～21天；戊酸雌二醇1mg/d，共10～14天；环戊丙酸雌二醇5mg，肌内注射。

（二）中医治疗

可参见口服短效避孕药突破性出血及经量减少、闭经相关内容。

（三）适宜技术

可参见口服短效避孕药突破性出血及经量减少、闭经相关内容。

二、体重变化

病因病理

用单方孕激素注射避孕针的妇女可能产生体重增加，主要是由于体内脂肪增加而不是液体潴留。

临床表现

据WHO主持的3个醋酸甲孕酮150mg每3月注射一针的多中心研究，使用1年后体重增加的范围是1.48～2kg。

处理

（1）少数人体重增加，可调整饮食结构、适当控制饮食、加强体育锻炼，不需服用药物。

（2）个别体重增加过多，一般停药后可逐渐恢复。

三、头痛、头晕

临床表现

注射避孕针后头痛、头晕、神经过敏、失眠。一般症状较轻微，个别使用者发生严重头痛或偏头痛，甚至出现复视或视力模糊。

处理

（1）症状较轻者可对症处理。

（2）严重头痛、偏头痛伴复视、视力模糊者应停药，请相关科室专家会诊处理。

四、其他不良反应

应用避孕针后发现乳腺包块、黄疸、过敏反应,应立即停用药物。发现过敏反应除停用药物还需抗过敏治疗。

Ⅲ. 皮下埋植剂不良反应

左炔诺孕酮硅胶棒埋植剂所含单方孕激素左炔诺孕酮,可能出现的不良反应和其他单方孕激素制剂相同,如月经紊乱、闭经、恶心、头痛、头晕、食欲改变、体重改变、哮喘、抑郁、痤疮、色素沉着以及因埋植剂引起的局部不适等。因皮埋剂采用缓释系统,用量小,因此,除月经问题外,上述其他不良反应发生率低,症状轻,绝大部分在使用早期消失。

第三节　输卵管绝育术副作用及并发症

Ⅰ. 腹式输卵管绝育术并发症

一、膀胱损伤

病因

常发生于受术者术前未排空膀胱、手术切口过低及术者分离腹膜前脂肪层时未认真辨认腹膜和膀胱壁的特点而误伤膀胱。

诊断要点

(1)术中发现切开膀胱时有淡黄色尿液溢出,内壁光滑,切口可分为筋膜、肌层和黏膜层。

(2)误将膀胱当腹膜切开后,膀胱局部出血或渗血较多,组织层次不清。不能见到肠管或大网膜,也触不到盆腔的子宫、输卵管和卵巢。

治疗

(1)用0.9%氯化钠溶液冲洗膀胱切口。

(2)用2/0~3/0号可吸收缝线全层缝合膀胱切口,关闭膀胱并止血。

(3)对不完全损伤,可用1号丝线缝合肌层,4号丝线缝合筋膜层。

(4)术后放置导尿管并保留5~7天。给予抗生素预防泌尿道感染。

预防

(1)术前一定要排空膀胱。

(2)切口不宜过低,术中仔细操作,辨清腹膜和膀胱壁,避免损伤膀胱。

(3)术中如发现组织过厚,并有丰富的血管,容易渗血时,要想到膀胱壁的可能性,避开后再向较薄的上方去钳取腹膜。

二、肠管损伤

病因

(1)手术时钳夹腹膜时,将肠管或肠系膜同时钳起,切开时可损伤肠管或肠系膜。

(2)腹膜较薄,于钝性分离腹膜前脂肪过程中已进入腹腔,如操作不够认真细致,未能发现,将肠管或肠系膜夹住而切开造成严重损伤。

(3)既往开腹手术或腹膜炎(特别是结核性腹膜炎)史,遗留广泛性或过多的肠管与腹膜粘连,分离腹膜困难而误伤。

(4)寻找输卵管时,使用有齿卵圆钳或吊钩,反复操作并粗暴,卵圆钳钳夹时扣合较紧可损伤腹腔内各种脏器。

诊断要点

(1)肠管全层切开,可见肠管黏膜、肌层和浆膜3层,并有肠内容物溢出于盆腔或腹腔。

(2)肠管挫伤时,表面有钳夹齿印伴渗血。若可疑损伤时,应注意肠管的前后两面。

(3)肠系膜切开时,可见切口周围有肠管。如伤及血管则出血多。

治 疗

（1）发现肠管切开，必须及时修补。

（2）肠管挫伤或较小的穿通伤，用1号丝线做浆肌层内翻间断缝合。

（3）肠系膜损伤可用1号丝线间断缝合；有血管损伤应缝扎止血；如损伤广泛，可能影响肠管血运发生肠管坏死，宜请外科医师会诊处理。

（4）肠道修补术后应禁食72h，待肠管功能恢复后逐步进食；并预防性给予抗生素。直肠损伤则禁食1周，并口服肠道抗生素预防感染。

预 防

（1）术前如有便秘必要时行灌肠术，术中臀部抬高，使肠管上移。

（2）切开腹膜前钝性分离腹膜前脂肪组织，钳取腹膜时一定要虚夹，并倒换几次血管钳，确认腹膜且未夹住腹膜下脏器时再行切开。

（3）有开腹手术史或可疑腹膜炎病史，钳取腹膜困难，或腹膜与肠管广泛粘连时，应扩大切口，由粘连的上方或旁侧钳取腹膜，确认后切开。

（4）寻找输卵管切忌应用带齿或边缘比较锐利的卵圆钳。

三、输卵管系膜撕裂和卵巢门损伤

病 因

夹取或钩取输卵管时操作粗暴、用力牵拉等均可造成输卵管断裂、系膜撕裂或卵巢门血管损伤而出血。误夹卵巢，用力牵拉亦可造成卵巢损伤或卵巢门血管损伤而出血。结扎分离输卵管过程中亦可损伤输卵管系膜内的血管形成血肿或出血。特别是结扎壶腹部或近伞端时，血管丰富，容易损伤而出血。

诊断要点

（1）系膜撕裂或卵巢门损伤常有血管损伤

而出血或形成血肿。

（2）提取输卵管过程中或结扎术后关腹前，腹腔内有活动性出血。

（3）结扎输卵管时可见系膜血肿，若未及时缝扎则血肿扩大。

（4）卵巢门损伤见卵巢门血管出血。

治 疗

（1）发生系膜血管损伤出血时，宜提出输卵管，应立即缝扎系膜内血管。

（2）卵巢门血管损伤，轻者缝扎出血点；严重损伤难以修补者，可能需要切除一侧附件。

预 防

（1）术中严禁粗暴，提取输卵管时要技术熟练，尽量采用指板法，可减少输卵管和系膜损伤。

（2）结扎方式以抽芯包埋法为宜，浆膜下注入少许液体，使管芯游离，避免输卵管下方的血管损伤。

（3）结扎完毕要仔细检查局部有无渗血或血肿形成，关腹前要注意腹腔内有无渗血。

四、腹 壁 血 肿

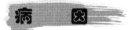

1. 西医病因

（1）常因分离腹直肌或腹膜前脂肪层时，未及时止血而发生。

（2）受术者合并血液疾患者也易发生腹壁血肿。

（3）施术者术中粗暴、过于追求手术速度、缝合腹壁前未做仔细检查、未能发现出血点而延误处理。

2. 中医病因病机

血肿属中医血瘀证之瘀血范畴，是离经之血不能及时排出、消散或吸收，积存于体内而致。

诊断要点

术后局部伤口渗血，局部隆起，形成包块，

可能有广泛淤斑。如处理不及时,可感染化脓。

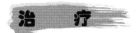

（一）西 医 治 疗

（1）小血肿可穿刺抽血或拆开 1～2 针缝线,经清理后加压包扎,并用抗生素预防感染。

（2）血肿较大需手术切开,清除淤血,结扎出血点,避免继发性感染。必要时可放置橡皮引流条。

（二）中 医 治 疗

1. 辨证论治

【证候】　术后局部伤口渗血,局部隆起,形成包块,可有广泛瘀斑。

【治法】　活血祛瘀,散结止痛。

【方药】　祛瘀散结汤（经验方）。丹参、赤芍、当归尾、桃仁、五灵脂、蒲黄、没药、三棱、莪术、泽兰、元胡、香附、益母草。

若兼有切口感染者属毒邪壅遏,方中加蒲公英、红藤、败酱草、清热解毒、活血散瘀、止痛、利湿、排脓。

2. 经验方——冰片虎杖膏

【药物组成】　冰片 10g,虎杖 100g,煅石膏 100g。

【功效】　清热解毒,活血化瘀。

【用法用量】　各研细末,加适当米醋成膏,盛装备用。

【来源】　杨玉琼．冰片虎杖膏治疗一例腹壁血肿的护理．中华国际护理杂志,2005,4（1）:5。

3. 中成药

（1）独角膏:冷开水或醋调成糊状,外敷患处,每日换药。

（2）生肌玉红膏:用法同上。

（3）金黄膏:用法同上。

（三）适 宜 技 术

（1）敷贴法:取如意金黄散 1 包或数包,用醋或葱、酒调成膏状,也可用麻油或蜂蜜调敷患处,隔以塑料薄膜,外被敷料固定包扎。每日1～2次。

（2）薄贴法:赤小豆适量研末,与鸡蛋清调和敷贴患处,每日 1～2 次。

（3）涂擦法:小活络丹 100 粒浸入 75%乙醇溶液中,封贮备用。施治时取药酒涂擦患处约 2～3mm 厚,每日 1～2 次。

（4）湿敷法:生大黄 30g、五倍子 20g、生栀子 30g、白及 15g、柑子叶 30g、芙蓉花叶 30g。上药研末,取生姜适量煎汁调药粉,敷于患处,1 日 1 次。

（5）溻渍法:鲜大蓟 20g、黄栀子 120g、黄酒 120g。将大蓟和黄栀子方砂锅内兑水 5 碗,煎开后再兑入黄酒,稍煎 1min,过滤,用新毛巾轮流溻渍患处,每次 20min 左右,每日 1～2 次。

（6）熏洗法:宽筋藤、伸筋草、银花藤、王不留行、刘寄奴各 30g,钩藤 20g,防风 15g,荆芥、黄柏各 12g。上药水煎熏洗患处,每次 20～30min,每日 3 次。

预防护理

1. 预防

（1）术中要稳、准、轻、巧,熟练掌握操作技术,避免损伤输卵管血管,不要过分追求切口小和手术速度快。

（2）术前常规做血液化验检查,对可疑血液病病史或血液化验异常者,应列为手术禁忌证。

2. 护理

（1）进食营养丰富易消化的食物,多食蔬菜水果,有利于促进腹部血肿的吸收;忌食辛辣刺激性食物。

（2）保证大便通畅,防止因用力大便导致腹压增加,使血管破裂,加重腹壁血肿。

五、感　　染

腹部输卵管结扎术后感染包括切口感染和盆腔感染。常因原有内外生殖器炎症或腹部皮肤感染未经治愈而手术。

病 因

1. 西医病因病理

（1）使用的器械、敷料未经严密消毒,术中未遵守无菌操作原则。

（2）受术者皮肤原有感染病灶,亚急性盆腔炎或全身抵抗力低下,未经控制即行手术而造成。

（3）术中形成的腹壁或盆腔内血肿继发感染;脏器损伤未能及时发现而形成盆、腹腔感染;腹腔内异物遗留继发弥漫性腹膜炎。

2. 中医病因病机

术中消毒不严,感染邪毒,或兼素体湿热之邪内蕴,或素体虚弱,致邪毒内侵,与湿热及气血相搏结,滞于少腹,形成盆腔炎(具体参见本章第二节宫内节育器并发症感染相关内容);或聚于腹部切口局部,阻滞经脉,壅滞气血,化热酿毒,甚至腐肉成脓,形成少腹痛。

临床表现

（1）腹壁切口周围红、肿、热、痛;继发腹壁脓肿时局部有局限性包块,表浅者可有波动感,明显压痛,可能缝线及切口处有脓汁排出,深层部位可触及明显包块,伴有全身感染症状,如体温升高、白细胞增高等表现。

（2）盆腔感染主要临床表现为下腹疼痛,肛门内坠胀,排尿时疼痛加重,阴道脓性分泌物;发热、恶寒、头痛、恶心、呕吐。

诊 断

1. 诊断要点

（1）腹壁切口感染:切口周围红、肿、热、痛;继发腹壁脓肿时局部有局限性包块,表浅者可有波动感,明显压痛,可伴有全身感染症状。

（2）盆腔感染:包括急性附件炎、盆腔腹膜炎或盆腔脓肿。主要诊断要点:

1）下腹疼痛,肛门内坠胀,排尿时疼痛加重;阴道脓性分泌物;体温高达38℃以上,恶寒、头痛、恶心、呕吐,脉搏增快。

2）腹部检查:下腹或全腹呈肌紧张,压痛、反跳痛明显。

3）阴道检查:宫颈举痛,穹隆部触痛重,子宫或附件部位压痛、增厚;或子宫轮廓不清,盆腔一侧或双侧呈现炎性包块;盆腔脓肿形成后,后穹隆或一侧穹隆可触及波动感。

4）血常规检查白细胞总数和中性粒细胞均明显增高。

（3）全身败血症及中毒性休克:在腹壁感染或盆腔感染的同时出现高烧、寒战、急性重症面容或苍白、虚脱;脉速,血压下降,末梢循环衰竭,中毒性休克。白细胞高达 $20 \times 10^9/L$ 以上,并出现中毒颗粒。血液细菌培养阳性。

2. 鉴别诊断

急性阑尾炎:一般无人工流产手术史,腹痛多由脐周开始,然后转移局限于右下腹,麦氏点压痛、反跳痛明显,妇科检查盆腔正常。

治 疗

（一）西医治疗及处理

1. 腹壁感染

早期行物理疗法,局部热敷,伴全身应用抗生素。如已化脓感染,则做切开引流。形成深部瘘管或窦道时,可采用注入亚甲蓝或经碘油造影摄片,弄清伤口情况加以彻底切除。

2. 盆腔感染

一旦诊断即予以 2～3 种广谱抗生素消炎治疗,力争控制在急性期的早期,并全身支持疗法,抬高床头,使感染局限于盆腔内。

（1）已形成局限性盆腔脓肿,位置较低,在控制全身性感染的同时可经阴道行脓肿切开引流术。

（2）败血症与感染性休克:与其他原因的败血症治疗相同。

（二）中 医 治 疗

1. 辨证论治

（1）腹壁感染

【证候】 病发于少腹部手术切口处,高肿红活,焮热疼痛,肿势易聚,溃后脓出稠厚,伴发热,头痛,口渴,便秘尿赤,舌红苔黄,脉滑数。

【治法】 清热解毒,活血消肿。

【方药】 仙方活命饮(《医宗金鉴》)。金银花、陈皮、穿山甲、乳香、没药、防风、白芷、当归尾、赤芍、皂角刺、天花粉、贝母、甘草。

热毒甚者,加黄连、黄芩;阴虚者,加生地、玄参、石斛;气血两虚者,加生黄芪、党参。

（2）盆腔感染：中医辨证治疗可参照本套丛书李旭京主编的《妇产科疾病中西医诊疗技术》中盆腔炎性疾病相关内容。

2. 经验方

（1）祛毒散

【药物组成】　黄连10g，黄柏30g，黄芩30g，制大黄30g，金银花30g，蒲公英30g。

【功效】　清热解毒，消肿止痛。

【用法用量】　上药水煎取汁800ml，高压蒸汽灭菌后备用。应用时，先将感染伤口周围皮肤用碘酒、乙醇常规消毒，用无菌敷料拭净创口内积脓，清除其内的坏死组织。然后将祛毒散煎液用注射器注入创腔内，至贮满，以浸泡创面。与此同时，可行局部理疗，30min后再次消毒创口周缘，并用无菌敷料拭净创口内的祛毒散煎液，在创口内塞入浸透祛毒散煎液的敷料以引流，外用无菌敷料覆盖。每日换药1次。如经治疗后炎症已消退，可根据创口情况，酌情应用生肌散外敷。

【来源】　赵献涛.祛毒散治疗严重伤口感染36例.中国民间疗法，2003，11（10）：39～40。

（2）玉红膏

【药物组成】　香油、黄腊、银珠（一种防腐剂）、人发、花椒、轻粉、铅粉、淀粉、琥珀各适量。

【功效】　活血化瘀，消肿止痛，祛腐生肌。

【用法用量】　先把香油放入锅内，文火煎至沸腾后加入人发、花椒继续煎15min，使之变黄为宜，把人发、花椒捞出来，再将黄腊放入锅内，此时停止加热，黄腊溶解后过滤锅内的油倒入瓷盆里晾凉后，再将轻粉、铅粉、琥珀、银珠放入瓷盘内搅匀。放入容器内高压消毒备用。使用前彻底消除脓痂，切除坏死组织及增生老化的肉芽，先用1%过氧化氢溶液冲洗伤口，再用0.9%氯化钠溶液彻底冲洗干净。可将玉红膏涂在油纱条上再做引流，外敷以无菌纱布包扎。一般每2天换药1次，若患处分泌物多者可每天换药1次，直至完全愈合。

【来源】　刘焕涛，姜学敏，赵学祥.自拟玉红膏治疗伤口感染76例报告.中医正骨，2001，13（12）。

3. 中成药

（1）腹壁感染

1）太乙膏：一贴，贴于患处，每日1贴。

2）金黄膏：加醋调成糊状，敷贴患部，每日换药1次。

3）生肌玉红膏：加醋调成糊状，敷贴患部，每日换药1次，用于肿势消退后。

（2）盆腔感染：可参照本套丛书李旭京主编的《妇产科疾病中西医诊疗技术》中盆腔炎性疾病相关内容。

（三）适宜技术

1. 腹壁伤口感染

（1）熏洗法：方药组成：蒲公英50g，苦参、黄柏、连翘、木鳖子各20g，金银花、白芷、赤芍、丹皮、生甘草各15g。上药煎汤，趁热熏洗患处，每日1次，每次20min，此后用无菌纱布覆盖，共10天。

（2）外洗法：方药：连翘、丹参、蒲公英、金银花、苦参、地榆、赤芍、血竭、四季青。将上述药物共研成细末一份，布包水煎15min，待药液温度降至50℃左右时，用浸有药液的纱布块清洗浸泡创面，每次半小时，每日1~2次，7天为1疗程。

（3）外敷法：大黄炭（熟石灰炮制）1000g，冰片50g，将大黄碳粉碎过120目筛，冰片用乳钵研磨极细，等量递增法混合，特殊处理后，无菌条件下装封，装量20g/袋，钴60照射20min备用。根据感染局部的大小，选择适量的灭菌凡士林纱布，将消炎生肌散适量置放在该凡士林纱布上，敷于感染患处，2天换药1次，换药前需用0.9%氯化钠溶液洗净患处，去掉腐肉。

也可在伤口局部外敷消癥症散（千年健、追地风、透骨草、夏枯草、黄连、栀子、羌活、独活、川断等研末而成），用时直接外敷伤处，用消毒纱布块覆盖，每日换药1次。

（4）针刺加拔罐：痈肿未成脓者，局部消毒（消毒范围须超过正常皮肤5cm，下类同）。用三棱针点刺放血，再用闪火法拔罐15min，然后艾灸10min，至周围皮肤红热灼微痛（但勿烧伤皮肤，下类同）；成脓未溃者，消毒皮肤后，三棱针点刺放脓，再用闪火法拔罐15min，至黑色血液流出，再艾灸10min，至周围皮肤红热灼痛；脓已溃者，不用三棱针点刺，直接用闪火法拔罐10min，吸出脓液及暗色血液，直至无脓液或暗血流出，再艾灸10min至皮肤灼热。上述3种方法均每日1次。

2. 盆腔感染

适宜技术可参照本套丛书李旭京主编的《妇产科疾病中西医诊疗技术》中的盆腔炎性疾病相关内容。

预防护理

1. 预防

（1）严格执行无菌手术操作，严格掌握适应证，凡有阴道炎、急性宫颈炎、盆腔炎及皮肤感染者暂不宜手术。

（2）手术操作要熟练，防止术中继发脏器损伤、异物遗留、盆腔及腹壁血肿。

（3）术中发现输卵管急性炎症者，最好行输卵管切除术，术后及时予以抗生素预防炎症扩散，并配合物理疗法，促进炎症好转及吸收。

2. 护理

（1）卧床休息，保持情绪稳定，避免情绪刺激。

（2）饮食清淡而富于营养，忌食辛辣刺激。

（3）保持外阴清洁，禁房事及盆浴。

六、腹腔内异物遗留

病因

术者及助手缺乏责任心，工作粗心大意，未严格执行手术前后清点敷料、器械的手术常规，导致异物遗留腹腔。

诊断要点

（1）术后出现持续性腹痛、腹胀，伴有肠麻痹以及恶心、呕吐等肠梗阻征象；持续高热，腹部及盆腔检查触及不规则形状包块，压痛明显并有腹膜刺激症状。

（2）关腹后经再三核对敷料及器械数与术前不符时，高度可疑异物遗留腹腔内。

（3）可做 B 超检查协助诊断，金属器械可摄腹部平片明确诊断。

治疗

（1）已明确诊断或高度可疑异物遗留腹腔并不能排除脏器损伤时，应及时开腹探查取出

异物和处理脏器损伤。

（2）有肠梗阻或肠麻痹时，手术后应行胃肠减压术，促进肠功能恢复。

（3）术后应用广谱抗生素，全身支持疗法，控制急性炎症，减少后遗症。

预防

术中操作仔细，责任心强，严格按规程进行手术。

七、慢性盆腔炎

病因病理

（1）西医病因病理：急性盆腔炎未彻底治愈演变成慢性盆腔感染，或输卵管结扎术前、术后存在亚临床型感染延续存在。

（2）中医病因病机：绝育术后本病的发生主要是术前湿热之邪内侵，余邪未尽，正气未复，而行手术；术后气血阻滞，湿热瘀血内结，缠绵日久不愈或素体虚弱，或正气内伤，外邪侵袭，留驻于冲任，血行不畅，瘀血停聚等，具体参见本套丛书李旭京主编的《妇产科疾病中西医诊疗技术》中的慢性盆腔炎相关内容。

临床表现

（1）有或无低热，伴下腹疼痛和腰骶部酸痛，经期或性交后加重；白带增多。

（2）反复发作亚急性盆腔炎，发作时可有高热、腹痛加重，妇科内诊表现为急性盆腔炎体征。白细胞增高。

（3）月经紊乱：表现为月经周期缩短、经期延长或伴经间期点滴出血，月经量有所增多。

（4）自主神经紊乱：表现无一定规律的单个或多个系统主诉，如心悸、潮热、胸闷；气短、气憋；恶心、呕吐、腹胀、畏食；头痛、头晕、四肢麻木；易怒、焦虑、抑郁、敏感等。

诊断与鉴别诊断

1. 诊断要点

（1）术后有急性盆腔炎病史，并反复发作。

（2）妇科内诊有慢性盆腔炎体征,一侧或双侧附件增厚;或有炎性包块,伴压痛。亚急性发作期宫颈触痛和附件压痛明显。非发作期盆腔内亦可仅有压痛,无其他阳性体征。

（3）腹腔镜检发现慢性盆腔炎可明确诊断。

2. 鉴别诊断

（1）子宫内膜异位症:子宫内膜异位症体征可与慢性盆腔炎相似,有继发性、进行性加重的痛经,但妇科检查可在宫体后壁、宫骶韧带处扪及触痛性结节,B超及腹腔镜检查可资鉴别。

（2）盆腔淤血综合征:有长期慢性下腹疼痛,与盆腔炎表现相似,但体征及妇科检查无异常表现;有时宫颈色紫,或有举痛,宫旁附件有压痛,但无明显病灶,腹腔镜检可资鉴别。

治 疗

（1）西医治疗:参见本套丛书李旭京主编的《妇产科疾病中西医诊疗技术》中的慢性盆腔炎相关内容。

（2）中医治疗:参见本套丛书李旭京主编的《妇产科疾病中西医诊疗技术》中的慢性盆腔炎相关内容。

（3）适宜技术:参见本套丛书李旭京主编的《妇产科疾病中西医诊疗技术》中的慢性盆腔炎相关内容。

预 防

（1）及时彻底治疗急性盆腔炎,防止其迁延成慢性盆腔炎。

（2）积极锻炼身体,增强体质,提高机体抗病能力。

八、大网膜粘连综合征

病 因

（1）西医病因:大网膜与腹壁切口或盆腔脏器有粘连。多因缝合腹膜时将网膜一并缝合,或因炎症形成粘连。

（2）中医病因病机:本病因手术损伤,伤及脉络,或兼素体抑郁,湿邪内盛等,致气机不

畅,血行瘀滞,总属气滞血瘀。

临床表现

除具有慢性盆腔炎或盆腔静脉淤血综合征的主要临床表现外,其腹痛多为上腹牵拉痛,直立位时加重。还可以消化道症状如食欲缺乏、腹胀、恶心、呕吐、便秘等为主要表现。

诊断要点

行腹腔镜检查或开腹探查发现大网膜与腹壁切口或盆腔脏器有粘连而证实。

治 疗

（一）西 医 治 疗

（1）保守治疗如理疗、心理疏导等。

（2）如保守治疗无效,可行开腹术分离粘连,亦可在腹腔镜检查明确诊断同时分离粘连。

（3）早期下床活动,避免再次粘连。

（二）中 医 治 疗

1. 辨证论治

【证候】 绝育术后上腹牵拉痛,直立位时加重,或下腹及腰骶部酸痛,食欲缺乏,腹胀,恶心呕吐,便秘。妇检子宫、附件压痛、牵拉痛,活动受限。

【治法】 行气化瘀,软坚散结。

【方药】 桂枝茯苓丸(《金匮要略》)。桂枝、茯苓、丹皮、赤芍、桃仁;加皂刺、三棱、莪术、海藻、昆布。

2. 经验方——抗粘连汤

【药物组成】 川朴10g,广木香10g,莱菔子10g,乌药10g,芒硝6g,桃仁10g,赤芍10g,番泻叶10g。可配合应用胎盘组织液及糜蛋白酶肌内注射。

【功效】 理气散瘀,软坚散结。

【用法用量】 每日1剂,水煎服,15天为1疗程。

【来源】 《中医、中西医结合妇产科情报》,1990,(3)。

3. 中成药

（1）桂枝茯苓胶囊：3粒，每日3次，口服。

（2）大黄䗪虫胶囊：3粒，每日3次，口服。

（三）适 宜 技 术

参见本套丛书李旭京主编的《妇产科疾病中西医诊疗技术》中的盆腔炎性疾病相关内容。

预 防

（1）手术操作要熟练，避免粗暴损伤组织而形成粘连。

（2）缝合腹膜时要注意腹膜下组织，以免误缝大网膜。

（3）重视无菌操作，避免术后感染而引起粘连。

九、神 经 症

病 因

输卵管结扎术后神经症与结扎术本身并无直接关系，可因患者本身的神经类型以及术前未做好咨询工作和术中的精神刺激（包括手术本身和医务人员的语言刺激），造成术后过度紧张表现出精神神经异常。

临床表现

临床表现分躯体障碍与精神障碍两种类型。

1. 躯体障碍主要表现

（1）运动抑制：不同程度的肢体瘫痪，如截瘫、偏瘫等。

（2）语言抑制：可为缄默症或失音症。

（3）运动增强：如肢体震颤、阵发性痉挛及抽搐等。

（4）感觉抑制：出现与末梢神经分布不符的感觉减退或消失。

（5）自主神经功能失调：如神经性畏食、贪食、神经性呕吐、呃逆、腹胀、便秘及肠麻痹；还可为神经性尿频、尿急；阵发性心动过速，呼吸短促，突发性潮热；皮肤神经性水肿等。

2. 精神障碍

（1）意识障碍，意识朦胧。

（2）情感失调，如失望、悲伤、厌世，或激动、喜怒无常等。

诊断要点

（1）术前精神正常，术中或术后有一定的诱因或暗示。

（2）查体未发现器质性病变。

（3）暗示治疗有效。

治 疗

（1）心理治疗为主，进行耐心细致的思想解释和科学的咨询工作，治疗中贯穿暗示疗法。

（2）配合针灸，理疗，一般性药物治疗。

（3）配合全身支持疗法，可根据主诉采用安神、镇静及调节自主神经功能的药物。

十、输卵管结扎术后失败

输卵管结扎术有一定的失败率，报道大约在1%左右。

病 因

结扎术前受孕、结扎后管腔再通、新生伞形成、输卵管瘘伴新生伞形成、输卵管内膜异位、技术错误等，也与结扎方法、部位及手术时机有关。

诊断要点

根据结扎术后有停经及早孕反应，妇科内诊子宫增大变软，尿妊娠试验阳性，B超检查见胎囊、胎心、胎动等进行综合判断。因结扎术后妊娠中异位妊娠的可能性较大，应特别注意提高警惕，要及时诊断，尽早处理，避免发生意外。

治 疗

（1）宫内妊娠可按妊娠月份大小，选择恰当的方式终止妊娠。

（2）异位妊娠一旦确诊，应尽早处理，采用开腹或腹腔镜下手术治疗,必要时可在住院的密切观察下行非手术的中西药物治疗。

(3)需辅助其他避孕措施或重复结扎失败侧输卵管。

预防

(1)输卵管结扎手术时机以月经干净后3~5天为最佳时机,结扎前最好避免性生活或采用可靠的避孕措施。如系产后哺乳闭经期,术前应排除妊娠,7天内无性生活,术后1个月定期随访,及时发现有无术前受孕。

(2)输卵管结扎部位以峡部为宜,术式尽量采用抽芯包埋法,不用单纯缝扎、双折结扎或伞端切除等不适宜的结扎方法。

(3)提取输卵管后一定要追溯到伞端,仔细辨认输卵管和其下方平行系膜血管的关系,避免误扎。

Ⅱ. 经宫颈堵塞输卵管绝育术副作用及并发症

一、术后常见副作用

1. 发热

(1)病因:复方苯酚糊剂术后发热的比例和阿的平的含量有明显关系,随阿的平含量的减少,发热率相应降低,且发热的程度也随之下降。不含阿的平的药物其发热率仅为5.6%,且多半为38℃以下的低热。阿的平引起的发热机制不明,但临床发现新配置的药液发热率高,而放置1年后再用,其发热率明显降低,且都属低热,药物的效果无改变。

(2)诊断:复方苯酚胶浆因不含阿的平,术后除偶有低热外,无高热副作用。高热副作用一般持续3~5天,可自行恢复正常。

(3)处理:如果体温超过39℃以上,可予以物理降温或服用解热药物。

2. 腰酸和下腹痛

与药物引起的输卵管化学性炎性反应有关,症状不重,1~2周后逐渐消失。中西医治疗可参见本套丛书李旭京主编的《妇产科疾病中西医诊疗技术》中的盆腔炎性疾病的相关内容。

二、术后并发症

(一)急性化学药物刺激性盆腔炎

1. 病因

发生原因既有个体差异,又和操作技术有关。个别妇女由于药物刺激,局部组织高度水肿、充血、严重渗出,产生化学药物性急性盆腔炎。

技术操作因素多是因为药物浓度过低或注入药量过多时注药速度过快;或发生未能及时发现的子宫穿孔,药物由输卵管伞端或穿孔处进入腹腔,刺激周围脏器和腹膜产生急性炎症反应,形成剧烈腹痛、全身性炎症反应,部分妇女遗留严重的盆腔粘连性包块和术后腹痛。

2. 诊断

(1)症状:高热,持续时间超过5天,腹痛严重。

(2)体征:有腹膜刺激症状,妇科检查子宫略大,有压痛,两侧附件增厚,甚至炎性浸润性包块形成,明显压痛。如治疗不及时,急性期过后,炎性渗出物吸收不完全可形成盆腔广泛粘连的慢性盆腔炎。

(3)辅助检查:末梢血中白细胞和中性粒细胞明显增高;

3. 处理

可参见本套丛书李旭京主编的《妇产科疾病中西医诊疗技术》中的盆腔炎性疾病相关内容。

(二)子宫穿孔

(1)病因:多发生于哺乳期妇女,多因探针或导管造成,具体病因参见本章宫内节育器子宫穿孔相关内容。

(2)诊断:可参见本章宫内节育器子宫穿孔相关内容。

(3)处理:因探针或导管造成的穿孔,应及时终止手术,多不会发生严重后果,如未能及时发现将药液误注入腹腔内,则将发生化学性盆腔腹膜炎。对哺乳期子宫操作要准确、轻柔,并由技术熟练者施术。

(三)术后腹痛

属远期并发症,系由慢性盆腔炎或盆腔粘

连所引起,曾发现盆腔静脉淤血症而造成的慢性腹痛。诊断及中西医治疗参见本丛书《妇产科疾病中西医诊疗技术》盆腔炎性疾病相关内容。

Ⅲ. 腹腔镜绝育手术并发症

腹腔镜绝育术的并发症虽较少,但有时十分严重。常见于制造气腹过程中的腹膜外气肿、穿刺针的损伤和外科手术常见的出血、损伤以及失败等。电凝法的主要并发症是术时通电误伤邻近的组织或器官。有报道烧灼肠管后未及时发现而引起严重腹膜炎致死者。近年已少用或不用此法。

(一)腹膜外气肿

(1)病因:腹腔镜绝育术并发腹膜外气肿常因充气针未能刺入腹腔,于腹膜外充气而形成腹壁气肿。

(2)诊断:穿刺过程中压力表显示腔内压力一直高于 2 kPa,充气后下腹部膨隆,上腹部无气体充盈,肝浊音界未消失。充气针内注水试验阴性。患者觉下腹部胀痛。

(3)处理:将充气针开放,尽量排净已充入的气体,拔出穿刺针另行穿刺。

(4)预防:穿刺时将腹壁提高,遇到筋膜时以冲击力连续通过筋膜及腹膜,可体会到有两个层次的突破感觉。穿刺部位尽量近脐部,较容易进入腹腔。

(二)出 血

(1)病因:腹腔镜绝育术引起出血多发生于电灼绝育术中。电灼的强度及范围不足、套环或置夹时选择部位不当、因近宫角以致提取输卵管时牵拉过猛导致输卵管或系膜撕裂而出血。输卵管具有轻度炎症、水肿、充血使管径较粗时套环提取过程中可造成断裂或血管损伤。此外还见于机械故障或技术操作不当。

(2)诊断:诊断不难,腹腔镜下见有活跃出血。

(3)处理

1)电凝止血。

2)输卵管不完全断裂者可重新套扎。

3)输卵管完全断裂或系膜损伤时,可分别套扎两个断端。

4)必要时需开腹止血。

(4)预防

1)电灼绝育时,掌握好电灼强度和范围。

2)套环绝育要距宫角 3cm 以外的输卵管峡部提取输卵管。

3)对水肿、充血的输卵管,操作要缓慢,避免损伤。

4)套环困难时可改行输卵管夹或电灼,或改开腹小切口绝育术。

(三)环、夹脱落

(1)病因:腹腔镜绝育术并发环、夹脱落多发生于使用初期,由于技术不熟练、经验不足、套扎或置夹不充分造成。

(2)诊断:术中见"环、夹脱落"。

(3)处理:脱落的环、夹可将其取出,重新操作。

(4)预防:技术要熟练,操作要稳、准。

(四)手 术 失 败

(1)病因:腹腔镜绝育术失败常因腹壁过于肥厚穿刺未成功、盆腔广泛粘连、输卵管难以暴露等。

(2)诊断:未能在腹腔镜下完成绝育手术。

(3)处理:失败后可改为开腹行输卵管结扎术。

(4)预防:仔细询问病史,进行术前检查,排除禁忌证。

(五)子 宫 穿 孔

(1)病因:腹腔镜绝育术中举宫器致子宫穿孔,常发生在举宫器未按宫腔方向放置、哺乳期或长期服用甾体避孕药妇女子宫小、肌壁薄、容易穿孔。

(2)诊断:腹腔镜下可窥见举宫器的末端穿出子宫肌壁。

(3)处理:先将举宫器自阴道取出,在腹腔镜直视下观察子宫有无渗血,无渗血可不做处理,若有活跃出血则电凝止血。

(4)预防:术前需查清子宫方向、大小,选择合适的举宫器。

（六）脏器、腹膜后血管损伤

（1）病因：腹腔镜绝育术并发脏器或腹腔后血管损伤是严重的并发症，常发生在腹腔有较广泛的粘连时，穿刺时易发生肠管损伤。术前未排空膀胱，膀胱充盈，套管针穿刺时偶可损伤膀胱。充气针或套管针穿刺过深可伤及腹膜后血管。

（2）诊断：充气时压力过高，腹腔镜下可见肠粘连或肠内容物。膀胱损伤可有尿液外溢。腹膜后血管损伤可有鲜血涌出。

（3）处理：如伤及肠管，在不取出腹腔镜的指示下开腹行肠管修补术。穿刺中如发现有鲜血涌出，切忌将穿刺器械拔出；可立即关闭活塞，外科医师协助下开腹探查，行血管修补术。

（4）预防：术前排除急、慢性腹膜炎史，可疑者行开放式腹腔镜探查。穿刺时将腹壁提起，不要穿刺过深。用 Verres 充气针穿刺时，要保持活塞开放；如有鲜血涌出，立即关闭活塞，保持原位不动，避免后腹膜血肿影响修补手术。

（七）月经改变

（1）病因：腹腔镜绝育术后月经改变可能是某些手术方法干扰输卵管、卵巢血液供应或与绝育术前采用的避孕方法有关，如原用口服避孕药者一般经量减少、痛经减轻，停药后恢复原来经量或痛经；原宫内节育器使用者常伴经量增加，取环加腹腔镜绝育术后经量减少。

（2）诊断：受术者诉说月经改变。

（3）处理：依月经失调情况做对症处理，可参见本套丛书李旭京主编的《妇产科疾病中西医诊疗技术》中的相关月经疾病内容。

（4）预防：术前仔细询问病史，做好思想解释工作，原则上选择对卵巢供血损伤少的绝育方法。

（八）慢性盆腔疼痛

（1）病因：腹腔镜绝育术后并发慢性盆腔疼痛与腹式输卵管结扎术相比，术后腹痛发生率低，持续时间短，疼痛程度也较轻。

（2）诊断：受术者诉说下腹痛，检查腹部有压痛但无腹肌紧张等。

（3）处理：严重者可口服止痛药，或参见本套丛书李旭京主编的《妇产科疾病中西医诊疗技术》中的盆腔炎性疾病相关内容处理。

（4）预防：仅仅套扎或置夹于输卵管峡部，少扎、夹输卵管系膜。术时局部注入少量普鲁卡因或利多卡因有助于防止术后疼痛。

（九）术　后　感　染

（1）病因：腹腔镜绝育术后感染可分切口感染和盆腔感染。原因除与腹部输卵管结扎术后感染相同外，术前脐窝部清洁消毒处理不当常是术后切口感染原因。

（2）诊断：详见腹部输卵管结扎术后感染。

（3）处理：详见腹部输卵管结扎术后感染。

（4）预防：加强无菌观念，严格按常规操作，有盆腔感染史者慎行。

（十）手术失败再妊娠

1. 子宫内妊娠

（1）病因：腹腔镜绝育术后发生子宫内妊娠常因在受术者排卵后行手术，受精卵已达输卵管手术部位之近宫腔端。或因误扎或结扎的输卵管复通，常因环、夹比较浅，自行脱落。

（2）诊断：同一般宫内妊娠。

（3）处理：根据孕周行人工流产终止妊娠。

（4）预防：技术操作要熟练，加强手术基本功，月经干净 3~7 天时手术为宜。

2. 异位妊娠

（1）病因：腹腔镜绝育术后并发异位妊娠常因输卵管电凝后局部组织坏死、脱落，结缔组织增生，在此过程中形成瘘管自行吻合，而吻合又不通畅，易造成异位妊娠。另见于硅胶环套扎不紧或弹簧夹不紧、不完全或局部瘘管形成，重新吻合。

（2）诊断：同一般异位妊娠。

（3）处理：与一般异位妊娠相同。

（4）预防

1）输卵管电凝法于电凝近侧端时不宜电凝时间太长，一般以组织变色为宜，以免近端形成瘘管。

2）硅胶环应在临套扎前将环放置于内套管上，以免影响环的弹性，使环松弛影响效果，套扎必须完全，以峡部为宜，以防失败。置夹部位应在输卵管峡部,必须完全将输卵管夹住,并与输卵管垂直。

(十一) 粘 连

(1) 病因:腹腔镜绝育术后腹腔粘连常因组织碎屑及其他异物残留于腹腔内。腹膜及脏器浆膜层有轻度损伤。分离原粘连产生粗糙面或创面出血。盆腔器官原有感染灶或有手术史。镜下见到膜状、网状或与盆腔器官包裹一起难以分离的粘连。

(2) 处理:尽量分离粘连,必要时边分离边止血(电凝)。

(3) 预防:避免不必要的组织损伤。分离粘连时保持组织表面湿润。仔细止血,必要时术后冲洗或加用乳酸林格液,以防再粘连。

第四节 人工流产术并发症

早期妊娠人工流产术,一般在保证手术质量、严格遵守操作规程时并发症发生率很低,约为 0.94%,但少数人仍有可能发生并发症。并发症可分为术中并发症和术后近期并发症及术后远期并发症。其中术中并发症有人工流产术时出血、人工流产综合征、子宫穿孔及脏器损伤、人工流产吸空、空气栓塞、人工流产漏吸等;术后近期并发症有人工流产不全、宫腔积血、宫颈宫腔粘连、感染等;术后远期并发症有慢性盆腔炎、月经异常、继发不孕、子宫内膜异位症及 RH 同种免疫问题等。

一、人工流产术时出血

人工流产负压吸引术及钳刮术术时出血量与孕周大小有关,妊娠 10 周内的出血量一般不超过 100ml,妊娠 10~14 周的出血量一般不超过 200ml。

病因

(1) 妊娠月份大,用的吸管较小,负压太低,部分绒毛已与宫壁分离,但大块组织未能吸出,妨碍和影响子宫收缩。

(2) 人工流产次数较多,子宫收缩不良。

(3) 胎盘附着位置低,每一次扩张宫颈时就有一阵新鲜血液流出;胚囊种植在子宫下段剖宫产切口处。

(4) 宫颈撕裂或子宫穿孔损伤血管时。

(5) 罕见的宫颈妊娠或子宫下段妊娠。

临床表现

(1) 术中自负压吸引管吸出多量血液。术中宫颈口有持续性出血、多量出血,甚至为喷射状出血。

(2) 受术者感头晕、心悸、面色苍白、出冷汗等。

(3) 甚至可出现血压下降、脉率增快等失血性休克体征。

诊断

1. 诊断要点

(1) 人工流产术中出现上述症状及体征。

(2) 无凝血机制障碍疾病,人工流产负压吸宫术时出血量 ≥200ml,钳刮术时出血量 ≥300ml,可诊断为人工流产时出血。

(3) 人工流产术并发子宫损伤,检查有腹腔内出血或阔韧带血肿。

2. 鉴别诊断

术时出血主要需鉴别出血的原因,以迅速给予正确的处理措施。

(1) 子宫收缩不良:受术者常有高危因素,如多次流产、产后、剖宫产、引流产、哺乳期、产后出血史、合并子宫肌瘤等。术中阴道多量出血注射缩宫剂有效为其特点。无其他阳性体征。

(2) 流产不全:术中未能迅速、完全将胚囊、胚胎吸出或夹出,常可引起术中出血。术者迅速将残留组织物清除即可止血为其特点。无其他阳性体征。

(3) 子宫体损伤、宫颈裂伤:为持续性出血、色鲜红。子宫损伤常伴有腹痛,可有上述子宫损伤的症状与体征。宫颈损伤多数可见损伤出血点,缝合后即可止血。

(4) 宫颈妊娠、子宫峡部妊娠及胚囊种植在子宫下段剖宫产切口处:常在探针或宫颈扩张器经宫颈管进入宫腔即发生出血,为持续性多量出血,有时呈喷射状。妇科检查宫颈或子宫下段膨大而软,而宫体相对小而硬,子宫常呈典型的葫芦状或桶状。B超提示宫颈或子宫下段膨大,有不均匀回声,而宫腔闭合呈线状。

另外,稽留流产、葡萄胎等病理妊娠也可在人工流产术中发生大出血。稽留流产还可并发凝血机制障碍,特点为持续性多量或少量出血。

治疗

发现人工流产术时出血应根据发病原因及时、准确处理,防止失血性休克发生。

(1)首先迅速清除宫腔内容物,出血往往迅速停止,这是止血的有效方法之一。

(2)宫颈局部、肌肉、静脉注射宫缩剂(缩宫素、麦角新碱),或从腹部用手指按摩子宫,或双合诊按摩与压迫子宫体,促进宫缩,控制出血;必要时可在阴道后穹隆置卡孕栓 0.5 ~ 1.0mg,常可取得较好效果。

(3)子宫损伤、穿孔伴内出血、阔韧带血肿等则按子宫穿孔治疗原则处理。宫颈裂伤应行宫颈裂伤缝合术。

(4)宫颈妊娠、子宫峡部妊娠、胚囊种植在子宫下段剖宫产切口处在人工流产术时发生大出血则应迅速填塞宫纱,压迫止血。填塞宫纱有效,24h 取宫纱时可考虑局部注射或静脉给氨甲蝶呤(MTX)。亦可采用子宫动脉造影后做选择性子宫动脉栓塞。以上保守疗法无效则行子宫切除术。

(5)凝血机制障碍合并妊娠在人工流产负压吸宫术及钳刮术发生出血不属于并发症。必要时请内科医师配合诊治,术前、术中做好预防出血的处理。

(6)大出血时应及时采取扩容措施,必要时输血。

(7)术后应用抗生素预防感染。

预防护理

1. 预防

(1)严格遵守操作规程,熟练掌握人工流产技术,做到稳、准、轻、柔。

(2)人工流产选用的吸管不宜过小,胶皮管不宜太软,负压不宜过低,以避免多次吸引增加出血。

(3)尽快寻找孕卵着床部位及时吸出,宫腔内容物已吸净时应避免多次反复吸刮。

(4)术前加强病史的询问和检查,如有凝血机制障碍、多次人工流产史、孕周较大者,术前应用止血药物和宫缩剂。

2. 护理

(1)调节情志,避免暴怒及抑郁情绪。

(2)术后应加强饮食营养,及时纠正气血不足。

(3)术后注意休息,避免重体力劳动。

(4)注意保持阴部卫生,避免感染发生。

二、人工流产综合征

人工流产负压吸宫术、钳刮术时,由于局部刺激,反射性引起一系列迷走神经兴奋症状,称之为人工流产综合征(人工流产心脑综合征),发生率为 0.6% ~ 12.5%.

病因病理

(1)西医病因病理:手术操作对子宫及宫颈的局部刺激和宫腔吸尽后负压较大直接吸住宫壁,引起反射性迷走神经兴奋,释放大量乙酰胆碱,引起冠状血管痉挛,抑制窦房节兴奋性,导致血压下降、心脑供血不足等。也与孕妇情绪紧张或宫颈扩张困难、过高负压或强烈的子宫收缩有关。

(2)中医病因病机:中医认为本病为患者素体气血不足或气机不畅,因手术刺激而出现突然的气血紊乱,清阳不升,故出现头晕、胸闷、恶心、呕吐、面色苍白等;心气逆乱,则心律失常。

临床表现

典型表现为在扩宫颈或吸宫过程中出现冷汗、血压下降、心动过缓,严重时晕厥、抽搐、心律不齐甚至心脏停搏。症状多于手术接近结束时加重,术后几分钟内逐渐恢复。但如迅速起立,可使症状再行加重;亦有在术后起立时症状才出现。多数患者腹痛、腰酸等局部症状较为显著。

诊断及鉴别诊断

1. 诊断要点

(1)症状:受术者有头晕、胸闷、恶心、呕吐、面色苍白、出冷汗等症,严重者可出现一过性意识丧失、晕厥、抽搐。

(2)体征:心率减缓、心律不齐、甚至发生心脏骤停。血压下降到 12/8kPa(90/60mmHg)以下或收缩压比术前下降 4kPa(30mmHg)、舒张压比术前下降 2kPa(15mmHg)。心率下降到 60 次/分以下,或比术前下降 20 次/分。

(3)辅助检查:心电图检查可发现心动过缓、窦性心律不齐、房室交界性逸搏、房室传导阻滞、窦性期前收缩等。

2. 鉴别诊断

(1)子宫损伤、脏器损伤:术中发生下腹部疼痛并持续到术后,疼痛程度依损伤程度及内出血量而异。内出血量多时可出现血压下降、脉率增速、继发贫血等。腹部检查有局限性压痛、反跳痛及肌紧张,叩诊检查有移动性浊音。B超检查可见子宫浆膜层部分缺损,盆腔、腹腔有游离液。合并肠管损伤时,腹部叩诊检查肝浊音界消失,腹部 X 线透视膈下可见游离气体。

(2)异位妊娠误诊:异位妊娠误诊为宫内妊娠,在人工流产术前、术中、术后任何时间可发生腹痛,为反复性下腹部隐痛后突然出现下腹一侧撕裂样剧痛、拒按,常伴有头晕、心悸、出汗、晕厥、肛门坠痛等。腹部检查有压痛、反跳痛、肌紧张,叩诊检查可有移动性浊音。妇科检查宫颈举痛、附件可及包块及压痛。尿妊娠试验阳性。B超检查附件有包块,盆、腹腔有游离液。

治疗

1. 西医处理及治疗

(1)吸氧。

(2)取平卧位。

(3)严密观察血压、脉搏变化,必要时心电图监护。

(4)静脉注射或皮下注射阿托品0.5~1.0mg。

(5)必要时静脉注射 50% 葡萄糖溶液60~100ml,亦可开放静脉给予补液。

(6)病情重或经上述处理无效时应请内科医师会诊协同处理。

2. 中医预防与治疗

中医采用针刺法进行预防,重在稳定患者心理,保持气血相对平衡,消除受术者精神紧张的因素,对避免发生反应尤为重要。

(1)体针:术前 5min 快速针刺内关、足三里,平补平泻。捻转 1~2min 后足三里起针,内关于术后起针。或在术中若心率减缓至 70 次/分以下者,应及时针刺关元、中极穴预防。

(2)电针:取人中、承浆穴,用 30 号 1 寸长毫针以 15°角斜刺进针,患者感到酸、麻、胀时,接通电麻仪。承浆穴接正极,人中穴接负极。电流大小一般以患者酸、麻、胀感能忍受为度。诱导 15~30min,吸宫时适当加大电流量,待组织吸出后停止通电,手术结束后取针。

(3)耳针:取子宫、神门、心、肾,均取单侧耳穴,术前针刺平补平泻留针至手术结束。也可将白芥子贴压在双耳子宫穴上。配穴为神门、内分泌。贴压后嘱患者用两手的拇、食指分别间断轻压穴位,15~20min 后即可施术。

(4)指压穴位:在术者持器械操作的同时,助手用一手指尖指压受术者左侧内关,另一手指尖指压受术者左侧足三里,由浅入深,当出现酸、麻、胀感后 3~5min 停止指尖指压。症状重者取双侧内关、足三里,可使症状有不同程度的缓解。

预防护理

1. 预防

(1)术前对患者耐心说明解释,消除患者对手术的恐惧心理,避免精神过度紧张。

(2)手术时要注意不可强行操作,对妊娠月份大、估计扩张宫颈困难者应手术前 12~24h 先放导管。

(3)术时扩张宫颈困难的可给予宫颈旁阻

滞麻醉;吸宫时负压应适当,当部分胚囊组织吸出后应降低负压。

2. 护理

术后在观察室平卧休息,经观察处理缓解后才能离开。

三、子宫穿孔及脏器损伤

子宫穿孔是人工流产手术较为严重的并发症,如合并内出血、感染、脏器损伤而诊断不及时或处理不当可危及生命。子宫穿孔分单纯性及复杂性子宫穿孔。后者指子宫损伤面积较大或多处损伤,肌壁间血肿,并发腹腔内出血、阔韧带血肿及脏器损伤等。穿孔部位常在子宫峡部颈体交界处或宫角。

病因

人工流产术时子宫穿孔多为探针及宫颈扩张器造成。常见原因有:

(1) 术者术前对子宫大小、方位不明确,手术操作未能认真遵守操作规程。

(2) 患者子宫过度倾曲、哺乳期及长期服用避孕药;有子宫肌瘤、子宫手术史,尤其是术后有感染者。

(3) 双子宫单宫颈,往往在子宫分叉处易造成穿孔。

(4) 反复多次人工流产或两次人工流产间隔很近的妇女,子宫易于穿孔。

临床表现

(1) 单纯性子宫穿孔常可无任何临床症状或仅有轻度下腹痛。

(2) 复杂性子宫穿孔可有以下临床表现:

1) 下腹部剧烈疼痛,疼痛部位较为明确。

2) 伴有腹腔内出血,检查腹部有压痛、反跳痛、肌紧张。内出血量多时,腹部可叩出移动性浊音。

3) 有阔韧带血肿时,妇科检查发现子宫偏向一侧,另一侧可触及包块,局部压痛明显。

4) 有肠管损伤时,除腹痛外还有进行性腹胀,腹部叩诊可发现肝浊音界消失。

5) 吸出或夹出异常组织,如脂肪组织、网膜组织、肠管组织、输卵管组织、卵巢组织等。

诊断要点

(1) 施术者在手术操作中有"落空感"或"无底感";手术器械进入宫腔深度超过原探测深度、手术器械探入深度与妊娠周数或妇科检查子宫大小不符,应警惕子宫穿孔。

(2) 术者用吸管进行负压吸引时,感到空荡而滑但吸不出组织时,应警惕子宫穿孔。如不停止手术操作易损伤其他脏器。

(3) B超检查提示子宫浆膜层缺损,盆、腹腔积液。

(4) 开腹或腹腔镜检查可直视子宫穿孔部位、损伤程度及内出血等情况。

治疗

(1) 单纯性子宫穿孔可采用保守治疗,给予缩宫剂及抗生素。如宫腔内妊娠组织尚未吸出,在诊断当时或术后保守治疗观察1周后由有经验医师避开穿孔处再次操作,或在B超监导下手术,也可采用药物流产。

(2) 复杂性子宫损伤应尽早进行腹腔镜或开腹探查术,术中根据子宫损伤部位、程度、有无感染和宫腔内容物是否清除干净而采取不同术式。一般进行子宫修补术。如胚胎及妊娠组织尚未清除干净,避免在破口处进行吸引及刮宫,可在腹部者指导下或在腹腔镜监导下经阴道手术清除宫腔残留组织。

(3) 子宫损伤严重、多处损伤、子宫侧壁损伤伴阔韧带血肿或合并有严重感染时应行子宫切除术。

(4) 开腹探查术中必须探查肠管、膀胱、附件、输尿管等有无损伤,以免漏诊而造成严重后果。

(5) 发现脏器损伤及时修补。

(6) 根据受术者要求及子宫损伤程度决定是否同时行绝育术。

预防护理

1. 预防

(1) 要认真仔细做好术前检查,明确子宫位置。

（2）掌握人工流产术施术时间,一般孕45天左右做人工流产术为宜,过早易造成漏吸。

（3）对人工流产吸出物应仔细检查,可及时发现漏吸或空吸。

2. 护理

（1）卧床休息,保持情绪稳定,避免情绪刺激。

（2）饮食清淡而富于营养,忌食辛辣动血之物。

（3）术后注意阴部清洁,术后禁房事及盆浴1个月。

四、人工流产吸空

本症不属于手术并发症,是将非妊娠疾病或非宫内妊娠误诊为宫内妊娠而行人工流产,称为人工流产吸空。除外非妊娠疾病应警惕异位妊娠、滋养细胞疾病等。

诊断要点

（1）手术吸出物中肉眼未见胎囊、绒毛、胚胎。

（2）手术吸出物经病理检查未见胎囊、绒毛、胚胎、底蜕膜。

（3）术后检查妊娠试验为阴性,多系将子宫肌瘤、子宫肥大症、子宫肌腺症、哺乳闭经、月经失调、停避孕药闭经、卵巢肿瘤、附件包块等非妊娠疾病误诊为宫内妊娠。

（4）术后检查妊娠试验为阳性,应警惕异位妊娠。如尚不能确诊者应动态观察血 hCG 及 B 超检查,必要时可借助腹腔镜检查。术后发生急性腹痛、检查腹部有内出血体征、妇科检查附件有包块、B 超检查附件有包块、盆腔、腹腔有游离液,可确诊异位妊娠。

（5）术后血 hCG 持续快速升高、B 超提示子宫肌层有异常回声应警惕滋养细胞疾病。

处理

（1）确诊为非妊娠疾病,对症处理或观察。

（2）确诊为异位妊娠,按异位妊娠处理。

（3）可疑滋养细胞疾病应严密随访,及早确诊及处理。

预防

术前明确诊断,避免误诊。

五、空气栓塞

空气栓塞为负压吸宫术最为严重的并发症,抢救不及时可导致死亡。

临床表现

依栓塞部位不同而表现不同。

（1）肺栓塞:负压吸宫术中受术者突感憋气、胸闷、呼吸困难等。

（2）心血管栓塞:心前区疼痛,伴出汗、心悸、发绀等。

（3）脑血管栓塞:突发脑卒中表现。

诊断要点

在人工流产术中突然出现上述典型症状,根据病史、症状及辅助检查可诊断。

处理原则

依栓塞部位进行急救处理。必须请专科医师或 ICU 医师会诊处理。

预防护理

为防止本症发生,必须使用负压瓶、间接负压贮备装备或安装有安全阀的负压电动吸引器,以免产生正压。

六、人工流产漏吸
（人工流产失败）

病因

宫腔内妊娠,在人工流产手术中未吸到胎囊或主要的胎盘组织,只吸到部分蜕膜组织或极少量绒毛组织,胚胎受到干扰而致胚胎停止发育或胚胎未受到干扰仍继续发育。

临床表现

人工流产术后无阴道出血或仅有少量阴道出血;术后受术者仍有妊娠反应;术后妇科检查子宫较术前增大,子宫大小与术前末次月经后停经天数相符或维持在术前孕周大小。

诊断要点

(1)人工流产术后无阴道出血或仅有少量出血,并且仍有妊娠反应。

(2)妊娠试验仍阳性。

(3)B超检查提示宫内妊娠,胎囊及胚胎大小与末次月经后停经天数相符或显示胚胎停止发育。

处理

(1)发现人工流产漏吸时,停经天数在70天内,可由有经验的医师行负压吸宫术或钳夹术。

(2)发现人工流产漏吸时,停经天数在70天以上,则应收住院行钳夹术或行中期妊娠引产术。

(3)因子宫畸形或子宫过度倾曲或宫角部妊娠致人工流产漏吸时,可由有经验的医师手术或在B超监导下手术。

(4)残角子宫妊娠应行开腹手术,防止子宫破裂、内出血等不良后果。

(5)再次人工流产手术前后给予抗生素预防感染。

七、人工流产不全

人工流产不全是负压吸宫术及钳刮术较常见的并发症,可引起术后持续性阴道出血或多量阴道出血,阴道排出胚胎或附属物,常需再次清宫术达到完全流产。

病因

1. 西医病因

(1)术者技术不熟练,操作不仔细,对子宫的方位、大小掌握不确切。

(2)子宫过度屈曲,当吸管进入宫腔一定深度时遇到阻力,误以为达到宫底部。

(3)手术中子宫位置发生改变,但未能及时发现。

(3)手术结束前未认真检查是否已吸净,尤其是子宫两角。

(5)未仔细检查吸出物与妊娠月份是否符合。

2. 中医病因病机

(1)瘀阻子宫:因术中操作不当,吸宫不彻底,致脉络受损,瘀血内阻;恶血不去,胞脉瘀阻,迫血外溢,而致胎不外出。

(2)气血两虚:素体气血虚弱,人工流产术更伤气血,胞宫失摄,致血流不止,气虚血少,无力促使残留组织排出。

临床表现

(1)人工流产术后阴道出血持续时间长,量或多或少,有时阴道排出组织物,常伴有下腹坠痛、腰酸、低热,用抗生素及宫缩剂无效。

(2)妇科检查发现子宫体增大、柔软、宫颈口松弛或堵有组织物。

诊断及鉴别诊断

1. 诊断要点

(1)有人工流产史。

(2)术后阴道出血持续时间长,有时阴道排出组织物,可伴有下腹坠痛、腰酸、低热,用抗生素及宫缩剂无效。

(3)妇科检查发现子宫体增大、柔软,宫颈口松弛或堵有组织物。术后2周尿妊娠试验仍呈阳性。

(4)辅助检查:血hCG测定术后2周仍未降至正常。B超检查宫腔内有异常强回声,提示组织物残留。再次清宫术,刮出物病理检查有绒毛组织。

2. 鉴别诊断

人工流产不全主要表现为出血症状,临床上应根据出血量、出血发生时间、持续时间及伴随症状鉴别出血的原因。

(1)异位妊娠误诊:人工流产术中未吸出绒毛、胚囊组织或吸出破碎组织物而肉眼难以辨别。特点为术后阴道有持续性少量出血,血hCG下降缓慢、持续不降或持续上升。有异位妊娠典型症状与体征。尿妊娠试验阳性。B超检查宫腔内无妊娠囊,附件有包块,盆、腹腔有游离液。

(2)感染:人工流产术后阴道有持续性少量出血,合并流产不全时可有多量出血。分泌物呈脓性,有异味,伴发热及腹痛。有感染的典型症状与体征。血常规检查白细胞总数增高伴粒细胞增多。

(3)凝血机制障碍:既往有血液病史或在并发羊水栓塞、严重感染后继发凝血机制障碍。特点为持续性多量或少量出血,流出的血液不凝固。化验检查血小板减少、纤维蛋白原减少、凝血酶原时间延长、3P实验呈阳性。

(4)术后采取长效避孕措施:人工流产术后同时放置宫内节育器、皮下埋植剂或肌内注射长效避孕针均可引起术后出血。除外上述并发症后可考虑为长效避孕措施引起。

(5)滋养细胞疾病误诊:人工流产术中未吸出绒毛、胚囊组织。术后持续性阴道出血。尿妊娠试验阳性、血hCG值极高或增速快。B超提示子宫肌壁有不均质回声。常有肺、脑转移。

治 疗

(一)西医处理及治疗

(1)阴道出血不多时,先给予抗生素2~3日后再刮宫。

(2)阴道出血量多时,应即刻行刮宫术,根据受术者一般情况决定是否给予输液或输血。术后常规给予抗生素及宫缩剂。

(3)人工流产不全合并感染时,应给予大量抗生素控制感染后再行刮宫术。阴道出血量多伴有感染时,在给予大量抗生素控制感染同时将大块残留组织轻轻夹出。对个别出血多而感染严重者宜考虑行子宫切除术。

(二)中医治疗

1. 辨证论治

(1)瘀阻子宫

【证候】 人工流产术后阴道出血量时多时少,或淋漓不净,色紫黑,有小血块,腰腹阵发性疼痛,血块下后则痛缓,口渴不欲饮,舌质紫黯,脉涩。

【治法】 活血祛瘀,温经止痛。

【方药】 生化汤(《傅青主女科》)。加味。益母草、炒荆芥、当归、川芎、桃仁、炮姜、炙甘草。

对兼湿热者,原方去炮姜、川芎,加败酱草、马齿苋、薏苡仁、马鞭草;兼阴虚火旺者,去川芎、炮姜,加钩藤、丹皮、炙鳖甲;对血块较多者可加熟大黄、三七粉。

(2)气血两虚

【证候】 人工流产术后阴道出血量时多时少,或淋漓不净,色淡红或稍黯,少腹空坠或伴腰酸神疲乏力,纳差,头昏心悸,入夜胫肿,脉细无力,舌质淡红。

【治法】 补中益气,祛瘀生新。

【方药】 补中益气汤(《脾胃论》)。黄芪、炙甘草、人参、当归、橘皮、升麻、柴胡、白术。

可加入枳壳、益母草、鹿角霜显著提高疗效。

2. 经验方

(1)清宫止血汤 I 号

【药物组成】 益母草60g、生蒲黄20g、当归10g、桃仁10g、马齿苋30g、失笑散10g、红花10g、川芎10g、急性子10g(吞服)、三七粉3g、车前子20g。

【功效】 活血行气,祛瘀下胎,清宫止血。

【用法用量】 每日1剂,水煎分3次温服,3天为1疗程。

【来源】 马丽君.清宫止血汤治疗不全流产182例.中国中医急症,2007,16(9):1113。

(2)清宫止血汤 II 号

【药物组成】 益母草30g、黄芪炭20g、人参10g、黄芪10g、马齿苋20g、地骨皮200g、白芷10g、阿胶20g(烊化)、败酱草30g、仙鹤草30g、当归8g。

【功效】 养血活血,益气下胎,清宫止血。

【用法用量】 每日1剂,水煎分3次温服。3天为1疗程。

【来源】 马丽君.清宫止血汤治疗不全流产182例.中国中医急症,2007,16(9):1113。

3. 中成药

（1）生化汤丸：9g，每日 2 次，口服。

（2）调经益母片：3 片，每日 2 次，口服。

（3）益母草膏：9g，每日 2 次，口服。

预防护理

1. 预防

（1）术前查清子宫位置、大小，过度屈曲者术中操作尤其小心。

（2）术中仔细操作，术后仔细检查，避免吸宫不全的发生。

2. 护理

（1）出血时禁房事及盆浴。

（2）保持阴部卫生，避免感染。

八、宫腔积血

病因

吸刮后子宫收缩不良，子宫出血多；术后宫颈口紧，凝血块及血液从宫颈排出困难，多见于孕周较大者。

临床表现

吸刮术或钳刮术后仍感下腹部疼痛，呈持续性或阵发性坠痛；阴道无出血或少量流血或伴有恶心。

诊断要点

1. 诊断要点

（1）人工流产负压吸宫或钳夹术后无或仅有少量淡红色阴道渗液。

（2）术后数小时到数天内出现较严重的下腹痛伴腹坠。

（3）盆腔检查时发现子宫体增大，甚至超过术前子宫体大小；子宫壁张力较大，触痛明显。

（4）B 超检查提示宫腔有积液。

2. 鉴别诊断

宫颈、宫腔粘连：人工流产术后闭经伴有周期性下腹痛。疼痛出现时间不在术后数天，而

与月经周期相符，持续数天后自然缓解。妇科检查宫颈举痛、宫体压痛。B 超可见宫腔分离、宫腔积液。

治疗

（1）再次行吸宫术，将宫腔内血块及残留组织清理干净。

（2）持续给予宫缩剂，促进子宫收缩。

（3）给予抗生素，预防感染。

（4）警惕继发宫颈、宫腔粘连。

预防护理

1. 预防

（1）妊娠 10 周以上的吸刮术时，破膜后可注射缩宫素促进子宫收缩，减少出血。

（2）妊娠月份较大的人工流产，要常规扩张子宫颈口，防止子宫收缩后宫口过紧，阻碍子宫腔血流出。

2. 护理

（1）注意休息，但避免绝对卧床，应适当活动促进恶露排出。

（2）保持外阴清洁，避免感染。

（3）饮食增加营养，促进子宫复旧。

九、宫颈、宫腔粘连

病因

1. 西医病因

刮宫术的创伤和术后感染是宫腔粘连的重要原因，如吸刮宫时操作较粗暴，或因不敢深入宫腔底部致颈管内膜和子宫内膜过度损伤；子宫内膜、颈管感染愈合形成。

下丘脑-垂体-卵巢轴系功能失调为另一重要原因。

2. 中医病因病机

（1）瘀阻胞宫：人工流产术中，胞宫受伤，冲任受损，经脉阻滞，导致血瘀胞宫。

（2）肾虚瘀阻：手术损伤冲任胞宫，瘀阻冲任，胞脉闭塞，冲任不能相资，久而累及肝肾，致肝肾不足。

临床表现

（1）术后阴道出血量少，甚至无出血；术后闭经或月经量显著减少，可伴有周期性下腹痛和子宫增大宫腔积血，经扩宫后流出陈旧性血液。

（2）重者查体可有下腹部压痛、反跳痛及肌紧张。

（3）妇科检查宫颈举痛、后穹隆部触痛明显、子宫正常或稍大、子宫体及附件有压痛。继发子宫内膜异位症时子宫峡部或附件可触及结节和包块。

诊断要点

1. 诊断要点

（1）既往多有负压吸引或刮宫史，或有人工流产后长期不育或反复流产史，而无宫颈内口松弛或明显感染。

（2）人工流产术后闭经，无早孕反应，妊娠试验阴性，伴有周期性下腹痛，严重者经血可流到腹腔形成"血腹"，出现腹膜刺激症状，后穹隆穿刺可阳性，应疑为宫腔粘连，但要与异位妊娠鉴别。腹痛发作时B超检查提示"宫腔积血"。

（3）盆腔检查子宫增大，用探针探查宫腔，探针不能顺利进入宫腔；而按宫腔方向稍稍用力后如捅破窗纸感，并随即有暗红色陈旧血液流出，即可明确诊断。

（4）子宫碘油造影显示宫腔狭窄、充盈缺损或不显影。宫腔镜检查可直接观察到粘连部位、形态及萎缩的子宫内膜。近年认为宫腔镜诊断治疗宫腔粘连是最理想的措施。

2. 鉴别诊断

（1）人工流产漏吸：人工流产术后停经、妊娠反应持续。术中未吸出绒毛、胚囊、胚胎组织或吸出组织物少而肉眼识别不清。妇科检查子宫增大与术前末次月经后停经天数大致相符。尿妊娠试验阳性。B超检查提示胚囊、胚胎大小与人工流产术前末次月经后停经天数相符。

（2）人工流产后再次妊娠：人工流产术后1个月内有性生活。术后继发闭经并再次出现妊娠反应。妇科检查子宫增大与人工流产术后

停经天数相符。尿妊娠试验阳性。B超检查提示胚囊、胚胎大小与人工流产术后闭经天数相符。

（3）月经失调：人工流产术后有约15%妇女排卵延迟而出现停经。除停经外无其他阳性症状与体征。妇科检查子宫正常大小。尿妊娠试验阴性。黄体酮、人工周期治疗有效。

（4）子宫内膜损伤：子宫内膜功能层全部损伤可继发人工流产术后停经。无其他阳性症状与体征。内分泌检查卵巢功能正常。黄体酮、人工周期治疗无效。宫腔镜检查可协助诊断。

治疗

（一）西医处理及治疗

本症预后与诊断、处理是否及时有关。

（1）临床表现典型或高度可疑本症应行探宫腔术，即可明确诊断。

（2）3个月内明确诊断预后较好，6个月后再行探宫腔术易于失败。

（3）宫颈粘连的处理：周期腹痛时，先用探针进入宫颈管，慢慢分离，并探入子宫腔，即可有陈旧性暗红色的黏稠经血流出；再以宫颈扩张器扩至7~8号，可使潴留的经血流出。也可用碘仿纱条置于内口48h防止再粘连。

（4）宫腔粘连的处理：将子宫探针伸入宫腔后，前后左右摆动分离宫腔粘连部分，分离后放置宫内节育器以防再次粘连。此方法近年来有所争议。宫腔粘连分离后，亦可应用雌孕激素行人工周期疗法2~3周期（分离后即可给药），促使子宫内膜上皮生长，防止再次发生粘连。

（5）分离粘连后均需应用抗生素预防感染。

（二）中医治疗

1. 辨病论治

（1）瘀阻胞宫

【证候】 周期性腹痛剧烈，呈刺痛、绞痛，难以忍受，经量甚少或经闭，舌质紫黯，脉弦。宫腔镜可直接观察到粘连部位、形态，同时还可观察到萎缩子宫内膜的面积。妇科检查子宫压

痛,约半数宫颈举痛,附件也有压痛。

【治法】　活血化瘀,理气行滞。

【方药】　血府逐瘀汤(《医林改错》)。当归、生地、红花、桃仁、牛膝、枳壳、赤芍、柴胡、甘草、桔梗、川芎。

如见腹痛较剧,可去桔梗,加三棱、莪术、制乳没;腹冷感加桂枝、艾叶。

(2) 肾虚瘀阻

【证候】　人工流产术后月经量少渐至闭经,周期性小腹空坠而痛,腰酸耳鸣,神疲乏力,性情忧郁,久不受孕,苔薄舌淡红,舌下静脉迂曲,脉细弦。妇科检查:子宫及附件有压痛,探针检查可发现子宫腔有狭窄或阻塞,不易探入或达不到宫底。基础体温及血清生殖激素检测提示有不同程度的垂体-卵巢功能紊乱,且多为闭经日久的继发性紊乱。

【治法】　攻补兼施,活血补肾。

【方药】　大黄䗪虫丸(《金匮要略》)合加减苁蓉菟丝子丸(《中医妇科治疗学》)。大黄、䗪虫、桃仁、杏仁、芍药、干地黄、干漆、虻虫、水蛭、蛴螬、黄芩、甘草、肉苁蓉、菟丝子、仙灵脾、桑寄生、枸杞子、当归、熟地、焦艾叶、紫河车、覆盆子。

2. 经验方

(1) 加味七子毓麟汤

【药物组成】　枸杞子、菟丝子、覆盆子、败酱草、丹参各30g,五味子、车前子、香附、白僵蚕各10g,女贞子、桑椹子、当归、白芍各20g,赤芍15g。气滞血瘀明显者,去五味子、覆盆子、金樱子,加川芎、红花。可联合宫腔镜用于治疗宫腔粘连所致闭经、不孕。

【功效】　温阳通络,行气活血。

【用法用量】　水煎服,每日1剂,3个月为1个疗程。

【来源】　江伟华,徐旭群. 加味七子毓麟汤联合宫腔镜治疗宫腔粘连不孕42例. 浙江中医杂志,2007 ,42(6):350。

(2) 活血益肾方

【药物组成】　丹参15g、当归12g、川芎9g、枸杞子9g、菟丝子12g、川续断15g、香附12g、甘草6g。病程较短或伴小腹痛、带下量多、色黄者酌加金银花30g、连翘15g、赤芍12g、薏苡仁15g;病程较长或伴有脾虚症状者,酌加

党参15g、白术9g、茯苓9g;经后期酌加熟地黄12g、山茱萸9g、墨旱莲15g;经间期酌加红花9g、皂角刺9g、三棱9g;经前期酌加淫羊藿18g、肉桂3g、益母草15g、牡丹皮9g、川牛膝15g。

【功效】　活血化瘀,补肾调经。

【用法用量】　每日一剂,煎至200ml,每次口服100ml,每日2次。

【来源】　叶青,高进军,郭瑞华. 活血补肾法加宫腔镜分离术治疗宫腔粘连所致月经过少、继发性闭经、继发不孕57例临床观察. 中医杂志,2007,48(9):806~808。

3. 中成药

(1) 血府逐瘀口服液:10ml,每日3次,口服。

(2) 大黄䗪虫丸:6g,每日3次,口服。

预防护理

1. 预防

(1) 选择合适的吸管,吸引时负压不宜过高,吸刮子宫不宜过度,以免损伤子宫内膜。

(2) 吸头进出宫颈口时不能带负压,尽量减少进出次数,缩短手术时间。

(3) 钳夹妊娠产物时,动作要轻柔、准确,防止损伤子宫肌壁。

(4) 有感染因素存在时,应给予抗生素。

2. 护理

(1) 尽量早发现,早诊治,避免发展至闭经及不孕。

(2) 保持外阴清洁,避免感染。术后禁房事及盆浴2周。

十、感　　染

感染指人工流产术后2周内,由于致病细菌的感染而发生生殖器官炎症,如子宫内膜炎、附件炎、盆腔炎,严重者可发生败血症、感染性休克等。

病　　因

1. 西医病因病理

术前有生殖器炎症而未经处理;术者未严格执行无菌操作,器械、敷料消毒不严,吸宫不

全或术后未注意局部清洁或过早有性生活。

2. 中医病因病机

参见本章第一节放置宫内节育器后感染内容。

临床表现

（1）术后2~3天起出现腰酸、下腹疼痛、出血，阴道分泌物混浊有臭味，伴畏寒、发热等征象。合并盆腔腹膜炎时，下腹部有压痛、反跳痛及肌紧张。

（2）严重感染时，子宫增大、附件增厚压痛；盆腔炎时可伴炎性包块；败血症或脓毒血症时，可出现全身中毒症状。

（3）血白细胞增高，分类中性粒细胞比例增高。

诊断与鉴别诊断

1. 诊断要点

（1）发病前2周内有人工流产手术史，常有生殖道感染病史及术后有性生活史。

（2）术后2周内腰酸、下腹疼痛、出血，阴道分泌物混浊有臭味，体温升高等。

（3）妇科检查：宫颈有举痛、宫体有压痛或宫旁组织有压痛。有的可扪及附件包块或增厚。

（4）其他检查：血白细胞总数及中性粒细胞增高，血沉加快。B超提示盆腔内有炎性渗出或炎性包块。宫颈分泌物或血培养可找到致病菌。

2. 鉴别诊断

急性阑尾炎：一般无人工流产手术史，腹痛多由脐周开始，然后转移局限于右下腹，麦氏点压痛、反跳痛明显，妇科检查盆腔正常。

治 疗

（一）西医处理及治疗

1. 一般治疗

取半卧位以利于恶露排出，并使炎症局限于盆腔最下部。加强营养、纠正贫血。

2. 抗感染治疗

在宫颈分泌物培养、血液培养及药物敏感试验报告尚未出来之前（包括无条件做以上试验），可应用对革兰阳性球菌、革兰阴性杆菌、厌氧菌有效的抗生素联合用药。宫颈分泌物培养、血液培养及敏感试验报告出来后，应选择有效的敏感抗生素治疗。感染严重者需静脉给药。

3. 感染控制后

可考虑给予子宫收缩药，利于宫腔分泌物排出。

4. 合并流产不全

在控制感染同时行刮宫术，清除宫腔内残留的感染组织。

5. 有盆腔、腹腔脓肿

可在B超指导下穿刺引流。后穹隆积脓者可行后穹隆切开引流。

6. 合并感染中毒性休克

在控制感染同时抗休克治疗。

（1）补充有效循环量，提高血浆渗透压、改善微循环、防微循环血栓形成。可用右旋糖酐，一般用量为500~1000ml；0.9%氯化钠溶液或复方0.9%氯化钠溶液、葡萄糖溶液。

（2）纠正代谢性酸中毒：5%碳酸氢钠溶液静脉滴注，急需时可直接静脉注射。首次用量可按每公斤体重5ml计算，补充后可提高二氧化碳结合力10%容积左右，4~6h后还可酌情补充。

（3）根据休克的不同原因、时期和状态合理地选用血管活性药物，有利于休克的治疗。

1）血管收缩药：有去甲肾上腺素、苯肾上腺素、间羟胺、血管紧张素等。

A. 去甲肾上腺素：常用浓度1~2mg溶于5%~10%的葡萄糖溶液250~500ml中静脉滴注。

B. 苯肾上腺素（新福林）：常用浓度10mg溶于葡萄糖液内静脉滴注，应急用药可1次10mg肌内注射。

C. 间羟胺（阿拉明）：常用剂量为10~20mg，溶于5%~10%葡萄糖溶液500ml中静脉滴注。

2）血管扩张药：常用有多巴胺、酚妥拉明、异丙肾上腺素、阿托品和冬眠药等。

A. 多巴胺(儿茶酚乙胺)常用剂量 20 ~ 40mg,溶于葡萄糖溶液 250 ~ 500ml 内静脉滴注,每分钟滴入量约 75 ~ 100μg,并可根据反应的情况增减滴入量。

B. 酚妥拉明(苄胺唑啉):常用剂量 5 ~ 10mg 稀释于 5% 或 10% 葡萄糖溶液 250ml 中,以每分钟进入 0.2 ~ 0.3ml 的速度静脉滴注。

C. 异丙肾上腺素:常用方法是异丙肾上腺素 lmg,溶于 5% ~ 10% 葡萄糖溶液 200ml 中静脉滴注,每分钟滴入 1 ~ 2mg 为宜。当心率每分钟超过 130 次以上,不宜使用本药。

D. 阿托品:治疗感染中毒性休克的常用量每次每公斤体重 0.03 ~ 0.05mg,每隔 10 ~ 15min,静脉注射或肌内注射 1 次。

用药后要严密观察,反应良好时可出现皮肤、颜面和口唇潮红,四肢转温,血压回升等。然后可酌情减量或延长用药间隔的时间,乃至逐渐停药。

(二)中医治疗

参见本套丛书李旭京主编的《妇产科疾病中西医诊疗技术》中的盆腔炎性疾病相关内容。

(三)适宜技术

参见本套丛书李旭京主编的《妇产科疾病中西医诊疗技术》中的盆腔炎性疾病相关内容。

预防护理

1. 预防

(1) 严格掌握手术适应证,术前有生殖器感染者必须进行治疗后才能手术。

(2) 术中严格执行无菌操作,器械直接进出宫腔时不要触及阴道;避免吸宫不全。

2. 护理

(1) 卧床休息,取半卧位,利于炎症局限于盆腔。

(2) 保持情绪乐观,树立坚定信心。

(3) 饮食清淡而富于营养。

(4) 术后注意阴部清洁,术后禁房事及盆浴 1 个月。

十一、慢性盆腔炎

病因病理

(1) 西医病因病理:负压电吸流产术引起上行性感染,如无菌操作不严、原有生殖器炎症术前未经治疗,或术后感染未及时控制等,均可形成慢性盆腔炎。负压电吸流产术后,机体防御功能减低,宫颈内口松弛,宫腔有创面,细菌易上升侵入宫腔,发生内生殖器炎症。人工流产术时发生子宫穿孔而未及时处理,亦可形成盆腔腹膜炎。

(2) 中医病因病机:人工流产术后,胞门未闭,风寒湿热之邪,或虫毒乘虚内侵,与冲任气血相搏结,蕴结于胞宫,反复进退,耗伤气血,虚实错杂,缠绵难愈。详见本套丛书李旭京主编的《妇产科疾病中西医诊疗技术》中的慢性盆腔炎内容。

临床表现

腰骶部酸痛,下腹一侧或双侧隐痛;下腹坠胀感,大便时牵拉痛,经期、劳累、性交后加重;白带增多;月经增多或延长,痛经等,常有继发不孕。妇科检查可见盆腔炎体征。

诊断与鉴别诊断

1. 诊断要点

(1) 可有人工流产术后急性盆腔炎病史或术后调摄不当、经期不洁史。

(2) 腰骶部酸痛,下腹一侧或双侧隐痛;下腹坠胀感;白带增多;月经多或延长;继发不孕。

(3) 妇科检查:子宫常呈后位,活动受限或粘连固定,子宫一侧或双侧有片状增厚,压痛,子宫骶骨韧带增粗,变硬,有压痛。若为输卵管积水表现为囊性包块。

(4) B 超显像示盆腔有炎性包块;或子宫输卵管碘油造影示输卵管部分或完全堵塞,或呈油滴状集聚;或腹腔镜检有明显炎症、粘连。

2. 鉴别诊断

(1) 子宫内膜异位症:子宫内膜异位症体征可与慢性盆腔炎相似,有继发性、进行性加重的痛经,但妇科检查可在宫体后壁、宫骶韧带处扪及触痛性结节,B超及腹腔镜检查可资鉴别。

(2)盆腔淤血综合征:有长期慢性下腹疼痛,与盆腔炎表现相似,但体征及妇科检查无异常表现,有时宫颈色紫,或有举痛,宫旁附件有压痛,但无明显病灶,腹腔镜检可资鉴别。

治　疗

(1)西医治疗:参见本套丛书李旭京主编的《妇产科疾病中西医诊疗技术》中的盆腔炎性疾病相关内容。

(2)中医治疗:参见本套丛书李旭京主编的《妇产科疾病中西医诊疗技术》中的盆腔炎性疾病相关内容。

(3)适宜技术:参见本套丛书李旭京主编的《妇产科疾病中西医诊疗技术》中的盆腔炎性疾病相关内容。

预防护理

1. 预防

(1)严格掌握人工流产术适应证,阴道炎患者经治疗后再行手术。

(2)术中严格无菌操作,操作仔细,避免发生子宫穿孔及其他脏器的损伤。

2. 护理

(1)避免过度劳累,适当锻炼身体,增强体质。

(2)避免情绪刺激,保持乐观开朗。

(3)饮食忌过度油腻辛辣,以免滋生痰湿。

(4)保持外阴清洁,术后禁房事及盆浴2周。

十二、月经异常

人工流产术后可能有月经紊乱。

病因病理

(1)西医病因病理:闭经与术后宫颈或峡部的粘连有关;月经少可能与术后下丘脑-垂体-卵巢轴系调节功能失调有关。

(2)中医病因病机:人工流产术后月经失调因手术操作,阻止受孕,暴伤冲任,使气血失和,胞脉壅滞或冲任不足,兼患者素体脏腑阴阳

气血之偏盛偏虚,或术后调摄不当,致血瘀、肾虚、肝郁等诸多病机,发生月经期延长或缩短,月经量增多或减少,月经周期短或延长,甚至闭经。详见本套丛书李旭京主编的《妇产科疾病中西医诊疗技术》中的功能失调性子宫出血内容。

临床表现

主要表现为人工流产术后出现月经期延长或缩短,月经量增多或减少,月经周期短或延长,甚至闭经。

诊断及鉴别诊断

1. 诊断要点

(1)既往有人工流产史,术前月经基本正常。

(2)术后出现月经期延长或缩短,月经量增多或减少,月经周期短或延长,甚至闭经。

(3)术后宫颈或峡部粘连引起的闭经可发现相应体征(详见本节宫颈、宫腔粘连内容);部分患者可出现卵巢功能的异常,妇科检查子宫多正常(详见本套丛书李旭京主编的《妇产科疾病中西医诊疗技术》中的功能失调性子宫出血内容)。

2. 鉴别诊断

人工流产后停经及月经失调应与以下病症相鉴别。

(1)人工流产漏吸:人工流产术后停经、妊娠反应持续。术中未吸出绒毛、胚囊、胚胎组织或吸出组织物少而肉眼识别不清。妇科检查子宫增大与术前末次月经后停经天数大致相符。尿妊娠试验阳性。B超检查提示胚囊、胚胎大小与人工流产术前末次月经后停经天数相符。

(2)人工流产后再次妊娠:人工流产术后1月内有性生活。术后继发闭经并再次出现妊娠反应。妇科检查子宫增大与人工流产术后停经天数相符。尿妊娠试验阳性。B超检查提示胚囊、胚胎大小与人工流产术后闭经天数相符。

(3)宫颈、宫腔粘连:人工流产术后继发闭经伴周期性下腹痛。腹痛发作周期与月经周期相符、腹痛持续时间与经期天数相符。有时伴肛门坠痛。妇科检查宫颈举痛、子宫正常大小或稍大伴有压痛、附件可及有压痛包块。尿妊

娠试验阴性。B超检查提示宫腔分离、宫腔积液或无异常发现。黄体酮、人工周期治疗无效。探针探查宫腔,有暗红色血液流出。有时需与异位妊娠鉴别。

（4）子宫内膜损伤:子宫内膜功能层全部损伤可继发人工流产术后停经。无其他阳性症状与体征。内分泌检查卵巢功能正常。黄体酮、人工周期治疗无效。宫腔镜检查可协助诊断。

治疗

（一）西医治疗

多数可自然恢复,少数不能恢复者明确病因后对症处理,如按卵巢功能失调、宫颈和宫腔粘连治疗。

（二）中医治疗

1. 辨证论治

（1）宫颈和宫腔粘连引起的闭经参照本节宫颈和宫腔粘连内容。

（2）月经期延长或缩短、月经量增多或减少、月经周期短或延长及卵巢功能失调引起的闭经则参照本套丛书李旭京主编的《妇产科疾病中西医诊疗技术》中的功能失调性子宫出血内容。

2. 经验方

（1）通闭汤

【药物组成】　熟地 15g、白芍 12g、麦冬 6g、当归 10g、丹参 10g、川楝子 6g、延胡索 10g、牛膝 10g、益母草 20g、甘草 10g、女贞子 12g。肾虚型加川断 10g、菟丝子 10g,阴虚火旺型加生地 15g、麦冬 10g;血瘀型加川芎 6g、泽兰 10g。

【功效】　滋养肾阴,疏肝理气,活血通经。

【用法用量】　水煎服,日 1 剂,连续服用 3 个月为 1 个疗程,每月服汤剂 20 剂,停药 7 天后续服,连续治疗 3 个疗程。

【来源】　王东红,佟庆. 通闭汤治疗人流术后闭经 30 例临床总结. 北京中医,2001,(1):34~35。

（2）益通饮

【药物组成】　熟地 30g,紫河车、川断、牛膝、白芍各 15g,柏子仁、卷柏、泽兰各 12g。若

肾阳虚者,加仙灵脾、巴戟天、制附片、肉桂;偏肾阴虚者,加女贞子、炙鳖甲;兼肝郁化火者,加丹皮、山栀、地骨皮;兼脾胃虚弱者,加党参、炒白术、淮山药。

【功效】　滋肾填精、调补冲任。

【用法用量】　每日 1 剂,水煎分服。见效后继续调治 1~3 月。

【来源】　奚嘉. 益通饮治疗人流术后闭经 32 例. 江苏中医,1994,15(12):15。

（三）适宜技术

参照本套丛书李旭京主编的《妇产科疾病中西医诊疗技术》中功能失调性子宫出血及闭经相关内容。

预防护理

1. 预防

（1）吸刮子宫不应过度,以免损伤子宫内膜。

（2）吸头进出宫颈时不能带负压,尽量减少进出次数。

2. 护理

（1）注意调节情志,避免过度精神刺激。

（2）重视饮食调养,勿过食辛辣、生冷食品。

（3）注意会阴清洁,尤其是经期卫生。

（4）如发生月经量多、经期延长等月经失调的情况,应早期诊治,以免病情加重。

（5）出血期间免重体力劳动,必要时卧床休息、禁性生活。

十三、继发不孕

继发不孕为人工流产术后未避孕而 1 年内未受孕者,可继发于盆腔炎、宫颈管损伤、宫颈及宫腔粘连、子宫内膜异位症和内分泌紊乱等。

病因病理

1. 西医病因病理

（1）人工流产术后炎症使输卵管通畅障碍、输卵管运动功能紊乱或由于输卵管周围的粘连,妨碍卵细胞进入管腔。

（2）宫颈管损伤、瘢痕性改变是造成宫颈

峡部功能不全和不孕的基础。

（3）子宫内膜损伤、宫颈和子宫内粘连，可使受精卵植入和着床发生障碍。

（4）人工流产术后并发子宫内膜异位症和内分泌紊乱也可致不孕。

2. 中医病因病机

肾气盛，天癸至，并且任脉流通，冲脉气盛，作用于子宫、冲任，使之气血调和，男女适时交合，两精相搏，胎孕乃成。若因手术损伤或术后调摄不当，致肾气不足，天癸不充，或冲任失调，气血失和，或邪气内侵，冲任瘀阻，均能影响胎孕之形成。常见症型有肾虚、肝郁、瘀血阻滞、痰湿内阻等，详见本套丛书李旭京主编的《妇产科疾病中西医诊疗技术》中的不孕症相关内容。

临床表现

（1）病史：既往可有人工流产史，术后 1 年未避孕而未受孕。注意性生活情况、月经史，注意有无痛经史与性交痛，有无生殖器感染史，有无结核史、内分泌病变史以及腹部手术史。

（2）症状：不同原因引起的不孕者伴有不同的症状。如排卵功能障碍引起者，常伴有月经紊乱、闭经等。生殖器官病变引起不孕症者，又因病变部位不同而症状不一，如输卵管炎引起者，有些伴有下腹痛、白带增多等；子宫内膜异位症引起者，常伴有痛经，经量过多，或经期延长，性交痛；宫腔粘连引起者常伴有周期性下腹痛，闭经或经量少。

（3）体征：如输卵管炎症引起者，妇科检查可见有附件增厚、压痛；子宫内膜异位症者，妇科检查后穹隆可触及触痛结节。

诊断及鉴别诊断

（1）诊断要点：继发于人工流产术的不孕症其病因主要有炎症引起的输卵管不通、手术损伤引起的颈管及内膜损伤，但也涉及内分泌紊乱等，故其诊断程序与不孕症常规检查步骤相同，具体可参见本套丛书李旭京主编的《妇产科疾病中西医诊疗技术》中的不孕症内容。

（2）鉴别诊断：凡涉及可能影响整个生殖

及性腺-内分泌轴的各种疾患，都与本病有关，明确诊断这些疾患可为诊断本病提供依据。

治 疗

（1）西医治疗：参见本套丛书李旭京主编的《妇产科疾病中西医诊疗技术》中的不孕症内容。

（2）中医治疗：参见本套丛书李旭京主编的《妇产科疾病中西医诊疗技术》中的不孕症内容。

（3）适宜技术：参见本套丛书李旭京主编的《妇产科疾病中西医诊疗技术》中的不孕症内容。

预防护理

1. 预防

（1）严格无菌操作，避免盆腔炎症的发生。

（2）术中仔细操作，减少组织损伤，以减少不孕症发生。

（3）术后发生急、慢性盆腔炎及月经失调等疾病，应尽早诊治，减少对生殖功能的影响。

（4）如术后短期内无生育意愿，采取适当的避孕措施，避免再次人工流产。

2. 护理

（1）调畅情志，避免焦虑恼怒。

（2）注意经期卫生，经期忌食生冷，禁性生活。

（3）保持外阴清洁，避免感染。

十四、子宫内膜异位症

病因病理

（1）西医病因病理：行人工流产负压吸宫术时，术者操作不规范，吸管拔出过快，使腔内外压差过大，可能使宫腔内血液和子宫内膜组织随负压被吸入到腹腔而种植。

（2）中医病因病机：由于手术损伤，导致机体脏腑功能失调，冲任损伤，气血失和，血液离经，瘀血形成，留结于下腹而发病。瘀血阻滞，脉络不通，则见痛经；瘀积日久，形成癥瘕；瘀血阻滞胞脉，两精不能结合，以致不孕；瘀血不去，新血不能归经,因而月经量多或经期延长。详见本套丛书李旭京主编的《妇产科疾病中西医诊疗技术》中子宫内膜异位症相关内容。

临床表现

(1)症状:痛经和持续下腹痛,特点为继发性痛经、进行性加剧,伴有小腹坠胀、大小便不适、里急后重;经量增多、经期延长或经前点滴出血;不孕;性交痛等。

(2)体征:典型的盆腔子宫内膜异位症在盆腔检查时可发现子宫多后倾固定,直肠子宫陷凹、宫骶韧带或子宫后壁下段等处扪及触痛性结节,于宫旁一侧或双侧附件区扪到与子宫相连的囊性偏实不活动包块,可有轻压痛。若病变累及直肠阴道隔,可在阴道后穹隆部扪及或看到隆起的紫蓝色斑点、小结节或包块。

诊断及鉴别诊断

1. 诊断要点

(1)有宫腔负压吸引术史。

(2)育龄妇女有继发性痛经进行性加重和不孕史,妇科检查盆腔内有触痛性结节或宫旁有不活动的囊性包块,即可初步诊断为子宫内膜异位症。

(3)其他检查

1)B超可确定异位囊肿的位置、大小、性状。

2)血清癌抗原 CA125 测定值可能升高。

3)腹腔镜检查是目前诊断子宫内膜异位症的最佳方法,在腹腔镜下可对可疑病变进行活检即可确诊为子宫内膜异位症。

2. 鉴别诊断

(1)卵巢恶性肿瘤:盆腔包块增大迅速,腹痛、腹胀为持续性,患者全身情况差。检查除扪及盆腔包块外,常伴有腹水。B超显示肿瘤包块以实性或混合性居多,形态多不规则。诊断不明确时应行剖腹探查。

(2)盆腔炎性包块:多有急性盆腔感染和反复感染发作史,腹痛不仅限于经期,平时亦有腹部隐痛,且可伴有发热。抗感染治疗有效。

(3)子宫腺肌病:痛经症状与子宫内膜异

位症相似,甚至更剧烈。子宫多呈对称性增大,且质地较正常子宫硬。经期检查子宫压痛明显。应注意此病亦可与子宫内膜异位症合并存在。

治疗

(1)西医治疗:药物治疗和手术治疗参见本套丛书《妇产科疾病中西医诊疗技术》中的子宫内膜异位症相关内容。

(2)中医治疗:参见本套丛书《妇产科疾病中西医诊疗技术》中的子宫内膜异位症相关内容。

(3)适宜技术:参见本套丛书《妇产科疾病中西医诊疗技术》中的子宫内膜异位症相关内容。

预防护理

1. 预防

(1)育龄妇女如近期无生育意愿,采取适当避孕措施,尽量避免人工流产术。

(2)手术中吸宫时适当掌握负压,避免宫颈或子宫腔粘连。

(3)吸管进出宫颈时应关闭负压。

2. 护理

(1)调畅情志,忌恼怒。

(2)经期注意保暖,禁食生冷。

(3)经期尽量不做盆腔检查,如有必要,应该避免重力按压子宫。

(4)可以采取药物避孕,以促使子宫内膜萎缩和经量减少。

十五、RH 同种免疫问题

早期妊娠做人工流产术时,胎儿红细胞可通过胎盘组织而达到母血循环。当 RH(-)妇女流产一个 RH(+)的胚胎,则可引起 RH 免疫问题。据报告红细胞抗原最早可在妊娠 38 天出现,只要有 0.1ml 血液从胎儿进入母体就可引起致敏反应,产生 RH 抗体,当再次妊娠时可对 RH(+)胎儿产生 RH 溶血反应。据国外报道妊娠 2 个月时有 2% 的致敏危险,妊娠 3 个月时大约有 9% 的致敏危险。总之,国外经人工流产大约有 3%~4% 的妇女出现 RH 免疫问题,国内 RH(−) 的人群较少,尚缺乏这类研究报告。

临床认为当 RH 阴性妇女做人工流产术后给予抗 D 免疫球蛋白 300g,足以中和 15~30ml 胎儿血液,使母体不致敏。如超过 72h 未给予,则可能对今后妊娠带来影响,在美国大约有 5%~10% 同种免疫新病例是因为在流产时未给予抗 D 免疫球蛋白。

附　人工流产术中、术后腹痛鉴别诊断

人工流产负压吸宫术及钳夹术中、术后腹痛为常见症状之一。临床医师应了解腹痛发生时间、持续时间、疼痛部位、疼痛性质、伴随症状、疼痛能否自然缓解等。必要时需了解手术经过、术中特殊情况及既往病史。腹部触诊检查注意疼痛部位压痛、反跳痛、肌紧张,检查腹部有无包块。腹部叩诊检查注意移动性浊音出现及肝浊音界消失。妇科检查注意宫颈举痛、子宫压痛、附件包块及压痛。

(1) 受术者精神紧张、疼痛耐受性差:受术者精神紧张及疼痛耐受性差时可在手术中感到下腹部剧烈疼痛,停止手术操作疼痛缓解。无其他阳性体征。

(2) 人工流产综合征:可在术中、术后短期内出现剧烈腹痛,伴面色苍白、头晕、出汗、恶心、呕吐等症状,甚至晕厥、抽搐、一过性意识丧失等。停止手术操作,疼痛渐缓解。体检可发现血压下降、心率减缓、心律不齐等。无其他阳性体征。

(3) 子宫损伤、脏器损伤:疼痛发生在术中并持续到术后,疼痛部位在下腹部,疼痛程度依损伤程度及内出血量而异。腹部检查有局限性压痛、反跳痛及肌紧张。内出血量多时可出现血压下降、脉率增速、继发贫血等,腹部叩诊检查有移动性浊音。B 超检查可见子宫浆膜层部分缺损,盆腔、腹腔有游离液。合并肠管损伤时,腹部叩诊检查肝浊音界消失,腹部 X 线透视膈下可见游离气体。

(4) 宫腔积血:腹痛发生在术后数小时到数天内,为下腹正中部位疼痛,呈持续性阵发性加重。术后阴道出血量少或无出血。腹部检查下腹宫体部位有压痛外,无其他阳性体征。妇科检查宫颈举痛、宫体压痛、子宫体渐进性增大甚至超过术前检查子宫大小。B 超检查宫腔分离、宫腔积液。

(5) 感染:术后 2~3 天起下腹持续性钝痛。阴道分泌物可呈血性、混浊或呈脓性,有异味。伴畏寒、发热。合并盆腔腹膜炎时,下腹部有压痛、反跳痛及肌紧张。妇科检查宫颈举痛、宫体压痛、附件压痛明显,甚至可摸到包块。血常规检查白细胞总数增高伴粒细胞增多。常有生殖道感染病史及术后有性生活史。

(6) 不全流产:术后有持续性阴道出血,阴道有组织物排出时可出现阵发性下腹疼痛,组织物排出后腹痛缓解。妇科检查宫颈外口松弛或堵有组织物,子宫体增大。B 超检查宫腔内有不均质强回声。尿妊娠试验呈阳性。

(7) 异位妊娠误诊:异位妊娠误诊为宫内妊娠在人工流产术前、术中、术后任何时间可发生腹痛。为反复性下腹部隐痛后突然出现下腹一侧撕裂样剧痛、拒按。常伴有头晕、心悸、出汗、晕厥、肛门坠痛等。腹部检查有压痛、反跳痛、肌紧张,叩诊检查可有移动性浊音。妇科检查宫颈举痛、附件可及包块及压痛。尿妊娠试验阳性。B 超检查附件有包块,盆、腹腔有游离液。

(8) 合并卵巢囊肿蒂扭转:既往或术前检查有附件包块。人工流产术后一侧下腹痛、持续性阵发性加重。妇科检查附件可及包块,压痛明显。B 超检查附件有包块。

(9) 合并子宫肌瘤红色变:既往或术前检查有子宫肌瘤。人工流产术后 3~4 天出现下腹正中持续性疼痛,可伴低热。妇科检查子宫增大、质硬、不平、局部压痛明显。B 超检查子宫增大、肌壁有漩涡状结节。

(10) 宫颈、宫腔粘连:人工流产术后有闭经伴周期性下腹痛。疼痛发作周期与月经周期相符,持续数天后自然缓解。妇科检查宫颈举痛、子宫体压痛。B 超检查宫腔分离、宫腔积液。尿妊娠试验阴性。

(11) 合并内外科急腹症:任何内外科急腹症均可发生在人工流产术后。应注意相关病史、临床症状与体征。必要时请内、外科会诊。贻误诊治将带来不良后果。

第五节　药物流产不良反应及并发症

前列腺素类的主要副作用为胃肠道反应,表现为恶心、呕吐、腹泻,以及前列腺素刺激子宫平滑肌引起的强烈收缩而有明显的腹痛。一般在停止使用药物和胎囊排出后,这些副作用会迅速缓解,多数用药者能耐受。其他少数副作用有皮疹、胃痛、口麻、乏力、头晕、面部潮红或体温轻度升高等,一般不需治疗,个别副作用较重者可对症处理。

服用米非司酮后,少数妇女会有恶心、呕吐、头晕和乏力等类早孕不良反应,一般均较轻微,绝大多数服药者能耐受,个别症状严重者可对症处理后继续用药。加用卡前列甲酯栓后,由于刺激子宫和胃肠道平滑肌收缩而有下腹痛、腹泻和呕吐,其中反应剧烈者可给予口服颠茄片或肌内注射阿托品或哌替啶。米索前列醇的不良反应明显比卡前列甲酯栓为轻,但少数妇女有短暂的发冷、寒战、手足发红、发痒或麻木的感觉,与药物有扩张末梢血管有关,一般能自行恢复正常。但需警惕的是,国内曾有米非司酮或米索前列醇致过敏性休克和罕见不良反应(如严重药物性心律不齐、肢体抽搐、眼外肌麻痹等)的个案报道,其中报道较严重的过敏反应已有 20 多例。

Ⅰ. 药物流产过敏反应

病因病理

药物流产引起过敏反应是过敏者对某种药物的特殊反应。药物或代谢产物作为抗原与机体特异抗体反应或激发致敏淋巴细胞而造成组织损伤或生理功能紊乱。

诊断要点

孕妇在服用米非司酮或米索前列醇后,短时间内出现畏寒、胸闷、心悸、气短、脉搏增快、微弱或触不清、四肢厥冷、皮疹、血压下降、水肿等过敏性休克征象。也有发生在第 2 次使用流产药物时。

治疗

应强调用药前咨询。对过敏体质或有药物过敏史者,应禁用流产药物。一旦发生过敏性休克,应积极进行抗休克和抗过敏治疗。

（1）取头低臀高抗休克体位或平仰卧位。

（2）持续吸氧。

（3）1‰肾上腺素 0.5~1ml 皮下注射或静脉注射。必要时 20min 后可重复;

（4）氢化可的松 100~300mg 或地塞米松

20~40mg 加入 20%~50% 葡萄糖溶液 80ml 中静脉注射。

（5）血压仍不回升者,可用多巴胺或间羟胺 20~40mg 加入 5% 葡萄糖溶液 200~500mg 内静脉滴注,联合或交替使用。

（6）静脉输液,补充血容量,常用平衡盐液、代血浆或血浆、右旋糖酐等,必要时输血。

（7）给予以上处理休克仍未纠正,在补充血容量的基础上应用酚妥拉明扩血管药,以改善微循环,纠正休克。

（8）依据病情轻重和治疗效果,择期改负压电吸引术或钳刮术终止妊娠。

Ⅱ. 药物流产并发症

药物流产在国内广泛使用于临床终止早期妊娠已 10 多年,对减少它的并发症也进行了不懈的研究和临床观察。为避免或减少并发症,重在加强避孕,落实节育措施。一旦怀孕又需采用药物流产者,用药前医务人员应详细询问病史及过敏史,严格掌握药物流产的适应证和禁忌证,必须向服药者详细告知可能出现的不良反应和严重不良反应,强调按时随诊的意义和重要性。药物流产必须在具有抢救条件的医疗单位监护下使用,强调规范操作。不要私自购买流产药物在家使用,以防止并发症。

一、药物流产失败

国内外使用不同剂量米非司酮配伍各种前列腺素类衍生物,采用不同方案,明显地提高了完全流产率,但仍有 2%~5% 的失败病例。

病因病理

药物流产失败可能有以下几个因素:

（1）蜕膜靶水平上米非司酮含量不足或维持时间不够,不能有效抵消孕酮的作用。临床显示孕期越长,效果越差。服药前血清 hCG 和尿 hCG 定量水平越高,卵巢分泌维持妊娠的雌激素和孕激素水平也升高,同一剂量的米非司酮不足以对抗高浓度孕酮的作用,失败率随之增加。

（2）孕酮受体的遗传变异。如孕酮受体第722 位甘氨酸发生突变,就失去与米非司酮结合的能力,也就失去米非司酮的效用。

(3)血清 α_1 酸性糖蛋白水平增加,使游离的米非司酮量减少。

(4)药物代谢的个体差异,如身体肥胖的孕妇失败率较高。

(5)前列腺素量不足或效力不高,或子宫对前列腺素反应性不敏感,不能引起有效宫缩。

(6)年龄越大,孕次越多,失败机会也相对增加。

我国规定药物流产用于停经≤49天。由于妇女排卵时间有提前或延迟,受孕日期也有前后的差别,单以停经天数计算受孕时间会有偏差,难以预测效果。服药前血或尿中hCG水平和B超胎囊直径能客观地反映滋养细胞功能与妊娠期限。临床研究表明,尿hCG≥20 000U/L或B超胎囊平均直径>20mm者疗效明显下降,出血相对增多。如能将停经时间、hCG水平和B超三者结合起来,是预测效果较为理想的方法。

诊断要点

服米索前列醇当天监测有无胎囊排出。如未见胎囊排出者,应告知服药妇女留意日后有无组织物排出。如发现组织物,应送给医生确认;如无组织物排出,应在服药1周时,B超确诊宫内有否胎囊或残留。失败病例一般出血不多,不要误认为已完全流产。

处理

(1)一旦明确诊断为药物流产失败,B超诊断为继续妊娠或胚胎停育者,应以负压吸宫术终止妊娠。

(2)如B超诊断为宫内残留、出血不多,不愿进行刮宫者,可再观察1周。如出血多或宫内仍有残留者,则应在预防感染情况下进行清宫术。

二、药物流产后出血

药物流产后平均出血时间为半个月左右(包括点滴出血),少数病例长达1~2个月之久,以胎囊排出后3天出血较多。其中约有1%

~3%病例因不全流产、大出血而需急诊刮宫或输液、输血等急救措施。

病因病理

1. 西医病因病理

(1)不全流产和蜕膜残留:是米非司酮终止早孕阴道流血时间长的主要原因。

(2)子宫内膜修复不全:米非司酮等孕激素拮抗剂具有非竞争性拮抗雌激素的特性,可能使药流后的子宫内膜修复出现障碍;子宫的敏感性降低而减弱前列腺素对子宫的收缩作用,使蜕膜不易排出,滞留宫腔,导致药流后子宫出血时间延长。

(3)米非司酮对凝血、纤溶系统的影响:米非司酮抗早孕具有抑制凝血活性的倾向。

2. 中医病因病机

药流后与足月妊娠分娩后恶露不绝的病机有所不同,是人为终止妊娠,对脏腑、气血、冲任的损伤较甚,其病因病机离不开瘀、虚、热3个方面。

(1)气虚血瘀:药流乃人为终止妊娠,似青藤摘瓜,对脏腑、气血、冲任损伤较甚,阴血骤虚,气随血脱,无力摄血,气虚无力行血而致瘀。

(2)瘀阻胞络:药流后余血浊液停留,阻滞胞中;或胞衣残留阻滞气血运行及胞宫闭缩复原;或药流后冲任被扰,加之情怀不畅,肝郁气滞,气滞血瘀,瘀血阻滞,新血难安,故阴道下血不止。

(3)热扰冲任:药流后阴血骤虚,阴血虚则虚热内生,热扰冲任,迫血妄行,或因产后瘀血未去,血室正开,热邪乘虚而入,与血相搏,瘀热蕴结,阻滞冲任,血不归经而下血不止。

临床表现

(1)药物流产后阴道流血多于自身孕前月经量,或与月经量相当,或少于月经量,出血时间一般持续14天以上,可伴小腹隐痛不适或小腹空坠等。

(2)反复出血并发感染者,可出现发热及下腹痛。

(3)B超提示子宫体增大、宫腔内胚胎组

织残留或宫腔内少量积液。

诊断与鉴别诊断

1. 诊断要点

（1）近期有药物流产史,阴道流血继发于药物流产后。

（2）药物流产后阴道流血持续14天以上,伴小腹隐痛等。

（3）妇科检查:阴道出血一般不做检查,必要时严格消毒后进行检查,可及子宫略饱满,有压痛或正常。

（4）其他检查:B超提示子宫体增大、宫腔内胚胎组织残留或宫腔内少量积液。尿hCG常为弱阳性。血常规可了解有无贫血或宫内感染。

2. 鉴别诊断

药流失败:用药后有阴道少量出血不止,但未见绒毛排出,尿妊娠试验阳性;妇科检查示子宫增大,符合停经日期;B超示宫腔内见孕囊。应再行负压吸宫终止妊娠。

治 疗

（一）西医处理及治疗

（1）药物流产后即使已有胎囊排出,如出血时间长达2~3周,且出血量似月经量或多于月经量者,应及时进行刮宫术,术前后需给予抗生素以防感染,以防影响今后生育力。

（2）药物流产后任何时间发生大出血甚至休克者,在进行急救、输液或输血纠正休克后进行刮宫术,术后给予抗生素以防感染。

（二）中医治疗

1. 辨证论治

（1）气虚血瘀证

【证候】 药流后阴道出血超过半月不止,色淡红,质稀,无臭味;精神倦怠,四肢无力,气短懒言,小腹空坠,面色㿠白或苍白;唇舌色淡,苔薄白,脉缓弱。

【治法】 补脾益气,固冲摄血。

【方药】 补中益气汤(《脾胃论》)加减。人参、黄芪、白术、橘皮、升麻、柴胡、甘草、艾叶炭、补骨脂、鹿角胶。

若心悸气短者,加五味子、龙眼肉;夹有血块,气虚兼瘀者,加益母草、炒蒲黄、三七粉;头晕耳鸣、腰膝酸软者,加何首乌、桑寄生、续断、炒杜仲。

（2）瘀阻胞络证

【证候】 药流后阴道出血超过半月不止,量时多时少,或排出不畅,或突然大量出血,色紫黯或黯红,夹有血块,小腹疼痛拒按,血块排出腹痛减轻;舌紫黯或边尖有瘀斑、瘀点,脉沉涩或弦涩。

【治法】 活血化瘀,调冲止血。

【方药】 生化汤(《傅青主女科》)合失笑散(《太平惠民和剂局方》)加味。川芎、炮姜、桃仁、当归、炙甘草、蒲黄、五灵脂;益母草、茜草、三七粉。

若小腹冷痛,寒凝血瘀者,加炒艾叶、乌药、补骨脂;胸胁、少腹胀痛,气滞明显者,加荔枝核、川楝子、郁金;若瘀久化热,恶露臭秽,兼口燥咽干者,加黄柏、败酱草、蒲公英、马齿苋。

（3）热扰冲任证

【证候】 药流后阴道出血超过半月不止,量较多,色紫红,质黏稠,有臭气,口燥咽干,面色潮红;舌红,苔少,脉细数无力。

【治法】 养阴清热,安冲止血。

【方药】 保阴煎(《景岳全书》)加味。生地、熟地、黄芩、黄柏、白芍、山药、续断、甘草;七叶一枝花、贯众、炒地榆、煅牡蛎。

若出血日久,血气臭秽,加红藤、马齿苋;咽干口燥,五心烦热,舌红苔少,脉细数者,去续断,加玄参、麦冬、地骨皮。

若肝郁化热,症见乳房、少腹胀痛,心烦易怒,口苦咽干,脉弦数者,治宜疏肝解郁、清热止血,方用丹栀逍遥散加生地、旱莲草、茜草。

2. 经验方

（1）完胞汤

【药物组成】 党参30g,阿胶12g,白术30g,茯苓15g,生地15g,生黄芪20g,桃仁12g,白及12g,益母草30g,红花10g。

【功效】 健脾补气,祛瘀止血。

【用法用量】 给予中药3剂,每日1剂,连用3天,水煎服。

99

【来源】 刘咏舫.中西医结合治疗药流后出血和不全流产的疗效观察.中华现代临床医学杂志,2005,3(5):432~433。

（2）止血饮

【药物组成】 益母草 30g,红花 10g,炒蒲黄 10g,五灵脂 10g,当归 12g,川芎 10g,党参 15g,黄芪 20g,阿胶 10g(烊化),地榆炭 15g,芡实 10g,甘草 6g。

【功效】 活血化瘀、补气养血、敛阴止血。

【用法用量】 上药共研粗末并水浸 30min,煎煮 30min,共两次取汁 300ml,早晚温服,每日 1 剂,连服 5 日。

【来源】 李晓清.自拟止血饮防治药物流产后出血 60 例.中华实用中西医杂志,2005,18(9):1267。

（3）加味八珍汤

【药物组成】 熟地 15g,白芍 25g,当归、川芎各 15g,党参 25g,生黄芪 30g,茯苓、阿胶(烊化)各 15g,生蒲黄(包煎)10g,香附 15g,益母草 25g,川断 15g,甘草 10g。若腹痛加桃仁、红花;感染加金银花、红藤;汗出加煅牡蛎、浮小麦;身痛加鸡血藤、秦艽;便秘加肉苁蓉、生首乌。

【功效】 补益气血,祛瘀生新。

【用法用量】 水煎服,每日 1 剂,早晚分服,连服 5 天。

【来源】 裘美娟.加味八珍汤治疗药物流产术后残留 80 例.辽宁中医杂志,2006,33(5):580。

3. 中成药

（1）生化汤丸:9g,每日 2 次,口服。

（2）益母草膏:9g,每日 2 次,冲服。

（3）产宝口服液:20ml,每日 3 次,口服。

（三）适 宜 技 术

1. 中药贴敷法

以益母草、川芎、红花、红藤、炒蒲黄、肉桂等为主,共研粉末。每次 20g,以酒调糊状,外敷脐部,24h 后更换。

也可用生蒲黄、乳香、血竭等分,研成细末,每次 3g 敷于关元穴,用纱布加透气胶布固定,每日 1 次,最多用 7 次。

2. 针灸

（1）体针:服米索前列醇同时针刺双侧合谷及双侧三阴交。合谷针刺用补法,三阴交针刺用泻法,得气后留针 30min。可提高完全流产率,缩短产后流血时间。

（2）点穴:取穴大敦、太冲、隐白、足三里、合谷、三阴交,中强度刺激,各穴共点按 10~20min。嘱患者每日自己点穴 1 次,强度、时间相同,直至出血停止。

（3）耳穴贴压法:取子宫、神门、耳中、内分泌、肾、肝、交感。采用王不留行子贴压上述耳穴,用手按压 3min,施以同等量刺激,以耳郭小血管充血及耳郭发热微痛为度。嘱患者当日每 30min 按压 1 次,以后每日自行按压 3~5 次,5 日后将耳豆取下停止贴压。也可选肾、子宫、腹、脾、三焦、交感、内分泌、神门,单耳取穴,每 3 日 1 次,两耳交替进行。嘱患者每日 2~3 次逐穴压迫刺激,强度以患者能耐受为度。

（4）灸法:取清艾条点燃一端后,对隐白、大敦两穴位依次温和灸,左右各 1 h,共 2 h。每日 1 次,共 5 天。期间慎防烫伤。同时内服中药(生化汤加减),方药:

预防护理

1. 预防

（1）严格掌握药物流产适应证。

（2）预防性服药,即在服用米非司酮时或服用米索前列醇时加服相关中成药或中药汤剂促使胚胎死亡和恶露排出。

（3）注意尽早或及时清宫,防止出血量多或逾期不止。

2. 护理

（1）流产后 1~2 周注意休息,避免繁重劳动。

（2）禁房事和盆浴 1 个月。

（3）饮食增加营养,促进子宫修复。

三、感 染

病因病理

1. 西医病因病理

药物流产后 2 周内,由于持续出血或术前患有各种生殖道炎症未经治疗,导致致病细菌的感染而发生生殖器官炎症,多见为子宫内膜炎或附件炎。据报道不全药物流产后3周刮宫内容物的病理切片中近60%见有炎症表现。药物流产后感染病因:

（1）药物流产前不做盆腔和阴道清洁度检查,或原有生殖器炎症而未经处理即使用流产药物。

（2）药物流产后出血时间过长,导致致病细菌的感染。

（3）因宫腔残留组织而刮宫者,未严格执行无菌操作,器械、敷料消毒不严。

（4）药流后未注意局部清洁或过早有性生活。

2. 中医病因病机

素体虚弱,气血不足,或素体湿热内盛,药流术后胞脉空虚,血室正开。邪毒趁虚入侵,客于胞中,阻滞冲任或与湿热瘀结,甚至化热酿毒。详见本章第一节放置宫内节育器后感染相关内容。

临床表现

（1）药流后出现腰酸、下腹疼痛、出血、阴道分泌物混浊有臭味、体温升高等征象。

（2）严重感染时,子宫增大、附件增厚压痛;盆腔炎时可伴炎性包块;败血症或脓毒血症时可出现全身中毒症状。

（3）血白细胞增高,分类中性粒细胞比例增高。

诊断要点

1. 诊断要点

（1）发病前有药物流产史,术前无生殖器官炎症。

（2）药流术后出现腰酸、下腹疼痛、出血、阴道分泌物混浊有臭味、体温升高等。

（3）妇科检查:宫颈有举痛、宫体有压痛或宫旁组织有压痛。有的可扪及附件包块或增厚。

（4）其他检查:血常规血白细胞总数及中性粒细胞增高,血沉加快。B超提示盆腔内有炎性渗出或炎性包块。宫腔分泌物或血培养可

找到致病菌;

2. 鉴别诊断

急性阑尾炎:一般无药物流产史,腹痛多由脐周开始,然后转移局限于右下腹,麦氏点压痛、反跳痛明显,妇科检查盆腔正常。

治疗

1. 西医处理及治疗

（1）一般治疗:取半卧位以利于恶露排出,并使炎症局限于盆腔最下部。

（2）一旦发现有感染,可选用抗生素治疗。可用青霉素400万~600万U,静脉滴注,每日2次,加甲硝唑0.5g,静脉滴注,每日2次;或头孢曲松钠1g,静脉滴注,每日2次,加甲硝唑0.5g,静脉滴注,每日2次。

（3）严重感染时,行宫颈分泌物培养及药物敏感试验,选用敏感抗生素。

（4）发生盆腔脓肿时,先用药物治疗,如无效者应手术切开引流。

2. 中医治疗

参见本套丛书《妇产科疾病中西医诊疗技术》中的盆腔炎性疾病相关内容。

3. 适宜技术

参见本套丛书《妇产科疾病中西医诊疗技术》中的盆腔炎性疾病相关内容。

预防护理

1. 预防

（1）实施药物流产前必须常规进行盆腔和阴道清洁度检查,如生殖器有炎症,例如附件炎、滴虫、念珠菌等感染或可疑者,必须予以治疗,以免引起生殖道感染。

（2）流产后出血时间长者或在决定清宫术前后,应给予预防性抗生素。

（3）清宫术中严格执行无菌操作,器械进出宫腔时不要触及阴道壁,避免感染。

2. 护理

（1）卧床休息,保持情绪稳定,避免情绪刺激。

（2）饮食清淡而富于营养。

（3）保持外阴清洁,禁房事及盆浴。

四、异位妊娠的误诊

在进行药物流产时,有一部分孕妇停经≤40天,此时临床尚难以确诊是异位妊娠还是宫内妊娠,因此,将异位妊娠误诊为宫内妊娠而使用药物流产,临床上已有不少报道。

1. 诊断要点

对使用前列腺素后未见绒毛排出,或流产过程中伴有剧烈腹痛或发生内出血休克者,应高度警惕异位妊娠,积极抢救,明确诊断,以免延误病情,危及生命。

2. 处理

(1)将服药前的B超列为常规,宫内有明确胎囊则可避免异位妊娠的误诊。

(2)对服药后未见绒毛排出者及时进行B超检查,以便尽早确诊治疗。

(3)一旦确诊为异位妊娠,依据病情可进行手术或药物治疗。

第六节　中期妊娠引产并发症

中期引产的流产过程与足月分娩相似,可出现出血、胎盘胎膜残留、子宫损伤、严重感染、羊水栓塞及弥散性血管内凝血等并发症。无论哪种引产方法均有可能产生一些较为严重的并发症。一旦并发症发生,如能早期诊断、早期处理,预后较好,贻误诊治将有不良后果。

一、出　血

出血是中期引产时常见并发症。出血可发生于给药时,也可以发生于流产后,更多见于流产时,出血量平均在100ml左右。各种引产方法包括钳刮术流产时出血量≥300ml诊断为引产出血。出血量≥400ml的发生率约1%。

病因病理

(1)子宫收缩乏力:中期引产时,子宫肌对缩宫素、前列腺素等敏感性较差,但一旦各种引产方法诱发宫缩后,其内源性前列腺素能维持子宫收缩并不断加强,最终排出胎儿。部分孕妇流产后可因极度疲劳、恐惧、子宫肌瘤、子宫畸形等而发生子宫收缩乏力,导致产时产后出血。

(2)胎盘滞留、胎盘胎膜残留。

(3)软产道损伤:宫颈裂伤、阴道穹隆撕裂伤较为常见。

(4)凝血功能障碍。

(5)前置胎盘:妊娠16周时,胎盘约占宫腔面积的1/2;而足月妊娠时,胎盘所占宫腔面积缩小至1/4~1/3。因此,中期妊娠时胎盘靠近宫颈或覆盖宫颈内口的机会增多。引产时可因胎盘前置而出血。

(6)胎盘早剥:羊膜腔穿刺时刺入胎盘、穿刺针较粗、采用捻手法、多次重复穿刺等均可导致胎盘后出血,血肿形成而致胎盘早剥。宫腔内羊膜腔外注射引产、水囊引产等在行宫腔内操作时可损伤胎盘,导致胎盘剥离出血。

(7)脐带断裂:中期引产时,胎儿娩出时多呈浸软状态,脐带容易断裂,若未及时发现钳夹住,可于胎儿排出后有较多阴道流血。

临床表现

中期引产时出血的临床表现与足月分娩时完全一致,其病因诊断亦与足月分娩相同。前置胎盘出血常出现于引产后宫缩开始前后,因此常有阵发性腹痛。羊膜腔穿刺形成的胎盘早剥多为隐性出血,患者腹痛、宫底升高、持续变硬、疼痛、压痛,但常无或仅为少量阴道出血。宫腔内羊膜腔外给药或水囊引产时的胎盘早剥以外在性显性阴道流血为主,在宫缩开始前少有腹痛或仅感下腹隐痛,出血可在给药或置水囊时出现,若不仔细观察,常在阴道内压塞纱布已被血浸透甚至完全脱出后才发现。

诊断要点

与足月分娩相同,详见本套丛书李旭京主编的《妇产科疾病中西医诊疗技术》中产后出血、前置胎盘、胎盘早剥相关内容。

治　疗

(1)子宫收缩乏力性出血以加强子宫收缩

为主,如按摩子宫、应用宫缩剂等。中期妊娠时,子宫肌对外源性宫缩药物敏感性较差,因此用药剂量可稍稍偏大。

(2)胎盘滞留应仔细检查,进一步明确原因,剥离后未排出者应及时牵出或钳夹排出,粘连者行人工剥离,胎盘植入时可视具体情况处理,必要时行子宫切除。

(3)软产道损伤应修补缝合出血。

(4)凝血功能障碍尽快输新鲜全血,补充血小板、纤维蛋白原等,如并发 DIC 则按 DIC 处理。

(5)前置胎盘出血时应根据阴道出血量、胎儿大小、宫颈口开大情况综合考虑处理。阴道出血量不多、胎儿较小、宫颈已软化者可进一步加强宫缩,但应严密观察阴道流血情况。阴道出血量多、胎儿较大、宫口开大不足 2cm,立即以剖宫取胎结束分娩;宫口开大 2cm 以上,进一步稍加扩张宫颈,可将胎儿肢体拉下,起到压迫子宫颈口处胎盘止血及进一步扩大宫口。如果宫口已经扩大,也可行碎胎办法取出胎儿胎盘。术中应建立通畅的大号针头静脉输液通路,以静脉穿刺留置针最好,做好输血准备,严密观察患者反应,及时发现有无羊水栓塞及子宫损伤。

(6)胎盘早剥处理基本上与前置胎盘相同。穿刺所导致的隐性出血量不多时,可继续严密观察;量较多、短时间内不能结束分娩者,应剖宫取胎终止妊娠。宫腔内羊膜腔外水囊引产操作所致显性出血,出血不多时严密观察,用外源性缩宫素或前列腺素加强宫缩,取出水囊;量较多时,短时间内可分娩者行钳刮术,短时间内不能经阴道分娩者可行剖宫取胎或行宫颈切开后钳刮。

(7)脐带断裂出血,立即行钳刮术娩出胎盘。

(8)失血多者应补液、输血、并应用抗生素预防感染。

预防护理

1. 预防

(1)中期妊娠引产术应在有抢救条件的医院进行,预防出血的发生。

(2)正确处理产程,避免软产道裂伤。

(3)有凝血功能障碍者,应积极治疗后再孕,必要时尽量在早孕时终止妊娠。

2. 护理

(1)注意休息,保持身体清洁,避免感染。

(2)饮食营养丰富,以促进子宫恢复,忌食生冷辛辣。

(3)心情舒畅,避免不良情绪刺激。

二、子宫损伤

子宫损伤是中期妊娠引产严重并发症,包括子宫破裂、宫颈裂伤、宫颈阴道段裂伤伴阴道穹隆裂伤。各种引产方法导致子宫破裂发生率在 1% 以内。其中以米非司酮与前列腺素序贯引产的发生率最低,仅 0.1% ~ 0.5%。子宫损伤引起出血、感染、羊水栓塞、DIC 等,抢救不及时可危及生命。

病因:孕中期子宫肌壁水肿、充血、柔软,易于损伤。中期妊娠胎儿骨骼发育,特别是胎头脊柱、四肢增大变硬,难以通过未扩张或扩张不全的宫颈。中期妊娠引产引起过强宫缩或因子宫发育不良、子宫有瘢痕者,不协调的宫缩均可造成子宫破裂或宫颈阴道段及后穹隆损伤,胎儿可自破口进入腹腔或经后穹隆排出。钳夹术中将胎儿骨组织块通过未充分扩张的宫颈管也可导致宫颈裂伤。

(一)子宫破裂

1. 临床表现

(1)宫缩强烈、频繁、持续时间长,孕妇烦躁不安、腹痛剧烈、辗转呻吟、呼吸急促、脉搏增快。

(2)子宫下段或子宫瘢痕处压痛及反跳痛。

(3)若发生子宫破裂,孕妇腹痛如撕裂状,继之宫缩停止,孕妇略感舒适,很快出现血压下降、脉搏细弱、四肢发冷等休克表现。在腹部可以扪及胎儿肢体,全腹有压痛、反跳痛。

(4)无尿或导尿时有血尿,可能为子宫破裂损及膀胱。

2. 诊断要点

(1)引产中子宫收缩过强、痉挛性腹痛、宫体有压痛,为先兆子宫破裂症状。

（2）阵性宫缩消失,转为持续性小腹痛,出现内出血腹膜刺激征,常伴失血性休克。休克程度与阴道外出血量不相符。

（3）腹部或妇科检查子宫缩小,而子宫外可清楚扪及胎体。

（4）有时并发羊水栓塞和弥散性血管内凝血。

（5）不全子宫破裂诊断有时较为困难,必要时做导尿检查或辅以 B 超检查。

3. 治疗

（1）先兆子宫破裂时,应用乙醚或笑气吸入麻醉,或肌内注射哌替啶 100mg 缓解过强宫缩。

（2）确诊子宫破裂,应立即补充血容量,迅速开腹手术,修补破口。裂口大、边缘不整齐、破裂已久且发生感染者应行子宫切除,如有膀胱损伤时应修补膀胱,必要时请泌尿外科医师协助处理。

（3）给予抗生素预防感染。

（4）出血多时给予输血。

（二）宫 颈 裂 伤

1. 诊断要点

（1）钳夹术扩宫困难时突然感到宫颈口松弛,伴有活动性外出血或盆腔血肿。

（2）钳夹大块胎体感到有阻力,取出胎体后有活动性外出血。

（3）引产流产术后检查宫颈,发现宫颈裂伤。

2. 治疗

（1）发现宫颈裂伤,应立即缝合。

（2）疑有盆腔血肿,应开腹探查。

（3）给予抗生素预防感染。

（三）宫颈阴道段裂伤伴阴道穹隆裂伤

1. 临床表现

胎儿排出后,持续性阴道流血,仔细检查见宫颈口未开,穹隆部宫颈有裂口。

2. 诊断要点

（1）中期妊娠引产流产过程中宫缩过强而宫颈开大缓慢,两者不同步。

（2）继之腹痛减轻,宫缩消失,胎儿由阴道娩出。

（3）有时阴道出血量多。

（4）检查宫颈时发现阴道穹隆有裂伤、宫颈阴道段裂伤。

3. 治疗

（1）发现裂伤,应立即缝合。

（2）给予抗生素预防感染。

4. 预防

（1）严格掌握各种引产方法的适应证与禁忌证,子宫肌层手术 1 年内最好行剖宫取胎术。

（2）严密观察产程中子宫收缩、孕妇自觉症状及子宫形态,宫缩过强时应给予哌替啶等强镇痛类药物。

（3）严格掌握合用缩宫素的禁忌证与适应证。缩宫素滴注引产与足月引产相同,有专人守护、调整浓度和速度,宫缩过强时应减慢速度或停用缩宫素。

（4）水囊引产时,囊内注液量不宜过多。宫缩过强时,应取出水囊。禁止在水囊未取出前静脉滴注缩宫素引产。

三、胎盘滞留、胎盘残留、胎膜残留

胎盘滞留与胎盘残留是中期妊娠引产常见的并发症,可引起阴道大出血、感染。绝大多数中期引产方法均不能将胎盘胎膜一次性完整排出,产后胎盘胎膜残留率较高。各种中期妊娠引产方法的胎盘胎膜残留率不同,水囊引产 8%～20%；利凡诺羊膜腔内注射引产最高 50%～80%；天花粉引产 5%～15%；米非司酮与前列腺素序贯引产 20%～80%。

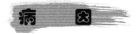

1. 西医病因

（1）中期妊娠胎盘面积相对较大、薄,胎盘小叶形成不够完善,流产时不易完整剥离,易造成胎盘滞留与残留。

（2）引产药物使绒毛与蜕膜组织变性坏死不完全或作用于绒毛与蜕膜界面最为明显,常导致胎儿源性部分较完整排出,而蜕膜排出不全。

（3）过去人工流产史或曾有宫腔感染使子宫内膜受损,再次妊娠后发生胎盘粘连或植入。

2. 中医病因病机

参见本章第四节人工流产并发症人流不全相关内容。

临床表现

胎儿排出后,胎盘迟迟不排出,可伴或不伴阴道流血;或胎盘排出后,持续性阴道流血,宫缩时增多,仔细检查胎盘胎膜发现有缺损。部分患者产后阴道流血类似于正常足月产后血性恶露量,但持续时间长,B超检查常发现宫腔内残留物。

诊断及鉴别诊断

1. 诊断要点

（1）胎儿娩出 30min 后胎盘未能排出,伴有或不伴有活动性阴道出血,应诊断胎盘滞留。

（2）检查胎盘有小叶部分缺如,应诊断胎盘残留。

（3）检查胎膜 1/3 以上残留应诊断胎膜残留。

（4）流产后持续性阴道出血,或晚期阴道大出血。

（5）B超检查提示宫腔内有不均质强回声。

2. 鉴别诊断

（1）感染:人工流产术后阴道有持续性少量出血,合并流产不全时可有多量出血。分泌物呈脓性,有异味,伴发热及腹痛。有感染的典型症状与体征。血常规检查白细胞总数增高伴粒细胞增多。

（2）凝血机制障碍:既往有血液病史或在并发羊水栓塞、严重感染后继发凝血机制障碍。特点为持续性多量或少量出血,流出的血液不凝固。血常规检查血小板减少、纤维蛋白原减少、凝血酶原时间延长、3P 实验呈阳性。

治疗

1. 西医治疗

（1）若为胎盘粘连,行人工剥离胎盘术,娩出胎盘后常规用大号刮匙清宫。若疑为植入性胎盘,立即剖腹手术。手术方式以子宫次全切除术为主,若患者迫切需要保留生育功能,可剖开子宫,行植入胎盘部分切除术。尽量切除胎盘植入部分子宫结构,创面用肠线或可吸收线缝扎活动性出血处,渗血区域可用凝血酶或立止血纱布压迫或填塞,48h 后在输血准备条件

下于手术室内取出,取出时出血多,可再次压迫或重新开腹行子宫切除。对植入子宫深肌层的胎盘或穿透性植入胎盘,应行子宫次全切除术。

（2）娩出胎盘后,应仔细检查有无胎膜缺损。阴道出血不多,缺损的仅为胎膜组织且缺损不足 1/3,可给予宫缩药物促进其排出。持续流血 1 周以上,应 B 超检查,有宫内残留应清宫;无宫内残留,给予宫缩药物和止血药物。阴道出血多,或有胎盘残留,或残留胎膜超过 1/3,应产后即时清宫。术中术后酌用子宫收缩药。术后给予抗生素预防感染,严密观察阴道流血情况,出血多或持续时间长,应行 B 超检查,必要时再清宫。

2. 中医治疗

参见本章第四节人工流产并发症人流不全相关内容。

预防护理

1. 预防

（1）加强孕前及孕期保健,有相关疾病者,必要时尽量在早孕期终止妊娠。

（2）正确处理产程,胎盘娩出后仔细检查胎盘有无缺损,及时处理。

（3）加强产后观察,发现异常及时处理。

2. 护理

（1）出血时禁房事及盆浴。

（2）保持阴部卫生,避免感染。

四、严重感染

严重感染是中期妊娠引产严重并发症之一,也是孕妇死亡的主要原因之一。中期妊娠胎盘结构类似一个大的动、静脉瘘,一旦感染,细菌可不经过毛细血管过滤而直接进入大循环,向全身播散,形成严重的败血症和中毒性休克。无论机械性的水囊引产还是药物引产最终使宫腔与阴道相通,破坏宫腔的防御功能,降低局部抵抗力,细菌很容易进入宫腔繁殖播散。

病因

1. 西医病因

（1）引产药物、器械消毒不严,细菌等直接注入宫腔内或羊膜腔内。

（2）未严格掌握引产禁忌证与适应证，忽略引产前已存在的生殖道感染。

（3）术中无菌操作不严，特别是宫腔内羊膜腔外注药或操作时进入宫腔内器械接触阴道壁。

（4）反复放置水囊或产后多次清宫。

（5）引产术后受术者未注意外阴部清洁或过早发生性生活，盆浴或游泳等。

（6）产时、产后大出血或产前严重贫血者孕妇抵抗力下降。

感染的病原体种类依感染原因不同而稍有差别。羊膜腔内注射时的外源性感染以革兰阳性细菌为主，如金黄色葡萄球菌及表皮葡萄球菌。宫腔内羊膜腔外操作时引起的感染多为逆行感染，其病原体以大肠杆菌属及厌氧性细菌感染为主。近年来，沙眼衣原体、解脲支原体、淋球菌等感染比例有所增高，应引起重视。如由于器械灭菌不严所引起的感染，可为毒力强的破伤风杆菌及产气荚膜杆菌，常是致命性感染。

2. 中医病因病机

可参见本套丛书《妇产科疾病中西医诊疗技术》中的产褥感染相关内容。

临床表现

中期引产继发性感染以子宫内膜炎最为常见。急性盆腔结缔组织炎、急性盆腹膜炎及弥漫性腹膜炎、血栓性静脉炎等也可发生。严重时可发生败血症及脓毒血症。其临床表现与产褥感染相同，详见本套丛书《妇产科疾病中西医诊疗技术》中的产褥期感染内容。

诊断要点

（1）胎儿排出前后突然寒战、高热、面色苍白、四肢厥冷、表情淡漠，甚至抽搐、昏迷。有时伴有不可控制的腹泻。

（2）血压下降、脉搏微细。

（3）阴道分泌物混浊，有臭味。

（4）下腹或宫体有压痛，甚至下腹有反跳痛与肌紧张。

（5）白细胞总数增高、中性粒细胞增多。

（6）血液或宫颈分泌物细菌培养有致病菌。

（7）继发 DIC，可有脏器出血和心、肺、肝、肾衰竭。

治疗

1. 西医治疗

（1）积极控制感染，联合应用大剂量的广谱抗生素，宜静脉给药。必要时根据细菌培养及敏感试验结果选择抗生素。

（2）静脉滴注糖皮质激素，提高机体应激能力以预防和控制休克。

（3）行支持疗法，纠正贫血与电解质紊乱，详见本套丛书李旭主编的《妇产科疾病中西医诊疗技术》中的产褥期感染内容。

（4）血管活性物质的选择应用，详见本章第四节人工流产术并发症感染的处理。

（5）针对感染原因，对因治疗，如清除宫内残留组织、半坐卧位等。脓肿形成应切开引流。

（6）防止心肺功能不全和肝、肾衰竭。

（7）间断吸氧。

2. 中医治疗

可参见本套丛书李旭京主编的《妇产科疾病中西医诊疗技术》中的产褥感染相关内容。

3. 适宜技术

可参见本套丛书李旭京主编的《妇产科疾病中西医诊疗技术》中的产褥感染相关内容。

预防护理

1. 预防

（1）严格掌握引产术适应证，及时治疗生殖系统炎症。

（2）术中严格无菌操作，避免感染。

（3）术中正确处理，避免产道损伤及出血。

2. 护理

（1）适寒温，居室温暖通风，但避免当风坐卧。

（2）饮食富营养，易消化，给予充分的饮水及维生素。

（3）恶露未排尽时宜取半卧位，利于恶露排出。

五、羊水栓塞

羊水栓塞是中期妊娠引产严重并发症，发

病急,病情凶险,病死率高。中期妊娠引产并发羊水栓塞的发病率高于足月妊娠,但中期妊娠引产并发羊水栓塞时进入血液循环的羊水量少、其中有形成分也少,病情不如足月妊娠凶险,诊治及时可挽救生命。但要警惕中期妊娠引产并发羊水栓塞症状常不典型,易于误诊,处治不及时也可危及生命。

病因

（1）羊膜腔穿刺、刺破胎膜、羊水自穿刺针处溢出进入母血循环。

（2）放置水囊时或羊膜腔外注药时,损伤子宫颈或子宫壁内静脉及胎膜。

（3）子宫损伤时,羊水自损伤的血管进入母血循环。

（4）剖宫取胎时,羊水自子宫壁切口进入母血循环。

（5）人工破膜时宫缩过强。

临床表现

典型病例可相继出现休克、DIC引起的出血和急性肾功能衰竭,但有时不全出现,不典型者可仅出现大量阴道流血和休克。详见《妇产科疾病中西医诊疗技术》中羊水栓塞内容。

诊断要点

（1）在引产及胎儿娩出过程中受术者突然出现寒战、胸闷、气憋、面色青紫、呛咳、有粉色泡沫痰等肺动脉高压症状。

（2）不明原因的休克。

（3）抽血检查血管内凝血时间在1～3min内（为高凝状态）。

（4）继而出现血不凝现象。

（5）继发心、肺、肝、肾等多脏器功能衰竭。

（6）心电图检查提示右心房、右心室扩大,ST段下降、T波倒置。

（7）血小板$\leq 100 \times 10^9$/L;凝血酶原时间$\geq$16s;纤维蛋白原≤ 1.6g/L。

（8）3P试验阳性、凝血酶时间延长（$\geq$25s）、凝血活酶时间延长（$\geq$45s）、优球蛋白溶解时间缩短（$\leq$90min）,血液检查要观察动态变化。

治疗

（1）吸氧:行正压面罩给氧。必要时气管插管或行气管切开,保证供氧,减轻肺水肿,改善脑缺氧。

（2）抗过敏治疗:静脉注射地塞米松10～20mg,以后根据病情决定是否静脉滴注维持;也可用氢化可的松200mg,静脉注射后静脉滴注维持。

（3）给予解痉药物:罂粟碱30mg加入5%葡萄糖溶液20ml中静脉注射;阿托品可在心率慢时应用,1mg静脉注射;可每10～20min 1次,直到患者面色潮红、微循环改善。氨茶碱250mg加于葡萄糖溶液10ml中缓慢静脉注射。

（4）防止心力衰竭:用毛花苷丙0.4mg加入50%葡萄糖溶液20ml中静脉注射。

（5）纠正酸中毒:早期及时应用能较快纠正休克和代谢失调。常用5%碳酸氢钠溶液250ml静脉滴注。

（6）抗休克:在用低分子右旋糖酐补足血容量后血压仍不回升,可用多巴胺20mg加于5%葡萄糖溶液250ml静脉滴注,从20滴/分开始,根据病情调节滴速。

（7）防肾衰竭:呋塞米20mg静脉注射,有利于消除肺水肿,并防治肾衰竭。

（8）给予抗生素:应选用对肾脏毒性较小的广谱抗生素。

（9）肝素、抗纤溶药物的应用及凝血因子的补充:羊水栓塞早期,DIC高凝阶段应用肝素治疗;在DIC纤溶亢进期可给予抗纤溶药物,凝血因子合并应用防止大量出血。

（10）妊娠的处理:在呼吸、循环和凝血功能基本纠正后,应及早清除宫腔内容物。

预防

预防关键在于手术者要操作熟练、准确,引产过程中警惕这种并发症的发生。

（宗 惠）

107

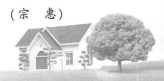

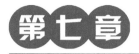

优 生 优 育

优生是计划生育工作的重要内容,目的是提高人口素质。这是一项关系到民族未来的大事,受到普遍重视。优生学是应用遗传学原理来改善人类遗传素质的科学,也可以说优生学是防止出生缺陷,提高出生素质的科学。"优生"一词是由英国科学家高尔顿于1883年首次提出来的,其原意是"健康的遗传",亦即出生的孩子从父母那里获得了健康的遗传素质,从而在体力和智力方面是优良的。少生和优生是我国人口政策的核心,在控制人口数量的同时,如何应用遗传学等科学原理最大限度地防止或减少不良个体的出生,提高人口的出生质量,不仅关系到每个家庭、每对夫妇的幸福,而且对国家和民族的盛衰也有着重要的影响。

不同类型的优生学有不同的研究内容:

(1)正优生学(又称演进性优生学):目前在世界范围内,主要是优生工程技术的应用,包括人工授精、胚胎移植等。

(2)负优生学(又称预防性优生学):是从选择配偶、结婚、受孕到分娩整个过程进行科学的优生监护乃至应用优生法规限制某些婚姻或生育。近年来对药物致畸、辐射致畸、病毒感染致畸、产伤致呆等方面的研究,为预防优生学开辟了新的领域。预防优生学适合我国国情,也是提高人口出生素质的有效方法。

(3)新优生学:它的核心内容包括3方面:遗传咨询、产前诊断、选择性流产。

第一节　优生与遗传病

人类繁衍后代是由父母的生殖细胞(精子、卵子)结合成受精卵发育而成。因此,子代是通过精子和卵子获得两个亲体的遗传物质。染色体是遗传物质的载体,是基因的携带者。

基因是染色体上的遗传单位。染色体的主要成分是脱氧核糖核酸(DNA)和组蛋白。基因是带有遗传信息的DNA,控制着人类遗传的性状。

遗传病是指生殖细胞或受精卵中遗传物质发生畸形或突变所引起的一类疾病。对基因遗传病的广泛性不能低估,可以说除外伤以外,几乎所有疾病都同基因有关,只是方式、程度不一样而已。直接由遗传物质缺陷所致的疾病的总数超过8000种,但其中大多是罕见病,这些疾病加上遗传物质改变所造成的疾病,只占疾病总数的30%;占疾病总数70%的感染性疾病、药物性疾病以及许多常见病和多发病则同易感基因型或风险基因型有关。遗传病可分为单基因病、多基因病和染色体病3大类。染色体异常是流产、死胎、死产、新生儿遗传病和分化异常的重要原因之一。

(一)单基因遗传病

单基因遗传病是指单一基因突变所产生一类疾病。基因突变是指DNA碱基数目或排列顺序发生改变,包括人工诱发与自然突变。

1. 人工诱变

人工诱变指人为因素如物理因素(药物中的氮芥、环磷酰胺、氯丙嗪、甲丙氨酯、丝裂霉素C、放线菌素D等)、生物因素(病毒、黄曲霉等)达到一定的剂量或持续一定时间,可诱发突变。如诱发生殖细胞突变,将是下一代遗传病发生的基础;如作用于胚胎,可影响胚胎发育而形成畸形;如作用于出生后的个体体细胞,可导致体细胞恶性转化。

2. 自然突变

自然突变原因尚不清楚,目前认为DNA在复制和损伤修复过程中的碱基配对偶然"差错"可能是自然突变的主要原因。

常见单基因遗传病病种有:血红蛋白病、地中海贫血、葡萄糖 6-磷酸脱氢酶缺乏症、血友病、软骨发育不全、多指症、黏多糖沉积病、苯丙酮尿症、成骨不全、假性肥大性肌营养不良症等。

(二) 多基因遗传病

多基因病是由遗传因素与环境因素共同决定的遗传病。包括高血压、哮喘、冠心病、精神分裂症等许多常见病以及唇腭裂、无脑儿、先天性髋关节脱位、各种结构异常的先天性心脏病等多种先天畸形。

(三) 染 色 体 病

由于某种内、外因引起染色体数目或结构的改变,称为染色体畸变或染色体异常。由于畸变导致临床某种病态,呈染色体病或染色体畸变综合征。染色体畸变是先天性疾病与胎儿流产的重要原因。流产儿中的染色体异常率高达 50%。

染色体病可分为两大类:常染色体病和性染色体病。

1. 常染色体病

以常染色体数目畸变较多见,是生殖细胞在减数分裂时染色体不分离或丢失,形成染色体不均衡的子细胞,多一条或少一条染色体。结构畸变以缺失、重复、倒位和异位常见。常见的常染色体病有:

(1) 唐氏综合征(21 三体综合征):发病率为 1:800~1:600,核型为 47,XX(XY),+21。

(2) 18 三体综合征:发病率为 1:8000~1:4000,核型多为 47,XX(XY),+13。

上述疾病的主要临床表现是严重的智力发育不全。

2. 性染色体病

性染色体病多数为染色体数目畸变,可增多或减少,且多为嵌合型,而结构畸变较少。常见有:

(1) 先天性卵巢发育不全(又称 Turner 综合征):女性的发生率 1:9500~1:2500,核型多为 45,XO,其他有 45,XO/46,XX 45,XO/47,XXX 46,XX$_p$等。患者表型女性,身材矮小,性器官呈幼稚型、颈蹼、条索状性腺。多为原发性

闭经。

(2) 先天性睾丸发育不全(又称 Klinefelter 综合征):男婴中发生率 1.3:1000,核型 47,XXY,少数为嵌合症,46,XY/47,XXY。外表为男性,青春期后始见症状。外表正常,下肢较长,睾丸呈条索状、坚实,无精子形成,可有女性乳房发育等。

(3) 超雌综合征(又称多 X 综合征):发生率 0.56:1000~1.2:1000,核型为 47,XXX 或 49,XXXXX。表型为女性,但外表无特殊异常。1/3 伴有先天性心脏病,部分患者有性功能障碍和智力低下。

(4) 真性两性畸形:核型有 46,XX 或 46,XY 或 46,XX/46,XY,同时具有睾丸及卵巢组织而表现出两性性征。外表为两性畸形。

第二节　优生与感染性疾病

感染性疾病对优生的影响主要与感染的病原体、发生感染的时间(是胚胎期还是胎儿期、围生期)相关。母亲孕期感染和新生儿出生后的感染对小儿影响不相同,但都有可能导致严重的损害,影响优生。

1. 病原体

下列病原体可以通过胎盘直接侵犯胎儿,从而引起的发育异常或死亡:巨细胞病毒、风疹病毒、单纯疱疹病毒、人细小病毒 B19、弓形体及梅毒螺旋体、水痘-带状疱疹病毒、肠道病毒、柯萨奇病毒、埃可病毒、流感病毒、腮腺炎病毒、麻疹病毒等。

2. 产生影响的机制

(1) 病原体的直接感染:其中巨细胞病毒、风疹病毒、单纯疱疹病毒、弓形体是胎儿畸形的主要原因。B19 病毒、梅毒可导致流产、早产、死胎。

(2) 非特异性病因损伤:细菌、支原体等感染性疾病可引起高热、毒血症、感染中毒性休克、缺氧、脱水、酸中毒以及血管内弥散性凝血(DIC)等。能使母体巨大损伤,甚至死亡;也可能影响胎盘,影响胎儿的血液循环和氧气供应甚至影响胎儿本身。因此,虽然这些疾病的病

109

原体本身并不直接感染胎儿,但仍可引起流产、早产、死胎及先天异常。孕妇在妊娠期1~2个月时曾有发热,其婴儿发生神经系统缺损者为正常产妇的3倍。

因此,为了提高我国的人口质量,除预防和处理那些已知的能引起胎儿发育异常的疾病如巨细胞病毒感染、风疹、单纯疱疹病毒感染、弓形体病、病毒性肝炎、水痘-带状疱疹、艾滋病及梅毒等之外,对于其他能引起高热、休克、缺氧、DIC等严重感染亦应特别注意,特别是妊娠早期,胎儿的神经系统及其他器官正在发育阶段,应高警惕先天发育异常(包括智力障碍)的可能性。如非特殊需要,最好中止异常妊娠。

3. 母亲患感染性疾病时对胎儿可能产生的影响

(1)引起妊娠的中止:流产、早产、死胎。

(2)引起胎儿的先天畸形:心脏的畸形、眼部缺陷、耳聋。

(3)发育障碍:智力、行为和运动方面的发育障碍。

(4)新生儿先天感染:新生儿肝炎综合征、先天性巨细胞包涵体病。

(5)不发生明显异常:隐形感染性疾病、病毒携带者。

第三节 常见的遗传性疾病和宫内感染性疾病

一、遗 传 病

(一)唐氏综合征

唐氏综合征(21三体综合征)又称先天愚型,是人类最早发现且最常见的常染色体病。在活产婴儿中的发病率约为1/(600~800),发病率随孕母年龄增高而增加。

1. 发病机制

细胞遗传学特征是第21号染色体呈三体征,其发生主要是由于生殖细胞在减数分裂形成配子时或受精卵在有丝分裂时21号染色体发生不分离,使胚胎体细胞内存在1条额外的21号染色体。

2. 临床表现

本病主要特征为智能落后、特殊面容和生长发育迟缓,并可伴有多种畸形。

(1)智能落后:绝大部分患儿都有不同程度的智能发育障碍,随年龄的增长日益明显。嵌合体型患儿若正常细胞比例较大则智能障碍较轻。

(2)生长发育迟缓:患儿出生的身长和体重均较正常儿低,出生后体格发育、动作发育均迟缓,身材矮小,骨龄落后于实际年龄,出牙迟且顺序异常;四肢短,韧带松弛,关节可过度弯曲;肌张力低下,腹膨隆,可伴有脐疝;手指粗短,小指尤短,中间指骨短宽,且向内弯曲。

(3)特殊面容:出生时即有明显的特殊面容,表情呆滞。眼裂小,眼距宽,双眼外眦上斜,可有内眦赘皮;鼻梁低平,外耳小;硬腭窄小,常张口伸舌,流涎多;头小而圆,前囟大且关闭延迟;颈短而宽。

(4)皮纹特点:可有"通贯手",手掌三叉点t(在手掌基部,大、小鱼际之间有一个"掌三叉",用t表示)移向掌心,atd角(在第2~5手指基部各有一个"指三叉"区,依次以a、b、c及d表示。将t和a、d分别相连就形成一个atd角)增大,第5指有的只有一条指褶纹。

(5)伴发畸形:约50%患儿伴有先天性心脏病,其次是消化道畸形。先天性甲状腺功能减退症和急性淋巴细胞性白血病的发生率明显高于正常人群,免疫功能低下,易患感染性疾病;外生殖器发育一般正常,但男孩可有隐睾、小阴茎,无生殖能力,女孩性发育延迟,少数可有生育。

3. 实验室检查

(1)细胞遗传学检查:根据核型分析可分为3型。

1)标准型:约占患儿总数95%左右,是由于亲代(多数为母亲)的生殖细胞在减数分裂时21号染色体不分离所致,使患儿体细胞多1条额外的21号染色体,其核型为47,XY(或nC),+21。父母核型大都正常,仅极少数为家族遗传(母亲是21三体患者)。

2)易位型:约占2.5%~5%,染色体总数为46条,其中1条是额外的21号染色体的长臂与一条近端着丝粒染色体长臂形成的易位染色体,即发生于近着丝粒染色体的相互易位,称罗伯逊易位,亦称着丝粒融合。有 D/G 易位和 G/G 易位两类。

3)嵌合体型:此型约占 2%～4%,由于受精卵在早期分裂过程中发生了 21 号染色体不分离,患儿体内存在两种细胞系,一为正常细胞,一为 21 三体细胞,形成嵌合体,其核型为 46,XY(或 XX)/47,XY(或 XX),+21。此型患儿按其异常细胞所占比例临床症状轻重不同。

(2)分子细胞遗传学检查:用荧光素标记的 21 号染色体的相应片段序列的探针与外周血中的淋巴细胞或羊水细胞进行原位杂交(即 FISH 技术),在本病患者的细胞中呈现 3 个 21 号染色体的荧光信号。

4. 诊断与鉴别诊断

典型病例根据特殊面容、智能与生长发育落后、皮纹特点等不难作出临床诊断,但应做染色体核型分析以确诊,并确定型别。嵌合型、新生儿或症状不典型者更需核型分析确诊。

本病应与先天性甲状腺功能减退症鉴别,后者有颜面黏液性水肿、头发干燥、皮肤粗糙、喂养困难、便秘腹胀等症状,可测血清 TSH、T_4 和核型分析进行鉴别。

5. 遗传咨询

标准型 21 三体综合征的再发风险为 1%,孕母年龄愈大,风险率愈高。女性患者中少数有生育能力的,子代发病概率为 50%。易位型中,55%的 D/G 易位为散发,45%与亲代遗传有关。母亲为 D/G 平衡易位携带者,风险率为 10%;父亲为 D/G 平衡易位携带者,风险率为 4%。G/G 易位绝大多数为散发,仅 5%与遗传有关,双亲之一若为 21q22q 平衡易位携带者,子代发病风险率与 D/G 易位相似;若母亲为 21q21q 易位携带者,其风险率为 100%。

对高危孕妇可做羊水细胞或绒毛膜细胞染色体检查进行产前诊断。目前还可在孕中期筛查相关血清标记物。常用的三联筛查即甲胎蛋白(AFP)、游离雌三醇(FE_3)和绒毛膜促性腺激素(hCG)的检测。唐氏综合征胎儿的孕母血清 AFP 和 FE_3 低于平均水平,hCG 高于平均水平,对孕 15～21 周孕妇检测 3 项指标,结合孕母年龄,可计算其本病的危险度,其检出率在 48%～83%,假阳性率为 5%。

6. 治疗

目前尚无有效的治疗方法,应注重对患儿的训练与教育,辅用丁氨酪酸、谷氨酸、叶酸、维生素 B_6,以促进智能发育和体能改善。

对症治疗,包括先天畸形的外科修复、感染的控制等,必要时行眼科检查;颈椎稳定性差,有颈椎椎体脱位可能,颈椎 X 线检查;建议行每年查 1 次甲功;早期干预,鼓励心理行为治疗。

7. 预防

(1)妇女应避免在 40 岁以后生育。

(2)25～30 岁以下的母亲如生有唐氏综合征病儿时,应检查母亲的染色体,30 岁以下母亲再生出此综合征患儿的危险较大,因 8%～9%的易位型三体征是 30 岁以下母亲所生,如母亲染色体检查有 D/G 易位畸变,应以节育为好。如这样母亲已怀第 2 胎,可做产前羊水穿刺检查,进行羊水细胞培养,检查胎儿染色体核型,如患儿染色体异常可终止妊娠。

(3)对母亲为 21 三体征嵌合体型者,妊娠时可做羊水穿刺检查。

(4)妊娠期间尤其早期应避免用化学药物打胎或服用磺胺药类以及 X 线照射,预防传染性肝炎的发生。

(二)苯丙酮尿症

苯丙酮尿症(PKU)是一种常见的氨基酸代谢病,是由于苯丙氨酸代谢途径中的酶缺陷,使得苯丙氨酸不能转变为酪氨酸,导致苯丙氨酸及其酮酸蓄积并从尿中大量排出。临床主要表现为智能低下、惊厥发作和色素减少。本病属常染色体隐性遗传。其发病率随种族而异,美国约为 1/14 000,日本 1/60 000,我国1/16 500。

1. 发病机制

苯丙氨酸是人体必需的氨基酸之一,正常小儿每日需要的摄入量约为 200～500mg,其中 1/3 供合成蛋白,2/3 则通过肝细胞中苯丙氨酸羟化酶的作用转化为酪氨酸,以合成甲状腺素、肾上腺素和黑色素等。苯丙氨酸转化为酪氨酸的过程中,除需苯丙氨酸羟化酶外,还必须依赖其他一系列酶如四氢生物蝶呤等的参与而合成。这些酶的任一编码基因的突变都有可能造成相关酶的活性缺陷,致使苯丙氨酸发生异常累积。

本病分为典型型和四氢生物蝶呤缺乏型两类,绝大多数为典型 PKU,是由于患儿肝细胞缺乏苯丙氨酸羟化酶,不能将苯丙氨酸转化为酪氨酸,因此苯丙氨酸在血、脑脊液、各种组织和尿液中的浓度极度增高,同时经旁路代谢产生大量旁路代谢产物导致细胞受损。由于酪氨酸生成减少,致使甲状腺素、肾上腺素和黑色素等合成不足。本病约 1% 左右为四氢生物蝶呤缺乏型,其中约半数系 6-丙酮酰四氢蝶呤合成酶缺乏所致。

2. 临床表现

出生时患儿正常,进乳以后一般在 3~6 个月时即可出现症状,1 岁时症状明显。

(1)神经系统:早期可有神经行为异常,如兴奋不安、多动或嗜睡、委靡;少数呈现肌张力增高、腱反射亢进,出现惊厥(约 25%),继之智能发育落后日渐明显,80% 有脑电图异常。BH$_4$ 缺乏型的神经系统症状出现较早且较严重,常见肌张力减低、嗜睡、惊厥,如不经治疗,常在幼儿期死亡。

(2)外貌:因黑色素合成不足,在生后数月毛发、皮肤和虹膜色泽变浅。皮肤干燥,有的常伴湿疹。

(3)其他:由于尿和汗液中排出苯乙酸,呈特殊的鼠尿臭味。

3. 诊断及实验室检查

本病为少数可治性遗传性代谢病之一,上述症状经饮食控制治疗后可逆转,但智能落后难以转变,应力求早期诊断治疗,以避免神经系统的不可逆损伤。由于患儿早期症状不典型,必须借助实验室检测。

(1)新生儿期筛查:新生儿喂奶 3 日后,采集足跟末梢血,吸在厚滤纸上,晾干后邮寄到筛查中心。采用 Guthrie 细菌生长抑制试验半定量测定,其原理是苯丙氨酸能促进已被抑制的枯草杆菌重新生长,以生长圈的范围测定血中苯丙氨酸的含量;亦可在苯丙氨酸脱氢酶的作用下进行比色定量测定,其假阴性率较低。当苯丙氨酸含量 >0.24mmol/L(4mg/dl),即 2 倍于正常参考值时,应复查或采静脉血定量测定苯丙氨酸和酪氨酸。正常人苯丙氨酸浓度为 0.06~0.18mmol/L(1~3mg/dl),而患儿血浆苯丙氨酸可高达 1.2mmol/L(20mg/dl)以上,酪氨酸正常或稍低。

(2)尿三氯化铁试验:用于较大婴儿和儿童的筛查。将三氯化铁滴入尿液,如立即出现绿色反应则为阳性,表明尿中苯丙氨酸浓度增高。此外,二硝基苯肼试验也可以测尿中苯丙氨酸,黄色沉淀为阳性。

(3)血浆氨基酸分析和尿液有机酸分析:可为本病提供生化诊断依据,同时也可鉴别其他的氨基酸、有机酸代谢病。

(4)尿蝶呤分析:应用高压液相层析(HPLC)测定尿液中新蝶呤和生物蝶呤的含量,鉴别各型 PKU。

(5)酶学诊断:PAH 仅存在于肝细胞,需经肝活检测定,不适用于临床诊断。其他 3 种酶的活性可采用外周血中红、白细胞或皮肤成纤维细胞测定。

(6)DNA 分析:该技术近年来广泛用于 PKU 诊断、杂合子检出和产前诊断,但由于基因的多态性,分析结果务须谨慎。

4. 治疗

诊断一旦明确,应尽早给予积极治疗,主要是饮食疗法。开始治疗的年龄愈小,效果愈好。

(1)低苯丙氨酸饮食:主要适用于典型 PKU 以及血苯丙氨酸持续高于 1.22mmol/L(20mg/dl)的患者。由于苯丙氨酸是合成蛋白质的必需氨基酸,完全缺乏时亦可导致神经系统损害,因此对婴儿可喂给特制的低苯丙氨酸奶粉,到幼儿期添加辅食时应以淀粉类、蔬菜、水果等低蛋白食物为主。苯丙氨酸需要量,2 个月以内约需 50~70mg/(kg·d),3~6 个月约 40mg/(kg·d),2 岁约为 25~30mg/(kg·d),4 岁以上约 10~30mg/(kg·d),以能维持血中苯丙氨酸浓度在 0.12~0.6mmol/L(2~10mg/dl)为宜。饮食控制至少需持续到青春期以后。

(2)四氢生物蝶呤、5-羟色胺和左旋多巴:主要用于四氢生物蝶呤缺乏型 PKU,除饮食控制外需给予此类药物。

(3)饮食管理:包括限制所有高蛋白食物,如肉、奶制品、干果和部分蔬菜。淀粉类如面包、土豆、玉米和豆制品也应限制。热量主要通过低蛋白食物提供,包括水果、非淀粉类蔬菜和其他特制低蛋白食物。

（4）有条件时通过药品制剂补充适量酪氨酸、必须氨基酸、维生素和微量元素。

5. 预防

（1）避免近亲结婚。

（2）开展新生儿筛查，以早期发现，尽早治疗。

（3）对有本病家族史的孕妇必须采用DNA分析或检测羊水中蝶呤等方法对其胎儿进行产前诊断。

二、宫内感染性疾病

宫内感染可以导致流产、宫内发育迟缓、先天畸形、早产、死产、智力发育障碍等，与胎龄、孕妇免疫状态、病原体种类及感染程度等因素有关。一般认为在孕早期的感染对胎儿影响较为严重有风疹病毒、巨细胞病毒、弓形虫单纯疱疹病毒、乙型肝炎病毒感染。重点介绍以下3种。

（一）先天性风疹综合征

孕妇在妊娠早期若患风疹，风疹病毒可以通过胎盘感染胎儿，所生的新生儿可为未成熟儿，可患先天性心脏畸形、白内障、耳聋、发育障碍等，称为先天性风疹或先天性风疹综合征。

1. 发病机制

风疹病毒造成特殊畸胎的原理仍未完全知晓。母体的风疹感染是否能传递给胎儿与母体发生感染的时间迟早有关。在胚胎的第2~6周时感染对心脏和眼部的影响最大；在妊娠中期，胎儿渐能产生免疫力（如出现浆细胞和制造IgM），胎传的风疹感染已不似妊娠早期那样易构成慢性感染，后期则可能胎儿不易受感染。

2. 临床表现

先天感染风疹后可以发生流产、死产、有畸形的活产或完全正常的新生儿，也可为隐性感染。胎儿几乎所有的器官都可能发生暂时的、进行性或永久的病变。

（1）出生时的表现：活产的患婴可表现一些急性病变，如新生儿血小板减少性紫癜，出生时即有紫红色大小不一的散在斑点，且常伴有其他暂时性的病变和长骨的骺部钙化不良、肝脾大、肝炎、溶血性贫血和前囟饱满，或可有脑脊液的细胞增多。这些情况为先天感染的严重

表现。出生时的其他表现还有低体重、先天性心脏病、白内障、耳聋以及小头畸形等，预后很差。

（2）心脏的畸形：心血管方面的畸形最常见者为动脉导管未闭，有人甚至在导管的管壁组织中分离出风疹病毒。肺动脉狭窄或其分支的狭窄亦较多见，其他尚可有房间隔缺损、室间隔缺损、主动脉弓异常以及更为复杂的畸形。大多数患婴出生时心血管方面的症状并不严重；但亦有于生后第1个月内即有心力衰竭者，其预后不良。

（3）耳聋：失听可轻可重，一侧或两侧。其病变存在于内耳的柯替耳蜗。但亦有中耳发生病变者。失听亦可为先天风疹的唯一表现，尤多见于怀孕8周以后感染者。

（4）眼部缺陷：最为特征性的眼部病变是梨状核性的白内障，大多数为双侧，亦可单侧，常伴有小眼球。出生时白内障可能很小或看不到，必须以检眼镜仔细窥查。除白内障外，先天性风疹亦可产生青光眼，与遗传性的婴儿青光眼很难鉴别。先天性风疹的青光眼表现为角膜增大和混浊，前房增深，眼压增高。正常的新生儿亦可有一过性的角膜混浊，能自行消失，与风疹无关。先天性风疹的青光眼必须施行手术；而一过性的角膜混浊不需处理。在视网膜上最常见散在的黑色素斑块，大小不一。此种色素对视力大多无碍，但其存在对先天性风疹的诊断有帮助。

（5）发育障碍及神经方面的畸形：胎内感染风疹对中枢神经亦能致病，患婴尸检时证实风疹病毒对神经组织毒力很强，造成程度不同的发育缺陷。脑脊液中常有改变如细胞数增多、蛋白质浓度增高，甚至1岁时仍可从脑脊液分离出病毒。

智力、行为和运动方面的发育障碍亦为先天性风疹的一大特点。此种早期发育障碍系由于风疹脑炎所致，可能造成永久性的智力迟钝。

一般说来，先天性心脏畸形、白内障及青光眼往往由于孕期最初2~3个月内的病毒感染，而失听及中枢神经的病变往往由于孕期较晚受感染。新生儿亦可有一过性的先天性风疹表现，往往为妊娠早期感染所传递，但偶尔由于妊娠晚期感染，母亲与胎儿同时发病。

3. 诊断

（1）流行病学资料：孕妇于妊娠初期有风疹接触史或发病史，并在实验室已得到证实母体已受风疹感染。

（2）出生后小儿有1种或几种先天缺陷的表现。

（3）婴儿早期在血清或脑脊液标本中存在特异性风疹IgM抗体。

（4）小儿在出生后8~12个月被动获得母体抗体已不存在时，连续血清标本中仍持续出现相当水平的风疹抗体。

4. 实验室检查

（1）病毒分离：先天性风疹患婴出生后可有慢性感染持续带病毒好多个月，成为接触者的传染源。由患婴的咽分泌物、尿、脑脊液及其他器官可以分离到风疹病毒，病变严重者较易分离；而后天感染风疹者，排出病毒很少超过2~3周。先天性风疹病毒分离的阳性率随月龄而降低，至1岁时往往不能再分离到病毒。除非患婴有先天性免疫缺陷不能产生抗体，很少能自血液中分离出病毒。

（2）血清学检查：当孕妇有风疹接触史或临床上有疑似风疹的症状时，应测定血清风疹抗体。如果特异性抗风疹IgM阳性，说明近期曾有过风疹的初次感染，尤在妊娠早期，应考虑做人工流产。先天性风疹患婴出生时，血清风疹抗体的效价与其母相若，这种抗体大多为由母体胎传的IgG，自生后2~3个月起消退；而胎儿出生时其自身产生的抗风疹IgM（IgM不能通过胎盘）至生后3~4个月达高峰值，1岁左右消失；患婴自身产生的抗风疹IgM出生1个月内开始，至1岁达高峰值，可持续数年。因此，如从新生患婴血清测出风疹特异性IgM，或生后并未感染风疹而5~6个月后血清风疹IgM抗体还大量存在，均可证明该婴儿是先天性风疹病儿。如前所述，生后感染风疹者，其血清的血凝抑制抗体可持续终生；但先天性风疹病儿约20%于5岁时就不再能测到该抗体。一般易感儿注射风疹疫苗后95%皆有抗体产生效应，而抗体已阴转的先天性风疹患儿经注射风疹疫苗后很少发生效应。故如3岁以上小儿注射风疹疫苗后，不能测得血凝抑制抗体的产生，在除外免疫缺陷病及其他原因后，加以母孕期感

染风疹史及患儿其他临床表现，可有助于肯定先天性风疹的诊断。

5. 治疗

（1）对于先天性风疹综合征的治疗仅为对症治疗，可给予清热解毒中药口服、维生素等。发热时卧床休息，给易消化食物，并由具有风疹抗体的人担任护理职务，出院以后还须禁忌与孕妇接触。

（2）对于先天性风疹综合征患儿，自幼即应有良好的护理、教养，医护人员应与病儿父母、托儿所保育员、学校教师密切配合，共同观察病儿生长发育情况，测听力，矫治畸形，必要时采用手术治疗青光眼、白内障、先天性心脏病等。帮助学习生活知识，培养劳动能力，以便使其克服先天缺陷。

6. 预防

（1）隔离检疫：一般接触者可不进行检疫，但妊娠期特别妊娠早期的妇女在风疹流行期间应尽量避免接触风疹患者。

（2）自动免疫：青春期及成年妇女也应接种。尽管目前关于风疹疫苗病毒株对人体、胎儿的影响了解得不够，但活疫苗的弱病毒确能通过胎盘感染胎儿导致胎儿畸形，因此孕妇不宜接受此类活疫苗。风疹早已与麻疹、腮腺炎疫苗联合使用。取得了良好的效果。目前我国也已制成风疹减毒活疫苗，有的地方已开始使用并将逐步纳入计划免疫执行，重点免疫对象中包括婚前育龄妇女，含高中、初中毕业班女生。

（3）对体弱儿及妊娠早期孕妇，于接触风疹患者5天内注射特异性高价免疫球蛋白20~30ml，可起到预防作用。

值得注意的是妊娠期还可发生风疹再感染而影响胎儿。在接种过风疹疫苗的孕妇，再感染的机会比自然患过风疹的孕妇要多得多。妊娠时体内肾上腺皮质激素类增加，细胞免疫功能减低，故病毒容易在体内扩散，以致影响胎儿。对非妊娠者来说，风疹再感染几乎多是无症状的，并无病毒血症，只是像疫苗加强剂一样引致体内抗体增高；但孕妇再感染后即有可能发生先天性风疹综合征。因此，孕妇即使已接种过风疹疫苗，同样要重视与风疹患者严格隔离。

（二）巨细胞病毒感染

巨细胞病毒感染是由巨细胞病毒（CMV）引起的一种全身感染性疾病，属性传播疾病。巨细胞病毒为 DNA 病毒，感染的特征性病变为感染细胞增大，细胞核和细胞质内分别出现嗜酸性和嗜碱性包涵体。巨细胞病毒具有潜伏活动的生物学特征，多为潜伏感染，可因妊娠而被激活。

1. 发病机制

成年男女的主要传播途径为性接触，亦可经唾液、精液、宫颈分泌物、血、尿等传播。孕妇患巨细胞病毒感染可以垂直传播给胎儿。母婴垂直传播是巨细胞病毒的重要途径。包括：

（1）宫内感染：通过胎盘感染，尤以妊娠最初 3 个月胎儿感染率最高，妊娠后期常常不引起胎儿感染。

（2）产道感染：隐形感染的孕妇，在妊娠后期巨细胞病毒可被激活，从宫颈管排出巨细胞病毒，胎儿经软产道分娩时，接触或吞含病毒的宫颈分泌物和血液而感染。

（3）出生后感染：产妇唾液、乳汁、尿液中均含有巨细胞病毒，可通过密切接触、哺乳等方式而感染。

CMV 感染可引起机体的免疫功能降低，特别是细胞免疫功能下降。CMV 感染对胸腺发育及脾细胞、单核吞噬细胞、NK 细胞及 CTL 细胞的功能有着显著的影响。

2. 临床表现

（1）孕妇巨细胞病毒感染的临床表现：可分为原发感染、潜伏（或慢性）感染及复发（或再感染）。

1）原发感染：即首次感染，绝大多数表现为亚临床型，患者可无症状，仅能靠血清学进行诊断。部分患者主要表现为轻度发热，同时有头痛、咽痛及颈部淋巴结轻度肿大等，少数患者可表现为传染性单核细胞增多症，血中异性淋巴细胞明显增多（7%～59%，平均 30%）。但特异性凝集试验为阴性。也有一些患者出现有胃肠道症状、肝大、血清转氨酶明显增高、黄疸等类似病毒性肝炎。孕妇的原发感染因病毒常广泛存在于患者的各种器官及血流中，可穿过胎盘感染胎儿，对胎儿的危险性较大。

2）潜伏或慢性感染：原发感染后，一般 CMV 可较长期在患者体内潜伏，由唾液、尿液及子宫颈分泌物中不断排出。但因不形成病毒血症，故通常不使胎儿感染，仅在分娩过程中则可感染小儿。

3）复发或再感染：潜伏在体内的 CMV，当机体抵抗力低下时可复发，患者痊愈后也可发生再感染，临床常无任何症状，对胎儿的影响远较原发性感染为小。可能是由于复发感染时血中的病毒量较少，并且母体中有一定水平的循环抗体（IgG）可以通过胎盘，故对少量病毒侵袭胎儿可能有一定的保护作用。但也有人认为复发感染和再感染者也较易引起胎儿的先天感染，只不过这种先天感染较少引起新生儿疾病而仅呈带毒状态，而原发感染则较易引起新生儿疾病。

（2）对胎儿及新生儿的影响：巨细胞病毒先天感染的发病率据文献报道为 0.4%～2.4%，严重者流产、死胎、死产及新生儿死亡。巨细胞病毒感染到存活新生儿绝大多数无明显症状和体征，仅有约 10% 可出现低体重、黄疸、紫癜、肝脾大、智力障碍、视网膜脉络膜炎、脑内钙化、小头症状等。多数患儿出生后数小时至数周内死亡，病死率 50%～80%，幸存者常有智力低下、听力丧失和迟发性中枢神经系统损伤为主的远期后遗症；而无症状者中有 5%～15% 在生后 2 年始出现发育异常。

3. 诊断及实验室检查

（1）孕妇巨细胞病毒感染临床表现无特异性，确诊依据为病原学和血清学检查。

1）包涵体检查：尿沉渣中检出特征性的巨细胞即包涵体，其呈所谓"猫头鹰眼睛"特殊形态。其他体液中如唾液、气管分泌物、胃洗液、奶汁、脑脊液等也可查到此种细胞。因此种细胞在体外很快破坏，故标本应新鲜，并应连续多次标本进行检查。

2）病毒分离：常需 2～3 周报告结果。

3）用单克隆抗体间接免疫荧光法：检测 CMV 早期抗原，24h 内即可取得阳性结果。也可用 ^{32}P 标记的 HCMV-DNA 或以 HCMV-RNA 探针或生物素标记的 HCMV-DNA 探针进行杂交试验，灵敏性及特异性好，可检出 3.2～10pg 的同源序列。

4）抗体检查：如抗－CMV IgM 抗体阳性或 IgG 由阴性转为阳性可诊断为原发性 CMV 感染。如总抗体第 1 次检测即阳性，在病程中有 4 倍以上升高者，考虑为复发或再感染。由于 CMV 带毒者很多，故单纯病毒分离阳性、抗原检测阳性、脱落细胞阳性或分子杂交阳性，只能说明体内有 CMV，不能诊断为现感染患者；如果抗－CMV IgM 抗体阳性或总抗体有 4 倍以上升高才能说明是现感染患者，但仍要结合临床表现来考虑。

（2）新生儿巨细胞病毒感染的诊断，除根据孕妇感染巨细胞病毒史和患儿的临床表现外，主要根据实验室检查结果确诊。若为宫内感染，出生时从新生儿尿液或脑脊液中能检出巨细胞病毒包涵体，或从脐血或新生儿血中检出巨细胞病毒 IgM，具有诊断价值。若为产道感染，至少出生后 2 周方能从新生儿尿液中检出巨细胞病毒包涵体。此外，新生儿尿液、胃洗出液、脑脊液沉渣做涂片并染色后，在光镜下查到巨大细胞内含典型嗜酸性核内包涵体，均具有诊断价值。

4. 处理措施

（1）妊娠早期确诊孕妇患巨细胞病毒感染，应立即行人工流产终止妊娠，或等待至妊娠 20 周时抽取羊水或脐静脉血检查特异性巨细胞病毒 IgM，若为阳性应终止妊娠进行引产，以免分娩先天缺陷儿。

（2）妊娠晚期感染巨细胞病毒或从宫颈管分离出病毒者无需特殊处理；妊娠足月临产后可经过阴道分娩，因胎儿可能已在宫内感染巨细胞病毒。由于新生儿尿液中可能有 CMV，故应使用一次性尿布，或用过的尿布做消毒处理。

（3）产妇乳汁中检测出巨细胞病毒，应停止哺乳，改用人工喂养。

（4）抗病毒药物对巨细胞病毒感染孕妇无实际应用价值，阿糖胞苷 8～10mg/（kg·d）静脉滴注可能有效。大剂量干扰素能抑制病毒血症，缓解病情。

5. 预防

主要是避免接触传播。原发感染、慢性感染及复发感染患者都是重要的传染源，其中尤以慢性感染最为重要，常在原发感染后长期或间歇地由尿、唾液、粪便、眼泪、宫颈分泌物、乳汁或精液中排出病毒。通过飞沫、经口途径（包括唾液）是后天获得 CMV 感染的主要传播方式，也可通过输血、性接触传播。虽然 60%～90% 的育龄妇女血中都可以查到抗 CMV 的抗体，但在妊娠期间孕妇仍有可能发生原发性感染，其几率约为 1%～3%，对胎儿有较大的威胁。

目前已初步对易感孕妇试用减毒活疫苗预防 CMV 的原发感染。但因 CMV 有长期潜伏感染甚至可能有致癌倾向，活疫苗是否值得应用尚需继续研究。

（三）弓　形　虫　病

弓形虫病或弓形体病（toxoplasmosis）是由弓形体原虫所致的一种人、畜共患的寄生虫性传染病，广泛分布于世界各地，严重危害人、畜健康。先天性感染远较后天性感染严重，这种感染是全身性的，主要表现为全身感染中毒症状和中枢神经系统及眼部等多器官病变。

1. 病原学

本病的病原体是刚地弓形体原虫。因其滋养体的形状而得名。以猫和猫科动物为其终末宿主和传染源，而中间宿主是人和除猫和猫科动物以外的动物宿主，包括所有的哺乳动物、鸟类、鱼类和各种家畜、家禽在内。

弓形虫在生活史中有五种不同的形态，即滋养体、包囊、裂殖体、配子体、卵囊。在弓形虫的传播中意义最大的是卵囊和包囊，其次是滋养体。传染源主要是动物，传染仅在特殊情况下发生。

2. 发病机理

弓形虫病的病原体是刚地弓形虫。弓形虫在人体内仅有滋养体（见于急性感染）和包囊（见于慢性期）两种形态。在感染早期，弓形虫播散到全身器官及组织，引起相应的病变；感染晚期，机体对弓形虫逐渐产生特异性抗体，弓形虫在组织内形成包囊，原有病变也逐渐趋于静止。弓形虫病的情况取决于病原体和机体相互作用的结果。入侵人体后，在部分人不产生症状，属隐性感染，发病者仅少数。隐性感染或病变已静止的患者，当免疫功能低下时（或接受免疫抑制剂治疗）能导致病变活动。

病原体在宿主细胞内增殖后，使细胞变性

肿胀以致细胞破裂,散发出弓形体再侵入其他细胞,如此反复引起组织器官的损害,主要表现是由于血管栓塞而引起坏死灶和周围组织的炎性细胞浸润。这些是基本的病理改变。病变由滋养体引起,而包囊一般不引起炎症。病变好发部位有脑、眼、淋巴结、心、肺、肝、脾和肌肉等处。

3. 临床表现

(1) 母亲弓形虫病的临床表现:母亲多无症状或症状较轻,可为分急性、慢性。急性主要有淋巴结炎或伴有其他器官受损、全身感染。

1) 淋巴结炎:最常见,约占90%,全身或局部淋巴结肿大,直径可达 3.0cm,无自发性疼痛,有压痛。最常侵犯部位为颈部、枕骨下、锁骨上、腋窝及腹股沟部;腹膜后和肠系膜淋巴结也可被侵犯。多伴乏力,发热,末梢血液中淋巴细胞增多。

2) 淋巴结炎伴有其他器官受损:如眼、脑、耳、肺、心、脾、肝、肾、肾上腺、垂体、胰、甲状腺、卵巢、骨骼肌、胸腺及皮下组织。如肺部受损,胸部 X 线检查可见肺门淋巴结肿大及肺部病变,如间质性肺炎、支气管肺炎等。亦可有类似初期肺结核的表现,如低热、干咳、气憋、纳差、体重减轻。肝炎时大部表现为全身淋巴结肿大、低热、倦怠以及肝脾肿大,很少出现黄疸,亦可无症状。心脏受损时可有心脏扩大、心肌炎、心包炎、心律不齐等。肌炎严重者可导致残废,但更常见的是较轻的肌肉酸痛或乏力。中枢神经系统损害可表现为脑炎和(或)脑膜炎,其脑脊液中找到弓形虫现已屡见不鲜,因而对患有原因不明的神经系统疾病者,应从血清学及病原学方面查弓形虫病。

3) 全身性感染:较少见,表现有发冷、发热,并可出现类似斑疹伤寒的皮疹。慢性感染:病程 1 年以上,多无症状,可有脉络膜视网膜炎,或脑部受累,有报道大脑肉芽肿者。弓形虫感染可以增加妊娠并发症,如妊娠毒血症者低血压、肝炎、肾炎、贫血等。

(2) 先天性弓形体病:妊娠早期胎儿感染后可导致流产或畸形(北京地区弓形体感染的孕妇其胎儿畸形发生率为2%~4.3%)。后期感染可致早产或死产,或使分娩的婴儿具有此病的临床表现。如将近分娩时发生弓形虫感

染,婴儿生产时可以健康,但数周后出现临床症状。如在胎儿期能得到母体一定数量抗体,则出生后对本病有一定的免疫能力,但仍不足以制止发病,病程多呈迁延性。主要症状如下:

1) 全身表现:全身感染多见于新生儿,往往系弓形虫迅速在各脏器繁殖,直接破坏被寄生的细胞,常见有发热、贫血、呕吐、发绀、水肿、斑丘疹、体腔积液、肝脾肿大、黄疸、心肌炎、淋巴结肿大。往往可迅速死亡。所谓新生儿弓形虫综合征的主要表现为贫血、黄疸、肝脾肿大。

2) 中枢神经系表现:脑积水、脑钙化和各种脑畸形为主要症状。表现为脑膜脑炎、脑炎或脑膜炎。常见抽搐、肢体强直、颅神经瘫痪、运动和意识障碍。脑脊液呈黄色,淋巴细胞和蛋白可增加。晚期在病灶中心发生脑钙化。个别病例脑部坏死组织的碎屑脱落,进入侧脑室,随脑脊液循环,使大脑导水管阻塞,或大脑导水管壁上发生病变,均可产生阻塞性脑积水。如病变局限可引起癫痫。可在发病几天或几周中死亡。如能好转,常遗留有抽搐、智力不足、脉络膜视网膜炎等后遗症。

3) 眼部病变:发生眼球病变者较为多见,首先发生在视网膜,偶尔整个眼球被侵犯,以致眼球变小、畸形及失明。一般发生在两侧眼球。

(3) 隐匿型先天性弓形虫病:亦较常见,约占80%,出生时可无症状,但在神经系统或脉络膜视网膜有弓形虫包囊寄生,而至数月、数年或至成人才出现神经系统或脉络膜视网膜炎症状。

4. 诊断及实验室检查

(1) 根据临床特征而疑有本病时,可应用以下实验室检查,在患者体液或病变组织中找到原虫而确立诊断。患者的血液、骨髓、淋巴穿刺液或脑脊液沉淀等涂片,用吉姆萨或瑞氏染色可能找到原虫,但阳性率不高。尚可做活体组织病理切片或动物接种试验。此外血清学检查抗体水平的上升比上述方法简便,且敏感性和特异性较高,是目前最常用的方法。

(2) 实验室检查

1) 亚甲蓝染色试验:在感染早期(10~14 天)即开始阳性,第 3~5 周效价可达高峰,可维持数月至数年。低效价一般可代表慢性或过去的感染。从母体得来的抗体在

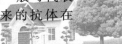

生后 3~6 个月内消失。因此小儿满 4 个月后可重复染色测定抗体,如效价仍维持高度,就可证明感染。

2)间接免疫荧光试验:所测抗体是抗弓形虫 IgG,其出现反应及持续时间与亚甲蓝染色试验相仿。

3)IgM-免疫荧光试验:是改良的间接免疫荧光试验,感染 5~6 天即出现阳性结果,可持续3~6 个月,适于早期诊断。由于 IgM 的分子量大,母亲的 IgM 一般不能通过胎盘传给胎儿,如新生儿血清中含有抗弓形虫 IgM,则可考虑先天性弓形虫病的诊断。

4)直接凝集反应:主要用于测抗弓形虫 IgM,以 1:16 凝集作为阳性,感染后 5~6 天则能测得阳性。

5)酶联免疫试验和可溶性抗原-荧光抗体技术:操作简便、快速,前者可适用于大规模普查,其敏感性和特异性均较满意;后者只要一次稀释就能测出抗体水平,其敏感性与免疫荧光反应相仿。

5. 治疗措施

先天性弓形虫病的预后的较严重,无论有无症状都必须治疗。后天性感染凡有症状者也都需要治疗。弓形虫眼病患者应同时加用肾上腺皮质激素治疗。

目前有一定疗效的药物有 3 种:

(1)磺胺嘧啶和乙胺嘧啶并用:急性期可合并应用。磺胺嘧啶 50~150mg/(kg·d),分 4 次口服;乙胺嘧啶 1mg/(kg·d),分 2 次口服,经 2~4 天后将剂量减半,每天最大剂量不超过 25mg。两种药合用疗程约 2~4 周。乙胺嘧啶排泄极慢,易引起中毒,发生叶酸缺乏及骨髓造血抑制现象,故用药时给叶酸 5mg 口服,每天 3 次,或醛氢叶酸 5mg 肌内注射,每周 2 次,并可给酵母片口服以减少毒性反应。治疗过程中应抽查血象,孕妇慎用。

(2)螺旋霉素:有抗弓形虫作用,且能通过胎盘,孕妇每天口服 3g,脐带血中浓度高出 3~5 倍。本药对胎儿无不良影响,适用于妊娠期治疗。治疗方法常与磺胺嘧啶和乙胺嘧啶交替使用,20~30 天为 1 疗程。先天性弓形虫病需用乙胺嘧啶-磺胺嘧啶 2~4 个疗程,每疗程间隔期为 1 个月,改用螺旋霉素治疗,剂量为

100mg/(kg·d),1 岁以后可停止用药,待有急性发作时再重复治疗。

(3)复方磺胺甲噁唑:对细胞内弓形虫特别有效,并容易通过胎盘。剂量成人和 12 岁以上儿童,每次 2 片(每次含复方磺胺甲噁唑 400mg,磺胺增效剂 80 mg),6~12 岁每次1/2~1 片,2~5 岁每次 1/4~1/2 片,2 岁以下每次 1/4 片,每日 2 次口服,疗程 1 个月。对胎儿弓形虫感染的疗效理想。

6. 预防

(1)不吃生肉及不熟的肉、蛋及乳类。

(2)不要与猫、狗等动物接触。孕妇家不要养猫,更不要抱猫玩耍、与猫密切接触。

(3)为避免先天性弓形虫病儿的发生,应对有明显动物接触史的孕妇在妊娠早、中、晚期分别检测弓形虫病 IgM,以便及早发现弓形虫急性感染病例,及时终止或及早给予足量药物治疗。

第四节 优生措施

一、婚前保健

(一)婚前咨询是优生工作的基础

现婚前检查在全国各地已普遍展开,受到广大群众的欢迎。通过咨询对即将结婚的男女进行全身健康检查和生殖器检查,必要时做实验室检查。另外,经仔细询问病史,有无遗传病、先天性疾病家族史等,了解双方情况是否适合婚、育,进行婚育指导。如近亲应制止结婚,有些严重的遗传病、重度的智能低下等患者应劝阻结婚,有些疾病暂时不宜结婚,有些疾病患者应动员婚前绝育等等。在婚前咨询中还要进行生殖器卫生指导、性知识指导和避孕知识的指导等。

遗传咨询的过程是通过对来诊者做认真的询问与检查,调查病史、家族史而绘制系谱图,根据患者体征、实验室结果确定遗传方式,然后再分析发病风险,并提出指导性意见。例如,根据不同情况进行产前诊断,如中止妊娠、禁止生育或进行特殊的治疗等。

（二）对于婚前检查发现异常者，根据情况分别指导

（1）如有精神病、性病、麻风病未治疗前，各种传染病的隔离期、慢性病的活动期、心、肝、肾、肺、脑等主要脏器代偿功能不全等，都应暂缓结婚。

（2）各类型的进行性肌营养不良症、先天性成骨不全、白化病、垂体性侏儒症、血友病、全色盲、先天性聋哑、精神分裂症或躁狂抑郁性精神病和原发性癫痫等，尚可结婚，但应劝阻生育。

（3）对于双方为近亲者，法律禁止结婚，婚前检查未发现异常者，出具婚前检查证明。

（三）优生学的婚前指导与优生

1. 近亲不宜结婚，免生残疾

三代以内有共同祖先的男女结婚称为近亲结婚。从遗传学上来说，"近亲"指的是较近血缘亲属。近亲结婚能使劣质人口增加，因为近亲之间相同的基因较多，因此，近亲结婚"致病基因"可以经精子或卵子中染色体或基因传给后代，使之也具有同样的不良因素。

据调查表明：近亲结婚所生子女的死产和生后不久死亡之数，要比非近亲结婚者多1倍，近亲结婚的后代，在幼年和少年期的病死率也高1倍；近亲结婚比非近亲结婚后代患先天畸形的要多6倍左右，患隐性聋哑多32倍；近亲结婚比非近亲结婚后代智力迟钝或低下的要高4倍左右。

我国《新婚姻法》中明确规定："直系血亲和三代以内的旁系血亲禁止结婚"。事实上，在世界范围内近亲结婚也在减少之中。"禁止近亲结婚"从优生学上讲是一个大的进步，对家庭、社会、国家、民族都是极为有益的，必须加强宣传。

2. 提倡适龄生育

（1）过早生育不利于优生：女性从月经初潮到绝经前都可受孕，妇女身体其他器官完全发育成熟要到23岁以后。男性生殖功能的发育和成熟比起女性来还要晚一些，早婚早育精子数量少，质量低，并易发生精子染色体异常等情况，也不利于胚胎发育。我国计划生育的基

本要求是晚婚、晚育，鉴于此，有利于我国人口数量控制，也有利于人口素质的提高。

（2）过晚生育也不利于优生：妇女生育最佳年龄为24～29岁，最好不要超过30岁，尤其不要超过35岁。而男性最佳生育年龄为26～30岁，生育年龄过大，精子的基因突变率和染色体畸变率相应增高。

3. 避免未婚生育

未婚先育后，心理压力很大，精神上的沉重负担可使孕妇紧张、恐惧、忧心忡忡而茶饭无趣，这不仅对孕妇本人的健康不利，更主要的是胎儿无法得到充足的营养而影响胎儿的发育，造成先天不足、发育不良，出生后成为不健康的人。人工流产给妇女的身心带来严重的创伤，常引起许多并发症或后遗症，如盆腔感染、子宫出血或损伤，有时可造成月经不调、闭经、继发不孕，并有增加子宫内膜异位症的可能。

二、孕期保健

孕妇营养不良、感染、滥用药物、环境污染、接触有害物质及各种疾病，都可影响胎儿宫内生长发育，因此应做好孕期保健。

（一）孕期影响优生的因素

（1）遗传因素：染色体异常和酶代谢障碍，可导致先天性卵巢发育不全、先天性睾丸发育不全、唐氏综合征、白化病等。

（2）母体因素：母龄太小，易造成子女智力低下；孕妇患病可使孕妇营养不良或胎盘功能衰退，不利胎儿生长发育。

（3）环境因素：如药物、化学、物理、生物等环境因素所引起的基因突变，使胚胎形态及结构异常，或胎儿脏器基本形成后发生感染，从而形成先天感染疾病。

（4）病毒感染：目前有10多种病毒能通过胎盘引起胎儿流产、早产、死胎、畸形、发育迟缓。风疹致病性最强，之后为巨细胞病毒、单纯性疱疹病毒及脊髓灰质炎病毒。此外，还有弓形体病、带状疱疹病毒等。病毒感染的致畸作用，一般在孕12周前。胚胎各脏器基本形成后的病毒感染所引起的病变与普通感染相似，即仅造成先天性感染。所以要尽量避免孕期的病毒感染。

119

（5）放射线影响：放射线可使孕4~8周胚胎细胞基因突变或染色体异常。孕妇透视应在孕7个月后，骨盆 X 线测量或摄胸片须至孕末期进行。

（6）药物影响：有些药物可通过胎盘对母体及胎儿产生影响，致使胎儿畸形，或改变母体生理，或改变子宫内在环境，不利于胎儿生长发育。

（二）孕 期 保 健

对广大孕妇应进行孕期指导，使胎儿能得到良好的发育环境，才能获得身体健康和智力发育良好的新生儿。胎儿的正常发育既靠先天精血养育，也与孕期的饮食优劣关系密切。提倡孕期保健，是保证优生的重要因素。

1. 孕妇需要充足营养，维持母体及胎儿发育的需要

（1）在妊娠前 3 个月需补充叶酸，孕早期叶酸缺乏，易发生神经管缺陷畸形。妊娠最初 3 个月，胎儿尚小，体重每日均增加 1g，营养素的需要基本同孕前，孕妇常有恶心、呕吐、畏食等反应，饮食应少食多餐，清淡可口，多吃新鲜蔬菜、水果，适当吃些豆类制品和肉类。妊娠反应过后，应给予大量蛋白质、钙、磷、铁等矿物质及维生素。孕期进食不宜过饥过饱，不宜吃有刺激性食物，如浓茶、酒、辣椒等，以免胎儿发育异常，也不宜过食油脂类或过甜、过咸的食物，以保持脾胃调和，大便通畅。

（2）妊娠 4~7 个月，胎儿生长速度快，体重每日均增加 10g，对各类营养素的需要增加，需要大量蛋白质供给胎儿骨骼、肌肉和大脑的发育。因此，这一时期孕妇应合理安排食谱，孕妇每日应增加进食蛋白质 15g，自孕 4~5 个月开始口服硫酸亚铁 0.3g 或富马酸亚铁 0.2g，每日 1 次。孕期 5 个月开始每日摄入钙 1000mg，奶制品中 含有较高的钙且容易吸收，建议孕妇多饮用牛奶和奶制品。

（3）孕期最后 3 个月，胎儿生长更快，需要营养素也逐渐增加，但孕妇消化功能减弱，还常出现下肢水肿、便秘等。因此，饮食应清淡可口，易于消化，并注意减少食盐的摄入，主食也相应减少，多吃含纤维素多的新鲜蔬菜、水果，以减轻便秘和水肿。这一阶段每日

应增加蛋白质摄入量至 25g，钙摄入量增至每日 1500mg。

2. 工作中要避免接触有害环境

（1）放射线对胎儿的危害：孕妇接触放射线的机会包括放射检查、放射治疗和从事接触射线的工作。放射线能够穿透人体，使组织发生电离作用，导致组织代谢和组织结构的改变。长期小剂量电离辐射可引起基因突变，大剂量可引起染色体畸变。放射线可影响妊娠，主要是胚胎及胎儿发育缺陷、畸形、白血病、恶性肿瘤以致死胎。胚胎及胎儿遭受放射线损害程度与放射线的剂量和照射时间成正比，并取决于受照时胚胎发育时期。越是在妊娠早期，其损害越严重。各种放射性核素如碘、钾、钠、磷等都可导致胎儿畸形。如果对孕妇采取放射性碘来诊断和治疗疾病，则可使胎儿遭致甲状腺先天性缺陷和肿瘤。

（2）孕期用药对胎儿的危害：胎龄越小，危害就越大，妊娠 12 周内是药物致畸最敏感的时期。因此，妊娠前 3 个月孕妇务必谨慎用药。在妊娠的中晚期，胎儿各器官均已成形，用药一般不会致畸，但药物的毒性仍然可以间接通过母体或直接通过胎盘影响胎儿。胚胎各器官分化形成的时间不同，药物引起的畸形也不相同，如于受孕 21~40 天心脏最易受影响，随后为四肢及眼睛，神经系统的易感期最长，为受精后第 20 天至胎儿娩出。

1）西药：一些西药可使胎儿致畸或发育不良，例如，沙利度胺（致海豹儿）、氯氮䓬（致唇颚裂）、阿司匹林（致骨骼、神经系统、肾畸形）、巴比妥类（致指或趾短小）、雌激素（致男婴女性化）、安宫黄体酮（致女婴男性化、男婴尿道下裂）、氯霉素（抑制骨髓，致灰婴综合征）、四环素（使牙釉质发育不全、先天性白内障）、卡那霉素（损害听神经，引起先天性耳聋、肾损害）、磺胺类（引起新生儿黄疸、核黄疸）等等。这些药物都应在妊娠期禁用。

2）中药及成药：中药成分复杂，一般说来，凡属毒、剧毒药或破气破血、大寒大热、滑利沉降的药物都应尽量避免使用。《本草纲目》记载的妊娠禁忌药物有 80 多种，如乌头、水银、铅粉、巴豆、皂角、斑蝥、附子、牛膝、桃仁、藜芦等。这些药物多是有毒，或剧泻、催

120

吐,或能够扰动子宫的药品,应慎用或禁用。含有以上药物的中成药也要禁用或慎用,以免损伤胎儿。

故妊娠期不能滥用药物,若因治病服药,必须在医生指导下使用,以确保孕妇和胎儿不受损害。应以安全、有效、适量、必需为用药原则。分娩期用药还要考虑对即将出生的新生儿有无影响。故用药应持谨慎态度。

（3）饮酒对胎儿的危害

1）怀孕前饮酒对胎儿的危害:酒后怀孕出生的孩子,多为唐氏综合征,乙醇对女性生殖功能也有损伤,可造成卵子的异常。不论是精子或卵子的异常,可造成胎儿畸形或出生后智力低下、痴呆、面丑。

2）怀孕后饮酒对胎儿的危害:孕妇饮酒过多,损伤脑细胞,脑细胞发育停止,数目减少,脑的结构、形态异常,造成功能障碍。孕期愈早则影响越大,在怀孕的头3个月特别是妊娠8周以内,即胎儿器官发生期更为重要。在怀孕前较长时间就应该戒酒,妇女在整个孕期应绝对禁止饮酒。

孕妇饮酒可引起胎儿乙醇中毒综合征,表现为发育迟缓、体重低;中枢神经系统功能障碍,可有小头畸形,智力发育不良;面部畸形（常有鼻短、鼻孔朝天、眼裂小、斜视、上嘴唇向里收缩、扇风耳等表现）;伴心脏及四肢的多种畸形。

（4）吸烟对胎儿的危害

1）孕妇吸烟对胎儿的危害:香烟在燃烧时产生的烟雾中,含大约1200种化合物,而其中750多种物质对人体有害,主要是尼古丁、氰化物、一氧化碳、烟焦油等。孕妇吸烟可引起胎儿烟草综合征,表现为宫内发育迟缓、出生低体重儿、流产、早产、先天畸形,还可增加围生期病死率,影响儿童体格和智力发育,并有致子代癌症的危险。另外吸烟的孕妇容易发生妊娠高血压和子痫,这不仅威胁着孕妇的生命,也常使胎儿宫内夭折。

2）父亲吸烟对胎儿的危害:男性长期吸烟可影响精子质量,使其活动力下降,畸形率增高,并且染色体畸变率增加,同样殃及后代。孕妇逗留于烟雾缭绕的环境中1h,便等于自己吸进了4支香烟,由此可见,无论是孕妇的主动

吸烟还是丈夫或他人给孕妇的被动吸烟,或者是未来父亲的长期吸烟,都会给母亲和孩子带来烟害。

因此,要为人父母的年轻人,应该禁止吸烟。烟草中的有毒物质可使子宫及胎盘血管收缩,血流量减少,使胎儿得不到足够的养料和氧气,从而使胎儿处于缺氧状态,影响胎儿的生长发育。除了引起流产、早产及死胎等不良后果外,所生孩子也多体弱多病,智力低下。另外,烟中的有毒物质,还能引起遗传物质发生突变,引起胎儿发生先天性心脏病,以及发育畸形。因此,为了母子健康,孕妇不仅自身不吸烟,而且要避免被动吸烟的危害。

3. 调畅情志,避免不良情绪刺激

安静、舒适、协调的良好环境,有益于人的身心健康,有益于生殖细胞和受精卵的发育。良宵佳境、夫妻心性平和、情怀舒畅而孕者,其后代不仅长寿而且聪慧。否则,处境险恶。心怀异念而孕,则会使后代智劣短命。大量资料说明,悲哀、忧虑、恐惧、烦躁等情绪,能对身体的功能产生不利影响。由于孕妇的情绪与修养对胎儿的健康和智力发育有明显的影响,所以,避免有害孕妇身心健康的精神刺激非常重要。同时,其家庭成员也应给予孕妇更多的体贴和关心,让孕妇常听悦耳的音乐,多看优美的画景,使其情绪安定、舒畅、愉快,有益于胎儿出生后健康、聪慧、长寿。故孕期应保持心情舒畅,生活有规律,适当参加文娱活动,解除孕妇各种恐惧和紧张情绪。生活中避免攀高。妊娠期性生活应有所节制,尤其在妊娠3个月内及妊娠晚期应禁止性生活,以免发生流产、早产、感染等。

4. 定期保健检查

孕妇定期做产前检查的规定,是按照胎儿发育和母体生理变化特点制定的,其目的是为了查看胎儿各个阶段发育和孕妇健康状况,以便于早期发现问题如孕妇合并症、胎儿胎位等异常,以及早纠正和治疗,使孕妇和胎儿能顺利地度过妊娠期。如果不定期做检查或检查过晚,即使发现不正常的情况,也会因为延误而难于或无法纠正。因此,定期做产前检查是十分必要的。妊娠末期勤检查更为重要,因为越接近预产期,越容易发生各种合并症。

（1）产前检查的时间:整个妊娠的产前检

查一般要求是9~13次。初次检查应在停经后3个月以内,以后每隔1~2个月检查1次,在怀孕6~7个月末(24~32周末)每月检查1次,8个月以后(32~36周)每2周检查1次,最后1个月每周检查1次;如有异常情况,必须按照医师约定复诊的日期去检查。

(2)产前检查的内容

1)首次产前检查:应详细询问病史,进行各系统的全身检查、产科检查及必要的辅助检查。详问年龄、职业,推算预产期,询问月经史及孕产史、既往史及手术史、本次妊娠早期有无病毒感染及用药史、家族史、丈夫的健康有无遗传性疾病。进行全身检查,观察孕妇的发育、营养及精神状态;注意步态及身高,低于145cm者常伴有骨盆畸形;注意心脏有无病变,1年内未做胸透者,必要时应在妊娠20周以后行胸部X线透视;检查脊柱及下肢有无畸形;乳房发育状况、乳头大小及有无乳头凹陷;测量血压,孕妇正常血压不应超过18.7/12kPa(140/90mmHg),超过者应属病理状态;注意有无水肿,于妊娠晚期体重增加每周不应超过500g,超过者多有水肿或隐性水肿。

2)产科检查:腹部视诊注意腹形及大小,过大、宫底过高应想到双胎妊娠、巨大儿、羊水过多的可能;过小、宫底过低应想到胎儿生长受限、孕周推算错误等;腹部两侧向外膨出、宫底位置较低应想到肩先露;尖腹(多见于初产妇)或悬垂腹(多见于经产妇)应想到可能伴有骨盆狭窄。用手测宫底高度,用软尺测子宫长度及腹围值。四步触诊法检查子宫大小、胎产式、胎先露、胎方位及胎先露部是否衔接。听胎心是否正常。

产道检查包括骨盆测量及软产道检查。骨盆大小及其形状对分娩有直接影响,是决定胎儿能否经阴道分娩的重要因素,因此孕期要行骨盆测量。骨盆外测量包括髂棘间径、髂嵴间径、骶耻外径、坐骨结节间径、出口后矢状径、耻骨弓角度。骨盆内测量包括对角径、坐骨棘间径、坐骨切迹。妊娠早期触诊应行双合诊检查排除双阴道等先天畸形及赘生物等,妊娠24周以后首次检查应测量对角径,妊娠最后1个月内及临产后应避免阴道检查。

肛门指诊可了解胎先露部、骶骨前面弯曲

度、坐骨棘间径及坐骨切迹宽度、骶尾关节活动度,并测量出口后矢状径。

绘制妊娠图是将检查结果包括血压、体重、子宫长度、腹围、B型超声测得的胎头双顶径值、尿蛋白、尿雌激素/肌酐比值、胎位、胎心率、水肿等项填于妊娠图中。绘制成曲线观察其动态变化,能及早发现孕妇和胎儿的异常情况。

辅助检查包括常规检查红细胞计数、血红蛋白、白细胞总数及分类、血小板数、血型及尿蛋白、尿糖、尿沉渣镜检。出现妊娠期合并症,按需求进行肝功能、血生化、电解质测定以及胸部X线透视、心电图、乙型肝炎抗原抗体等项检查。胎位不清、听不清胎心者,应行B型超声。对有死胎死产史、胎儿畸形史和患遗传性疾病的孕妇,应检测甲胎蛋白(AFP)、羊水细胞培养及进行染色体核型分析。

3)复诊产前检查:复诊产前检查是为了了解产前检查之后有无不适,以便及早发现高危妊娠。询问前次产前检查之后有无特殊情况出现,如头痛、眼花、水肿、阴道流血、胎动出现特殊变化等,经检查后给予相应治疗。测量体重及血压,检查有无水肿及其他异常,复查有无尿蛋白。复查胎位,听胎心,并注意胎儿大小,软尺测耻上子宫长度及腹围,判断是否与妊娠周期相符。必要时进行B型超声检查。

(3)孕期用药指导原则

1)能用一种药物就避免联合用药。

2)能用疗效肯定的老药就避免用尚难确定对胎儿有无不良影响的新药。

3)能用小剂量药物就避免用大剂量药物。

4)病情必需时,在妊娠早期必须应用对胚胎和胎儿有害甚至可能致畸的药物,则应该先终止妊娠,然后再用药。

(4)孕期用药对胎儿的影响

1)药物对孕妇安全,对胚胎和胎儿无危害。如适量维生素A、维生素B$_1$、维生素B$_2$、维生素C、维生素D、维生素E等。

2)药物对孕妇比较安全,对胎儿基本无危害,如青霉素、红霉素、地高辛、胰岛素等。

3)药物仅在动物实验研究时证明对胎儿致畸或可杀死胚胎,未在人类研究证实,孕妇用药需权衡利弊,确认利大于弊时方能应用,如庆大霉素、异丙嗪、异烟肼等。

4）药物对胎儿危害有确切证据,除非孕妇用药后有绝对效果,否则不考虑应用,如硫酸链霉素(使胎儿第Ⅷ对脑神经受损、听力减退),盐酸四环素(胎儿发生腭裂、无脑儿等)等是在万不得已时才使用。

5）药物可使胎儿异常,在妊娠期间禁止使用,如甲氨蝶呤(胎儿发生腭裂、唇裂、无脑儿、脑积水、脑膜膨出等),己烯雌酚(可导致阴道腺病、阴道透明细胞癌等)。

6）妊娠12周内以不用以上后3种药物为好,紧急情况时以尽量选择前两种为宜。

三、遗传咨询

遗传咨询是通过医生与咨询者共同商讨咨询者提出的各种遗传学问题和在医生指导下合理解决这些问题的全过程。遗传咨询的过程是通过对来诊者做认真的询问与检查,调查病史、家族史而绘制系谱图,根据患者体征、实验室结果,确定遗传方式,然后再分析发病风险,并提出指导性意见。例如根据不同情况进行产前诊断,如中止妊娠、禁止生育或进行特殊的治疗等。遗传咨询是预防遗传性疾病的一个重要环节。

（一）遗传咨询的对象

（1）夫妇双方或家系成员患有某些遗传病或先天畸形者。

（2）曾生育过遗传病患儿的夫妇。

（3）不明原因智力低下或先天畸形儿的父母。

（4）不明原因的反复流产或有死胎死产等情况的夫妇。

（5）婚后多年不育的夫妇。

（6）35岁以上的高龄孕妇。

（7）长期接触不良环境因素的育龄青年男女。

（8）孕期接触不良环境因素以及患有某些慢性病的孕妇。

（9）常规检查或常见遗传病筛查发现异常者。

（二）遗传咨询程序

（1）认真填写病历。

（2）要有针对性地进行必要的体检。

（3）复发风险估计。

（4）商讨对策:考虑社会、家庭、个人要求,提出多种方案供患者参考,不能强加于人。

（5）随访和扩大咨询:确认信息;观察效果;总结经验。降低遗传病发病率;家庭成员携带者的检出。

（三）遗传咨询内容

1. 明确诊断

根据患者的症状和体征,建议患者作辅助性检查及必要的、有针对性的实验室检查。

（1）单基因病:①系谱分析;②生化检查;③基因诊断。

（2）多基因病:临床症状方面的诊断。

（3）染色体病:细胞学检查。

2. 不同种类的遗传病预期危险率的推算

（1）单基因遗传病预期危险率的推算:

1）常染色体显性遗传病:夫妻一方患病,子女预期危险率为1/2。未发病的子女其后代通常不发病。

2）常染色体隐性遗传病:夫妻为携带者表型正常,生育过1个患儿,再生育子女预期危险率均为1/4。夫妻一方患病,另一方正常,且非近亲结婚,其子女一般不发病,均为致病基因携带者。若另一方正常,为近亲结婚,其子女的发病率明显增多。

3）X连锁显性遗传病:夫为患者,妻正常,其女儿均发病,儿子均正常。妻为患者,夫正常,其子女各有1/2发病。预期危险率女儿高于儿子,但女儿症状较轻。

4）X连锁隐性遗传病:妻为携带者,夫正常,其儿子预期危险率为1/2。夫为患者,其儿子通常不发病。妻为患者,夫正常,其儿子均发病,女儿均为携带者。

（2）多基因遗传病发生风险率的推算:多基因遗传病的易患性受遗传因素和环境因素的双重影响,约40%先天畸形是由其相互作用引起,约2.3‰新生儿受累。

家庭中多基因遗传病的患者越多,病情越严重,其子代再发风险越高。

对再发风险的估计比较复杂的,一般根据该病的群体发病率、遗传度、亲缘关系、亲属中已发病人数及病变严重程度来估算再发风险度。

（3）染色体病预期危险率的推算：染色体病绝大多数由亲代的生殖细胞染色体畸变引起，极少部分由父母一方染色体平衡易位携带者引起，此时的再发风险率应依照患者及其父母的核型分析来判断。如唐氏综合征，核型47XX+21，若双亲核型正常，则为新发生的畸变，常与母亲年龄关系密切。

（4）近亲结婚对遗传性疾病影响：近亲结婚是指夫妇有共同祖先，有血缘关系，故有共同的特定基因，包括致病基因。近亲结婚增加父母双方相同的有害隐性基因传给下一代的几率，当一方是某种致病基因的携带者时，另一方很可能也是携带者，婚后所生的子女中常染色体隐性遗传病发生率将会明显升高。

（四）婚前遗传咨询的对策

婚前医学检查是防止遗传性疾病延续的第1次监督。发现影响婚育的先天畸形或遗传性疾病时，按以下4种标准执行：

1. 暂缓结婚

可以矫正的生殖器畸形，矫正之前暂缓结婚，矫正后再结婚。

2. 可以结婚但禁止生育

（1）男女一方患严重的常染色体显性遗传病，如强直性肌营养不良、先天性成骨发育不全等，目前尚无有效的治疗方法，子女发病几率高，且不能做产前诊断，可以结婚但不能生育。

（2）男女双方均患严重的相同的常染色体隐性遗传病，如男女均患白化病，其子女发病几率几乎是100%；再如遗传性聋哑，属遗传性通婚，其子女发病几率也极高。

（3）男女一方患严重的多基因遗传病，如精神分裂症、躁狂抑郁型精神病、原发性癫痫等，又属于该病的高发家系，后代再现风险率高，若病情稳定，可以结婚，但不能生育。

3. 限制生育

（1）对于能够做出准确产前诊断的遗传病可在获确诊报告后对健康胎儿选择性生育。

（2）对不能做出产前诊断的X连锁隐性遗传可在做出性别产前诊断后选择性生育。性连锁遗传病是指致病基因位于性染色体上，携带在X染色体的基因称X性连锁。X连锁隐

性遗传病的传递方式特点是女方为携带者，1/2可能将致病基因传给男孩成为患者，男方为患者则不直接传给男孩。若已知女方为X连锁隐性遗传病（如血友病）基因携带者与正常男性配婚，应做产前诊断判断胎儿性别，可生育女孩，限制生育男孩。

4. 不能结婚

（1）直系血亲和三代以内旁系血亲。

（2）男女双方均患有相同的遗传性疾病，或男女双方家系中患有相同的遗传性疾病。

（3）严重智力低下者，常有各种畸形，生活不能自理，男女双方均患病，无法承担家庭义务及养育子女；其子女智力低下概率也大，故不能结婚。

（五）遗传咨询的注意事项

（1）对咨询者应做到"亲切、畅言、守密"，要有同情心、责任心，要热情，取得咨询者及其家属的信任与合作，使其能够主动详尽地提供一切可能提供的病症和家系资料，方可使诊断和再发风险率的估计能更加接近实际。

（2）谈话时语言及解答问题要实事求是，避免使用带有刺激性语言来形容患者特征，或损伤咨询者的自尊；应鼓励患者树立信心，积极防治遗传性疾病。

（3）按照遗传病类型和遗传方式估计再发危险率，只能表示下一代发病几率，事实上下个孩子是否发病，咨询医生不能够也不应该作出肯定或否定的保证，应该科学的说明婚育与优生优育的道理，与咨询者坦率地交换意见。

（4）为确保咨询的质量，应建立个案记录，以便查找，有利于咨询者再次咨询时参考。

四、产前诊断

（一）产前诊断内容

产前诊断指通过对胎儿进行特异性检查，以判断胎儿是否患有先天性或遗传性疾病。这种诊断是在胎儿娩出之前做出的，故又称为宫内诊断、出生前诊断或产前子宫内诊断。它与产前检查不同，产前检查是指对妊娠妇女做定期的常规健康检查，以了解母亲与胎儿的一般产科情况，以便及时发现问题给予纠正。产前

检查是妊娠期间对孕妇及胎儿的保健措施。

（二）产前诊断的目的

产前诊断的目的是预测胎儿是否患有先天性或遗传性疾病,从而决定是否允许其出生。因为先天性疾病的患儿不仅本人终生痛苦,给家庭和社会带来不幸,而且其致病基因仍会继续遗传下去,造成后代或隔代发病率增高且无有效的治疗方法。

（三）产前诊断适应证

（1）孕妇年龄>35岁或<35岁但丈夫年龄>45岁。

（2）有3次以上不良产史,包括死胎、死产和自然流产。

（3）曾分娩过唐氏综合征或畸形儿及有相应家属史和染色体异常家属史。

（4）疑有性连锁遗传病者。

（5）曾分娩过神经系统发育缺陷,如无脑儿、脊椎裂等。脐疝、羊水过少,或分娩过其他多发性畸形儿者。

（6）曾分娩过先天性代谢病儿,如黑蒙性痴呆等。

（7）在地中海贫血高发区,夫妇均为地中海贫血杂合子,或已分娩过1个地中海贫血儿者。

（8）妊娠早期(3个月内)有明显接触致畸因素、病毒感染、长期服用药物、接触X线和毒性物品者。

（四）产前诊断方法

1. 检查孕妇血或尿预测胎儿情况

孕妇血清AFP测定:当胎儿有先天性神经管缺损、先天性肾病、多囊肾、十二指肠及食管闭锁等畸形时,孕妇血清AFP可增高。胎儿溶血性疾病有些与遗传因子有关,如母儿Rh因子、ABO血型不合等,可查母血中抗体,以明确诊断。先天性代谢缺陷胎儿的代谢异常,可反映在孕妇尿液中。通过孕妇尿生化测定,可预测胎儿疾病,如甲基丙二醇尿症、先天性肾上腺皮质增生症。

2. B型超声仪检查

是孕期常用的检查胎儿的方法,对诊断胎

儿和胎盘异常有重要意义。

3. 羊膜腔穿刺及羊水检查

羊水中有胎儿皮肤、消化道、泌尿道等处的脱落细胞及胎儿代谢产物,故妊娠早期就有可能做胎儿宫内诊断。可通过羊膜腔穿刺取得羊水,羊膜腔穿刺时间以孕16~20周为最宜,抽取的羊水可做以下检测:

（1）羊水细胞培养:羊水中胎儿体细胞经培养后可做染色体检查,进行核型分析,并可做细胞生化检查,如酶或其他生化测定,有助于胎儿代谢疾病的产前诊断。

（2）羊水的生化分析:测定羊水中的甲胎蛋白(AFP),可诊断先天性缺陷胎儿,其羊水中AFP含量增高。还可以进行羊水总胆碱酯酶的测定,有助于上述诊断。

（3）限制性内切酶技术:应用限制性内切酶图可做基因分析,因每一种内切酶切割DNA时都有其特异切割部位,从而产生特异性长短的DNA片段。而基因突变可造成某些限制性内切酶的切割点消失或出现新的切割点,这样切割出来的DNA片段发生改变。利用此技术可诊断由于基因缺失或基因结构改变所导致的,如血红蛋白病、各种地中海贫血等血液系统性疾病。

（4）体细胞杂交法:指两个来源不同的体细胞融合成为1个细胞,融合后的细胞具有原来两种体细胞的遗传特征。因此,用此法可作某些先天性代谢病的产前诊断,如苯丙酮尿症、糖原沉积病Ⅰ型等。

4. 孕早期绒毛细胞检查

孕早期(9~11周)吸取绒毛细胞检查,可进行染色体核型分析,对胎儿性别、染色体病能作出诊断。

5. 胎盘穿刺(17~32周)取胎血检查

用于诊断某些先天性疾病,如血红蛋白病、白细胞、血小板、免疫球蛋白缺陷等病,并可查酶及染色体分析。可用脐带穿刺术,或在子宫壁穿刺胎盘附着部位取血。

6. 胎儿镜胎儿宫内诊断

该诊断是在15~21周产前诊断的新技术。胎儿镜是一种内镜,可直接观察子宫内胎儿性别、畸形、采取活组织和血标本。但术后流产率高,可合并感染。现已被B超取代。

（五）产前诊断疾病

（1）染色体病：取绒毛细胞、羊水细胞、胎儿血细胞进行培养，制作染色体标本，诊断胎儿有无染色体病。

（2）性连锁遗传病：常常需要对性别进行诊断，可采用细胞遗传学方法、分子生物学方法（分子杂交或基因扩增）进行诊断。

（3）遗传性代谢缺陷病：由于基因突变，导致某种酶或结构蛋白的缺失，引起代谢过程受阻，代谢中间产物积累出现症状，因此，通过对蛋白质、氨基酸、血红蛋白、酶活性及其代谢产物进行检测，可诊断遗传性代谢缺陷病。

（4）非染色体性先天畸形：通过 B 型超声检查及母血甲胎蛋白测定，在妊娠 16～20 周 90%以上的神经管缺陷可确诊，无脑儿可 100%确诊。

（范梅红）

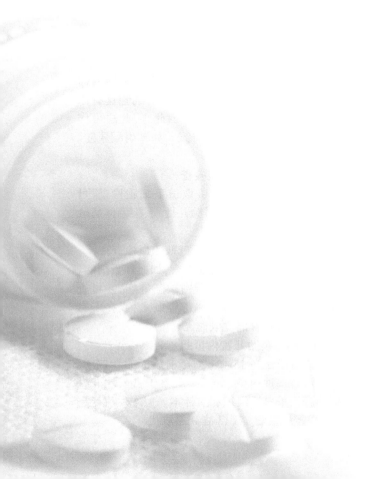

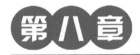

辅助生殖技术

辅助生育技术的种类繁多,包括人工授精(AI)和体外受精-胚胎移植(IVF-ET)以及在此基础上衍生的各种新技术,如卵母细胞内单精子注射(ICSI)、胚胎植入前遗传学诊断(PGD)技术、配子输卵管移植(GIFT)、人类胚胎的辅助孵化(AH)、卵子的体外成熟、生殖功能的保存技术(精子冷冻、卵子和卵巢组织冷冻、胚胎冷冻)等,近年来出现的核移植与治疗性克隆、胚胎干细胞的研究等也是辅助生育技术的研究范畴。

辅助生殖技术作为近年来新兴的治疗不孕不育的最为有效的方法,虽然现阶段大部分还不能在基层广泛开展,但这一技术的发展和推广将会是不孕不育治疗的趋势之一。本章并未对辅助生殖技术做系统全面的论述,而是主要选择其中的促超排卵、人工授精及体外受精-胚胎移植等的相关内容进行介绍,供基层医疗工作者了解,以便能为广大基层的不孕、不育患者提供更专业、详尽的医疗咨询,并期望能为基层辅助生殖技术的开展起到一定的指导作用。

第一节　超促排卵

超排卵是使用促排卵药物促使多个卵子同时发育成熟,又称为控制性超促排卵(COH),是治疗女性不孕症的一个重要手段。超促排卵用于辅助生殖技术(ART)治疗周期,目的是增加获取的成熟卵子的数目,通过选择优质胚胎移植而提高妊娠率,并提供多余的胚胎冷冻供以后使用。针对排卵障碍性疾病,如多囊卵巢综合征、未破裂卵泡黄素化综合征等,在应用促排卵治疗前,必须明确不排卵的原因、输卵管情况并除外男性因素,从而明确不育的原因。对先天性卵巢缺如、绝经后及卵巢早衰的患者,促排卵治疗无效。

一、常用的促排卵药物

(一)氯　米　芬

氯米芬(CC)是一种安全、简便、应用广泛的口服药,价格便宜,是诱导排卵的首选药物。

1. 作用机制

氯米芬能与内源性雌激素竞争结合雌激素受体,从而解除了雌激素对下丘脑的负反馈作用,下丘脑释放促性腺激素释放激素(GnRH),进而使垂体释放卵泡刺激素(FSH)、黄体生成素(LH)。FSH 促使卵泡发育成熟,同时 E_2 水平上升引起正反馈,促进下丘脑释放 GnRH,垂体释放 LH 和 FSH 峰,诱发排卵。其发挥作用有赖于下丘脑-垂体-卵巢轴正负反馈机制的完整性。

2. 适应证

体内有一定内源性雌激素水平的无排卵或稀疏排卵的患者。

3. 用药方法

月经周期或撤退性出血第 5 天起,50mg/d,连续 5 天。若 1~2 个周期无效,可加至每日 100mg,共 5 日。为了提高排卵率和妊娠率,可和其他药物联合应用。

(1)CC+绒毛膜促性腺激素(hCG):适用于单用氯米芬后卵泡发育良好但不能自发排卵者。一般在停用 CC 后 4 天,以 B 超检测卵泡发育,待卵泡成熟时,使用 hCG 5000U 注射。

(2)CC+雌激素:适用于单用 CC 后宫颈黏液少而稠者,可在卵泡中、晚期酌情加服适量的天然雌激素(如 1~4mg/d 的戊酸雌二醇)数日。

(3)CC+皮质激素:适用于高雄激素患者。

可于月经周期 5～14 日，每日用地塞米松 0.5mg；或自月经周期第 5 日起先用泼尼松 5mg/d，共 5 天，然后再用 CC。也有合并用药者，在月经周期第 2 日开始用地塞米松 0.5mg/d，周期第 5 天起用 CC。

（4）CC+溴隐亭：适用于高催乳激素血症引起的无排卵病例，经溴隐亭治疗仍不能排卵患者。

（5）CC+HMG/FSH+hCG：月经周期第 5 天起，50mg/d，共 5 天，然后每日注射 HMG/FSH 75U，待卵泡成熟时再用 hCG 诱发排卵。

4. 常见问题

CC 促排卵不能改善卵母细胞质量，因此对月经周期规律或排卵正常的妇女并不能改善其妊娠率。CC 同时有抗雌激素作用，不利于精子穿过宫颈及胚胎着床。因此，在单纯使用 CC 时，可考虑加用少量雌激素，如戊酸雌二醇（补佳乐）1～2mg/d，改善宫颈黏液及内膜厚度，从而提高妊娠率。

5. 不良反应

不良反应与用量有关，最常见的有颜面潮红、腹胀、乳房不适、恶心、呕吐、视力障碍、头痛、脱发等。停药后症状会自然消失，不需处理。

（二）促性腺激素

促性腺激素（Gn）包括人绝经期促性腺激素（HMG）、卵泡刺激素（FSH）、黄体生成素（LH）和人绒毛膜促性腺激素（hCG）。

1. 人绝经期促性腺激素

人绝经期促性腺激素（HMG）是从绝经妇女尿中提取的糖蛋白促性腺激素。每支含 75U LH 和 75U FSH，刺激卵巢中窦卵泡发育，也可促进睾丸的生精过程。

（1）适应证：排卵功能障碍、继发性闭经及人工助孕时。

（2）用药方法：可单独应用或联合 CC、FSH 或促性腺激素释放激素激动剂（GnRHa）。

单独应用从月经第 5 天开始，每日 1～2 支。

联合用药 CC/HMG 是目前较普遍使用的方案，从月经第 3 天起每日给 CC 100mg，连用 5 天之后加用 HMG 1～2 支/天。当卵泡发育成

熟时，肌内注射 hCG 5000～10 000U，36h 后实施助孕，或嘱患者在注射后 2 日性交。

（3）不良反应及注意事项：主要为卵巢过度刺激综合征（OHSS），表现有下腹不适或腹胀、腹痛、恶心、呕吐、卵巢增大，严重者可致胸闷、气急、尿量减少、腹腔积液、动脉血栓形成，甚至危及生命。因此，应在有经验的医生指导下应用，并且在 B 超下观察卵泡发育的速度及数量，最好同时监测血 E_2 水平的变化。若有出现 OHSS 的倾向，应立即停药，不能注射 hCG。如发现 E_2 水平过高，还可以采用"滑"的方法，即在注射 hCG 前的 2～3 天停用 HMG，这样可以避免或减少 OHSS 的危险。

对患有子宫肌瘤、卵巢肿瘤、原因不明的子宫出血者应慎用或禁用，高血压患者慎用。

2. 卵泡雌激素

卵泡刺激素（FSH）是由垂体的腺垂体细胞分泌产生。其主要功能是调节卵泡生长。在卵巢，FSH 的靶细胞是颗粒细胞。近年来常用的制剂有：应用免疫层析法从绝经妇女尿液中提取的 FSH、高纯度 FSH 以及基因重组 FSH。

（1）作用机制：在卵泡早期，FSH 可刺激一群窦状卵泡生长。每一个卵泡都有自己的 FSH 阈值，超过此阈值则卵泡生长，否则卵泡将闭锁。FSH 促进颗粒细胞内的芳香化酶的活性，使雄激素转化为 E_2，增加雌激素水平和促进子宫内膜的增殖，可用于诱发排卵或超排卵。FSH、LH 协同作用，刺激卵泡内各种细胞的增殖和分化，刺激卵泡生长发育。因此有人建议，在促排卵过程中先用 FSH，后加 HMG，但要注意防止 LH 过早升高。

（2）适应证

1）对下丘脑-垂体功能紊乱表现为月经稀发或闭经的患者，应用 FSH 加 hCG，以刺激卵泡发育和排卵。

2）对行 COH 或 ART，如体外授精、配子移植等的患者，用 FSH 可刺激多卵泡发育。

（3）用法

1）COH 或 ART：超排卵方案从月经周期第 3 天开始，每日注射 FSH 150～225U，以血清雌激素浓度和（或）超声监测，直到卵泡发育充分时止。根据患者反应调整剂量，通常不高于每日 450U。目前常联合使用促性腺激素释放

激素激动剂(GnRHa)降调节,以达到抑制内源性 LH 峰、控制 LH 水平的目的,两者同时使用直至卵泡发育成熟。

2)下丘脑、垂体功能紊乱:目的是使卵泡发育成熟并排卵。月经周期或撤退性出血第 5 天内开始,FSH 每日 1~2 支。B 超检测卵泡发育成熟,在末次注射 FSH 24h 后注射 hCG 10 000U,并建议患者在注射 hCG 当日和(或)次日性交。

(4)不良反应及注意事项:同 HMG。

3.绒毛膜促性腺激素

在正常月经中期,LH 峰对发育中的卵泡结构与功能产生重要的影响,可能通过抑制卵母细胞成熟抑制因子,刺激卵子恢复减数分裂使之达到最后成熟。由于绒毛膜促性腺激素(hCG)具有类似 LH 作用,注射 hCG 可模仿 LH 峰,启动卵子最后成熟与黄体形成。

用法:5000~10 000U,肌内注射。在 ART 的 COH 过程中,决定何时注射 hCG 是至关重要的。在促排周期中,临床多根据超声决定 hCG 注射时间。人工授精时要求优势卵泡直径 ≥18cm,IVF 时要求优势卵泡直径 ≥18mm,并且其他卵泡至少 2 个直径 ≥14mm。还可以参考 E_2 水平,一般是 1 个排卵前卵泡对应的 E_2 值是 1000pmol/L。

(三)促性腺激素释放激素激动剂及拮抗剂

在 IVF 治疗早期,经常使用氯米芬及(或)促性腺激素促排卵,促性腺激素可以通过正反馈刺激雌激素分泌,过早地出现内源性 LH 峰;而 LH 水平的升高会影响 IVF 周期的成功率。持续给予促性腺激素释放激素激动剂可导致垂体脱敏,解决了该问题。在 GnRHa 的应用中,人们发现除了过度抑制外,超排过程中有垂体激发效应、促性腺激素用药时间长、用药量大、费用高等缺点。因此,又出现了 GnRH 拮抗剂,并已经应用于临床。

1. 促性腺激素释放激素激动剂

促性腺激素释放激素是由下丘脑分泌的十肽激素,GnRHa 是在天然 GnRHa 十肽基础上的第 6、10 位以不同的氨基酸、酰胺取代原来氨基酸的结构,因而稳定性增强,半衰期延长,与 GnRH 受体的亲和力增强,从而使 GnRHa 的生物学效应增加 50~200 倍。

(1)作用机制:GnRHa 与垂体细胞的受体结合促使垂体大量释放 LH 和 FSH,引起用药初期一个短促的血浆 Gn 高峰,即激发作用。而此后又由于 GnRHa 对 GnRH 受体有更高的亲和力,结合更为持久,持续给予 GnRHa 可致垂体细胞表面可结合 GnRH 的受体减少,垂体不能对内源性或外源性 GnRH 进一步发生反应。其结果就是垂体的 LH 和 FSH 分泌显著减少,呈药物性去垂体状态,继发卵泡停止生长发育,雌激素给药初期上升继而下降,处于卵泡早期甚至更低水平。这种情况被称为垂体的降调节。

(2)适应证:GnRHa 适用于子宫内膜异位症、子宫肌瘤和 ART。

(3)用法:ART 中促性腺激素与 GnRHa 的联合应用促排卵过程中内源性 LH 峰的出现会造成自发排卵,而且持续出现的高水平 LH 可能对卵母细胞的质量有不良影响,从而影响妊娠率。提前使用 GnRHa 可以避免或减少 LH 峰的出现。

若治疗子宫内膜异位症、子宫肌瘤,可用 3.75mg 注射,每月 1 次,连用 3 个月;在 ART 中的具体用法见用药方案。

(4)不良反应及注意事项:潮热、潮红、阴道干燥、性交困难、出血及由于雌激素血浓度降低至绝经后水平所引起的轻微小梁骨基质丢失,还有少数患者出现过敏反应、头痛、疲惫及睡眠紊乱,但是停药后均可完全恢复正常。

2.促性腺激素释放激素拮抗剂

GnRH 拮抗剂可与垂体 GnRH 受体紧密结合,不引起促性腺激素的释放,可迅速阻断 GnRH 受体,抑制内源性 GnRH 的作用。使用拮抗剂后应维持雌激素水平,以避免激素过低所导致的症状,如阴道干燥、潮热等。在治疗中止后,性腺功能恢复到正常水平所需的时间取决于治疗周期的长短。由于 GnRH 拮抗剂不会导致垂体脱敏,垂体细胞可以马上对刺激产生应答反应。

使用方法:在促排卵的第 5 或第 6 天每天注射 GnRH 拮抗剂 cetrorelix 0.25mg 直至诱发排卵。注射时间如果选择在早上,则最后一支

cetrorelix 应在诱发排卵当日早上注射;如果选择在晚上,则最后一支 cetrotide 应在诱发排卵前一日晚上注射。

(四)生长激素

现已明确,卵巢是生长激素(GH)作用的靶器官,GH 可通过 GH 受体接到,对 LH 诱导卵泡膜细胞的雄激素合成和 FSH 诱导颗粒细胞的芳香化酶合成起促进作用,间接加强 Gn 作用。一般采用4~24U/d,隔天一次肌内注射,共 6 次,多在卵泡期使用。

(五)中医药促排卵

1.传统名方

(1)养精种玉汤

【药物组成】 熟地 30g、山萸肉 15g、炒白芍 15g、当归 15g。

【功效】 滋肾养血。

【用法用量】 每日 1 剂,水煎分早、晚服。

【来源】 清·傅山《傅青主女科》。

(2)右归丸

【药物组成】 熟地黄 24g、山药 12g、山茱萸 9g、枸杞子 9g、菟丝子 12g、杜仲 12g、当归 9g、鹿角胶 12g、肉桂 6g、制附子 6g。

【功效】 温补肾阳,填精养血。

【用法用量】 每日 1 剂,水煎分早、晚服。

【来源】 明·张景岳《景岳全书》。

2.经验方

(1)健脾补肾汤

【药物组成】 炙黄芪 30g、人参 8g、白术 10g、当归 10g、茯苓 10g、陈皮 10g、枸杞子 10g、肉苁蓉 10g、熟地黄 30g、山药 20g 等。脾肾阳虚者加肉桂、附子;阴虚火旺者另加丹皮、生地;血虚者加当归、白芍,失眠多梦者加远志、炒枣仁;消化不良者加焦三仙、鸡内金;气滞者加香附、木香;月经过多加阿胶、小蓟;全身虚赢者加紫河车等。

【功效】 健脾益气、补肾养精。

【用法用量】 每日 1 剂,水煎分早、晚服。

【来源】 张秀芹,袁义居.健脾补肾汤治愈不孕症29例.现代中西医结合杂志,2000,9(23):2383。

(2)补肾助孕方

【药物组成】 当归 12g、川芎 9g、鹿角片

9g、仙茅 12g、菟丝子 12g、巴戟天 12g、紫石英 30g、山萸肉 9g、薏米仁 15g、桃仁 15g。同时根据月经周期的不同时期,采用中药循期治疗方法。卵泡期:佐以滋肾阴、养精血、调冲任,基本方加用龟板、黄精;排卵期:佐以理气活血、促排卵,基本方加用制香附、红花;黄体期:加强温补肾阳兼以疏肝理气以维持黄体功能,基本方加用仙灵脾、肉苁蓉、柴胡、川楝子等。

【功效】 补肾养血、调经助孕。

【用法用量】 中药于月经第 5 天开始服每日 1 剂,水煎分早、晚服。

【来源】 徐惠群,胡争艳.补肾助孕方治疗排卵障碍性不孕症疗效观察.上海中医药杂志,2005,39(5):29~30。

(3)补肾滋肝调经汤

【药物组成】 续断 30g、菟丝子 20g、女贞子 20g、沙苑子 15g、仙灵脾 12g、巴戟天 12g、当归 10g、枸杞 10g 等。

【功效】 补肾理气。

【用法用量】 每日 1 剂,水煎分早、晚服。

【来源】 黄亚黎.补肾滋肝调经汤促排卵 34 例临床观察.四川中医杂志,2003,21(7):61~62。

3.其他疗法

(1)针灸

1)体针:取神阙、中极、关元、子宫、足三里、三阴交穴。针刺 30mm 左右,得气后大幅度提插捻转九数,中极、关元、子宫的针感向会阴放射为佳。每隔 10min 捻针 1 次,留针 30min。从月经周期的第 5 天开始,每天 1 次,连续治疗10 天。

2)艾灸:神阙、三阴交分别用艾条悬灸30min,以局部潮红为度。每天 1 次。

【来源】 宋丰军,郑士立,马大正.针灸治疗排卵障碍性不孕症临床观察.中国针灸,2008,28(1):21~23。

(2)外治法:促排卵散:紫石英 30g、川椒6g、巴戟天 30g、淫羊藿 30g、枸杞子 30g、人参30g、红花 30g、柴胡 12g。上药共为细末瓶装备用。临用时取药末 10g,以温水调成糊状,涂敷神阙穴,外盖纱布,胶布固定。于月经第 5 天开始应用,3 天换药次,5 次为 1 个疗程。

【来源】 庞保珍,赵焕云.促排卵散贴脐

治疗无排卵性不孕症 122 例 . 广西中医药，2004，27（2）：26。

二、常用的促排卵方案

由于治疗目的、个体反应性和使用的药物等各种因素的不同，使超排卵方案在选择上有很大差异。因此，强调治疗个体化，并根据以下问题加以考虑：①患者的年龄；②治疗目的；③各种药物的差异；④病因及其他病理情况；⑤以往用药情况；⑥患者卵巢贮备功能等。

GnRHa 降调节超排卵方案能有效抑制垂体功能，能避免卵泡期过早的 LH 峰出现，改善获卵率、受精率、种植率以及妊娠率。根据 Gn-RHa 开始使用的时间不同可分为长方案（图8-1）、短方案（图8-2）和超短方案（图8-3）。

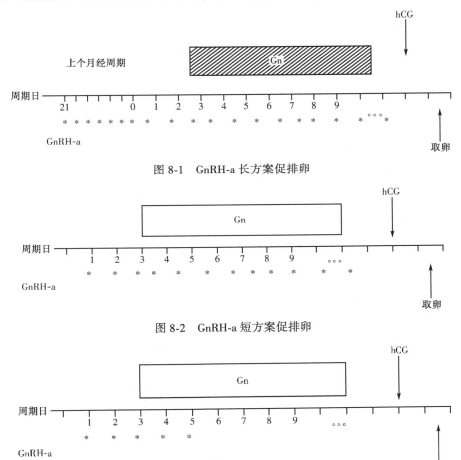

图 8-1 GnRH-a 长方案促排卵

图 8-2 GnRH-a 短方案促排卵

图 8-3 GnRH-a 超短方案促排卵

1. 长方案

长方案适于年龄<35 岁、卵巢功能较好的患者。

（1）黄体期长方案：适于月经周期规律者。

1）于治疗周期前的黄体中期（周期 21 天或基础体温上升第 7 天）开始使用 GnRHa，如为长效制剂，仅在周期 21 天注射 1 次；如使用短效制剂，则连续注射至应用 hCG。短效制剂较长效制剂更灵活，可在募集期过后减量，以减少对 Gn 的抑制作用，从而减少外源性 Gn 的用量。

2）治疗周期月经第 2～3 天测血清 FSH、LH 和 E_2 的值，根据降调节的结果（垂体降调节的标准：阴道 B 超检测卵泡直径≤5mm，子宫内膜<5mm;LH、FSH<10U/L,E$_2$<30pg/ml),于第3~5天应用 FSH/HMG,每日 2~4 支。用药第 5 天起,隔日或每日 B 超监测卵泡发育和测血 E$_2$、孕激素、LH 水平,直到注射 hCG 日,36h 后取卵。女方年龄<35 岁者,促性腺激素开始剂量应为 150U/d,>35 岁者 225U/d,>40 岁者 300U/d 为宜。

(2)卵泡期长方案:适用于月经周期不规律者。

1)月经周期第 1~2 天用 GnRHa,至应用 hCG 之前。

2)垂体降调节后,于用 GnRHa 第 14 天左右开始用 FSH/HMG,监测方式同前。

2. 短方案

短方案适用于 35 岁以上或卵巢贮备功能较差(卵泡数目少于 5 个)者。随着年龄的增加,卵巢贮备功能逐渐下降,常规促排卵用药后的取卵数目明显减少。因此,使用促性腺激素的剂量要适当加大,并可以同时加用生长激素。

月经周期第 2 天开始注射 GnRHa 0.1mg/d 直至注射 hCG 日,从月经周期第 3~4 天开始注射 FSH/HMG 2~4 支至应用 hCG 日。

由于 GnRHa 的激发作用所产生内源性 Gn 迅速分泌,特别是 FSH 的骤然上升,同外源性 Gn 同时作用刺激卵泡的募集,随后 3~5 天内源性 Gn 分泌受抑制,但由于联合使用外源性 FSH/HMG 刺激卵泡继续发育至成熟,但不致出现内源性 LH 水平过高或 LH 峰,对卵子发育及质量更为有利。

3. 超短方案

超短方案适用于卵巢反应不良的患者。月经周期第 2 天开始注射曲普瑞林 0.1mg/d,3 天后停药;周期第 3 天注射 FSH/HMG 2~4 支至应用 hCG 日。

4. 超长方案

超长方案适用于重度 PCOS、高 LH 及子宫内膜异位症的患者。

月经周期第 1 天开始用长效 GnRHa,第 28 天视患者病情加用第 2 支 GnRHa,直至达到完全降调节,即 E$_2$<73pmol/L(20pg/ml)、内膜<4mm 时,开始用 FSH/HMG 促排卵。监测过程同前。

第二节　人 工 授 精

人工授精是通过非性交方式将精液放入女性生殖道内,是目前人类辅助生殖技术中常用的技术之一。人工授精按精子来源不同分为使用丈夫精子人工授精(AIH)或使用供精者精子人工授精(AID)。根据授精部位的不同可以分为阴道内人工授精(IVI)、宫颈内人工授精(ICI)、宫腔内人工授精(IUI)和输卵管内人工授精(ITI)等。IUI 和 ITI 精子必须经过洗涤处理后方可注入宫腔。丈夫精液人工授精可使用新鲜精液,供精人工授精则必须采用冷冻精液。

一、人工授精的适应证与禁忌证

(一)适 应 证

1. 男方因素

(1)存在阻碍正常性交时精子进入阴道的解剖异常因素:如严重尿道下裂、逆行射精。

(2)精神、神经因素:如阳痿、早泄、不射精。

(3)男性免疫不育:如感染,创伤,阻塞或突发性因素可致血睾屏障崩溃,诱发自身免疫抗体产生。

(4)中度精液异常:①精子密度<20×10^6/ml,处理后活精数≥1×10^6/ml,活精<50%,动力<2 级;②形态正常 10%~30%;③严重的精液量减少,每次射精量不足 1ml,以致精液不能接触宫颈口与宫颈黏液;④精液液化时间长或不液化;⑤逆行射精,回收活动精子数量>200 000,动力≥2 级。

2. 女方因素

前提条件:①年龄<45 岁;②不育年限≥1.5 年;③腹腔镜或子宫输卵管造影或输卵管镜证实输卵管通畅。

(1)存在阻碍精子在女性生殖道运行的因素:阴道与宫颈狭窄,子宫高度屈曲,性交时阴道痉挛。

(2)宫颈因素

1)异常宫颈黏液。表现为:①宫颈黏液少或不充分,常见于宫颈电灼治疗或宫颈锥形切除术后;②尽管使用雌激素治疗,但是宫颈黏液仍然持续性黏稠,细胞成分多,不适合精子转运;这种情况应采用宫颈管拭子培养和药敏试验,如果可能,包括衣原体培养,排除感染;③pH<7,精子不能长时间生存。

2)正常精液分析,反复性交后试验(PCT)异常:继发于因严重的宫颈炎行深层宫颈锥形切除、电熨或冷冻治疗后,宫颈息肉或肌瘤、慢性宫颈炎等。使用 IUI 可以绕过宫颈屏障将精子送到宫腔内。

(3)女方免疫性不育:女性对精液的免疫反应可能是细胞介导或抗体介导,这是一种局部而不是全身反应。如补体介导的精子细胞毒性、精子在宫颈黏液中的制动、抗精子抗体干扰顶体反应与获能直接妨碍受精。

3. 不明原因不孕

男女双方经常规的不孕不育临床检查均未发现异常。符合以下条件:

(1)证实女方有规律的排卵周期:①性激素水平正常,有正常的排卵期 LH 高峰,基础体温呈双相;②黄体期 ≥ 12 天;③黄体期 P > 35nmol/L;④超声证实排卵。

(2)性交后试验阳性。

(3)两次精液分析正常,免疫株试验或混合抗球蛋白试验阴性。腹腔镜检查盆腔正常,无输卵管粘连及阻塞。

(二)禁 忌 证

(1)女方因输卵管因素造成的精子和卵子结合障碍。

(2)女方患有生殖泌尿系统急性感染或性传播疾病。

(3)女方患有遗传病、严重躯体疾病、精神心理障碍。

(4)有先天缺陷婴儿出生史并证实为女方因素所致。

(5)女方接触致畸量的射线、毒物、药品并处于作用期。

(6)女方具有酗酒、吸毒等不良嗜好。

二、人工授精的方法

1. 阴道内人工授精(IVI)

将阴道内人工授精只是将整份精液标本注入阴道穹隆部。这种方法不需暴露子宫颈,无需洗精,操作简易。

2. 宫颈内人工授精(ICI)

AID 大多采用这种授精方式。ICI 也可用于部分 AIH 中,解决阳痿、早泄、精液不液化和生殖道畸形如尿道下裂等男性不育问题。采用圆头 9 号针头、tom 管或注射器,将精液慢慢注入宫颈上端,注射后臀高卧位 15 ~ 30min。这种方法精液有时间接触子宫颈口,可以保护一部分精子免受阴道酸性环境的破坏。

3. 宫腔内人工授精(IUI)

宫腔内人工授精是人工授精中成功率较高且较常使用的方法,IUI 的精子要经过洗涤优化。将洗涤后的丈夫的精液,经导管缓慢注入妻子的子宫腔内。这种方法能使更多的精子进入子宫腔而不受宫颈黏液的阻挠,避开了宫颈及其黏液的各种影响,适用于少精症、弱精症、高密度畸精症、宫颈性不孕和免疫性不孕。每次受精的前向运动精子数在 $10×10^6$ 以上。

4. 其他人工授精方法

输卵管内人工授精(ITI)基本同 IUI,只是移植管要插入一侧输卵管内。此法术前必须做子宫输卵管造影,了解输卵管的情况,并且插向有优势卵泡发育的一侧,因技术问题临床应用不广。

腹腔内人工授精(IPI)指征为原因不明性不孕、宫颈性不孕或男方生育力低等因素。方法是将处理好的精子从阴道后穹隆注入子宫直肠陷窝内,输卵管伞部将卵子和精子吸入输卵管内完成受精的过程。本法操作相对较难,成功率通常较经促排卵治疗的 IUI 低,宜用于宫颈狭窄 IUI 宫颈插管操作困难者。

卵泡内人工授精是在 B 超引导下,将处理好的精子直接注入已经发育成熟的卵泡内。相对而言操作技术难度较大,不利于临床推广。

三、人工授精技术的临床步骤

1. 术前准备工作

施行人工授精前主管医生应向接受人工授精的患者交代人工授精的治疗原理及适应证、程序、术后的成功率、有可能发生的并发症及所需的费用等问题。

对进行 AID 的夫妇,主管医生还应向其介

133

绍供精者筛选、检查以及与患者匹配的过程。

另外,医生还要给患者以心理上的疏导,充分安抚患者,给患者以信心。

此外,不孕夫妇还必须签署《人工授精知情同意书》。

2. 男方检查项目

（1）明确丈夫的生殖能力,排除器质性病变,常规行外生殖器检查,是否有静脉曲张等。

（2）收采精液标本并在 1h 内送化验室做精液分析。必要时要重复检查数次,并做睾酮值测定。

3. 女方检查项目

（1）详问病史：包括一般情况、月经情况、生育史、遗传性疾病、传染病及性病史、生育能力、性生活情况、生殖器官炎症、手术史,以及既往不孕的检查及治疗经过,包括用促排卵药物的情况以及是否进行 ART 治疗。

（2）体格检查：第二性征、体态、畸形情况、生殖器官发育情况,排除炎症和肿瘤。

（3）各项辅助检查：基础内分泌、血常规、肝脏功能、肝炎 6 项、抗 HIV、梅毒抗体、TORCH 及宫颈分泌物培养等。基础体温测定、子宫内膜活组织检查、宫颈黏液检查、性交后试验等。

4. 诱发排卵的方案

（1）自然周期

1）女方有规律的月经周期性排卵证据,性交后试验阳性。

2）周期第 10 天开始 B 超监测卵泡的生长及子宫内膜的同步增长情况。

3）当主导卵泡直径达 16~20cm 时,血 E_2 水平达到 270~300pg/ml;宫颈外口呈现瞳孔样改变;宫颈黏液量多,稀薄,见典型羊齿状结晶;血或尿 LH 水平开始上升大于基础值的 2 倍以上;考虑确定 12~36h 后行 IUI。

（2）药物促排卵周期：药物促排卵周期到目前为止已提出了许多用药方案,包括单用氯米芬（CC）、氯米芬加促性腺激素及 hCG、促性腺激素单用、促性腺激素结合促性 GnRHa 及 hCG 等。

1）CC 促排卵用法：从月经周期或撤退性出血第 3~5 天开始,每天口服 50~100mg,连用 5 天。为了提高排卵率和妊娠率,可和其他药物联合应用。

A. hCG：自停用 CC4 天后,B 超监测卵泡发育,当优势卵泡的平均直径 ≥18mm 时注射 hCG 5000~10 000U 触发排卵,在肌内注射 hCG 后 12h 及 36h 各做 1 次人工授精。

B. 雌激素：由于 CC 和雌激素受体结合后,体内的低雌激素状态会影响子宫内膜及宫颈黏液,在周期的第 5 天起加用雌激素,连用7~9天,以增加受孕机会。

C. HMG：月经周期第 5 天开始,CC 50~100mg/d 口服,共 5 天。然后 HMG 每天 75~150U 肌内注射,同时 B 超监测卵泡发育,待卵泡成熟后肌内注射 hCG 5000~10 000U。

2）促性腺激素（Gn）：根据成分和纯度可分为 HMG、FSH、高度纯化 FSH、基因重组 FSH。

用法：常采用 HMG/FSH-hCG 序贯疗法。月经周期或撤退性出血第 3 天起,每日肌内注射 HMG/FSH,5~7 天后开始检测卵泡,直至最大卵泡直径达 18~20mm,停用 Gn,36h 后注射 hCG10 000U,12h 及 36h 各做 1 次人工授精。

5. 授精时机

授精的时间在排卵前48h 至排卵后12h 内最容易成功。

（1）自然周期的 IUI：依据患者的月经周期确定 B 超监测卵泡发育和子宫内膜厚度的时间,有条件时通过测定血或尿的 LH 峰、E_2 水平了解卵泡发育、成熟和质量,从而准确而可靠预测排卵时间。宫颈黏液评分常作为授精时间的重要参考指标。IUI 手术应在 LH 峰后 24~36h 进行。

（2）促排卵周期 IUI：对使用 hCG 后患者,应在 hCG 注射后 24~36h 进行,此刻正是卵子从卵泡释放出的时间,可提高成功率。

6. IUI 操作步骤

（1）患者取膀胱截石位,0.2%的碘伏棉球消毒外阴,放置窥器,0.9%氯化钠溶液清洁阴道及宫颈。

（2）暴露宫颈,将导管自宫颈口沿宫腔方向缓慢插入,至宫颈内口上方约 1cm 处。

（3）以移植管缓慢抽吸已经处理好的精子液 0.3~0.5ml（先抽吸空气 0.2ml）。

（4）退出导管内芯,将移植管经导管置入

宫腔中(移植管超出导管一定长度)。缓慢注射精子液。

（5）将导管及移植管一起退出宫腔。子宫后位者取臀高仰卧位,子宫前位者臀高俯卧位,保持上述体位 1h。

7. 注意事项

实施宫腔操作的过程中,手术医师一定要小心、轻柔,避免损伤子宫内膜,否则容易引起子宫痉挛以及子宫出血,这样不仅容易造成感染,而且也会影响到精子在女性生殖道内的存活时间。

8. 术后处理

术后用黄体酮 20mg/d 支持黄体功能,14~16 天后查尿妊娠试验。

9. 随访

严格执行随访制度。

四、人工授精中精液的处理

未经处理的精液是不可以直接注入宫腔的。精液处理的目的是选择形态正常、活动力高的精子进行授精,这就要求在体外对精液进行适当的处理,去除精浆(尤其是其中的前列腺素)、不活动精子、畸形精子、细胞碎片及其他有害物质,保留活动力强、质量高的精子,同时精子在体外获能。人工授精中使用处理过的精子大大降低了未经洗涤的精液直接进行宫腔而带来的不良反应,如子宫痛性痉挛以及感染等。

1. 精液收集

（1）通过手淫方式取精,收集在无菌、无毒的容器内;如不成功,可通过性交将精液收集于无毒的避孕套内。

（2）黏稠或有精子抗体的精液可以收集在一含培养液的小瓶内。

（3）若精液少于 1ml,最好分次收集射精的精液标本。

（4）对于逆行射精的患者,可先给予 5% 葡萄糖 0.9% 氯化钠溶液冲洗膀胱,继而经导尿排空膀胱后,注入林格液 3ml,再嘱其射精,射精后立即解尿或导尿,此即为所要的精液标本。也有的取样方法是在取精的前一晚及取精前 1h,分别口服 4g $NaHCO_3$,射精前多饮水,排尿后立即射精,再次排尿得到精液标本。所得标本立即处理后做人工授精。

2. 精液处理

新鲜精液至少应在进行 IUI 前 2h 获得以供处理。精液标本完全液化后才能进行分析。精液处理的目的是为达到符合要求的活动精子密度。人工授精中精液的处理常用上游法、密度梯度离心法、二次洗精法、下游法等。

（1）上游法:患者的精液在 37℃ 下液化 30~60min,按一定比例加入培养液,充分混匀,离心,弃上清,用手指轻弹试管底部或用吸管轻轻吹打,使沉淀松散。沿试管壁缓慢加入培养液约 0.5ml,使两者分界清楚。试管置 37℃ 含 5%CO_2 的培养箱内 30min,取出试管,吸取上层云雾状的液体约 0.3~0.5ml 于另一小试管内,置培养箱内备用。

该方法利用活动的精子具有向培养液中扩散的能力,从而将活动的精子与死精子、凝集精子、白细胞及杂质分离开,适用于精液常规正常的精液标本。优点是回收到的精子活动率明显提高,正常形态的精子百分率增加;缺点是精子的回收率低,精子密度低和精子活动力差的标本不适用。

（2）密度梯度离心法:2ml 80% 密度梯度液加入到移植离心管底部,再沿管壁缓慢加入 2ml 40% 密度梯度液,两液体间应有清晰的界面。在两液体上面缓慢加入已液化的精液 1.5ml,注意使之与 40% 密度梯度液之间的界面清楚。离心,去除在离心管上部的精浆和密度梯度液,小心收集底部的精子沉渣,即可得到活力及形态较好的精子。将精子沉渣移入一新离心管中,加入培养液,重新混悬精子,离心,弃上清,重新混悬精子沉渣,根据需要调整受精液的体积,置培养箱内备用。

本法相对于单纯的洗涤和上游法,可以获得更多形态正常的精子。用两层密度梯度离心法能有效地将活动精子与死精子、白细胞及其他精液中的混杂成分分离。

3. 注意事项

（1）整个精液的处理过程要注意在 37℃ 保温的环境中完成,动作应快速、轻柔、避免振荡精液,并且要严格无菌操作,避免污染。

（2）根据卫生部的文件,用于人工授精的精子必须经过洗涤分离处理,并要符合严格的质量标准。

135

（3）在行输卵管内人工授精及卵泡内人工授精时,上游法及密度梯度离心法同样适用,但要更加注意无菌操作的原则。

（4）实验室工作人员一定要严格将不同患者的精液区分清楚,不可互相污染或用错精液。

4. 冷冻精子的应用

精子库主要针对一些接受可能影响生育的治疗患者,在治疗前作为生育保险的处理方式,如细胞毒性治疗以及涉及腹股沟区的放射治疗;长期使用影响精子质量的药物如癌症患者应用化疗药物治疗丈夫精子不能用时;输精管结扎术前;输精管切除或膀胱手术之前;丈夫长期离开不在身边。

要求冻融精后精液分析要达到的标准:①精子密度$>20\times10^6$/ml;②活精$>20\%$;③活动力≥2级。梯度离心后精子回收$\geq200\,000$活精,动力≥2级。

五、供精者人工授精

供精者人工授精(AID)被称异源人工授精,是通过非性交的方法,于适宜的时间将供精者的精子置入女性生殖道内,以达到受孕目的的一种生殖技术。对某些不可恢复性或无法治疗的男性不育症的夫妇来说是一种不可缺少的治疗方法。AID因涉及社会道德、法律和伦理问题,在人类应谨慎使用,严格掌握适应证。不孕症夫妇双方必须签字表示要求和同意。

过去使用AID进行治疗的一些情况如严重的少、弱精、输精管堵塞、不射精等,如果患者要求,现在已经可采用先进的助孕技术如单精子卵浆内显微注射技术(ICSI)进行治疗。

1. 适应证

（1）绝对性男性不育如各种原因所致的无精子症,特别是非阻塞的无精症,睾丸活检未发现成熟精子者。

（2）男方有遗传性疾病如精神病、癫痫、严重的智力低下(如家族性黑矇性白痴、Cierke糖原增多症等)及近亲结婚或已生育畸形儿并行染色体检查有异常者,患隐睾症、睾丸萎缩、曾做睾丸切除术者及年轻男性生殖系恶性肿瘤化疗、放疗治疗后造成性腺不可逆性损害、不能生育而要求生育者。

（3）夫妇间因特殊血型导致严重母婴血型不合经治疗无效者,如RH血型或ABO血型不合等。

2. 女方条件

年龄在生育期,身体健康,完全能承受妊娠。卵巢功能正常和盆腔检查正常。输卵管通畅度检查、HSG或腹腔镜下通液检查证实输卵管通畅。

3. 供精者条件

（1）精液检查必须达正常标准,即精子计数>6000万/ml,精子活动率$>60\%$,$a+b\geq50\%$,pH$7.7\sim8.1$,在$10\sim20$min内液化,无感染或凝集现象。

（2）防止性传播疾病:每个供精者必须排除梅毒、肝炎等传染性疾病。精液必须做淋菌培养及其他一些相关的性病检查,排除获得性免疫缺陷综合征(HIV),阻止性病传播。另外还要求常规做风疹病毒、单纯疱疹病毒、巨细胞病毒、弓形虫及衣原体的培养,也是实现优生的重要手段。

（3）一般要求:从优生方面要求,供精者体格健壮,容貌端庄,智力较高,与受者丈夫在肤色、发式、眼睛的颜色上相似,种族相同,血型相同。

供精者与受精者采取双盲,严格保密。对于供精者包括个人史、婚姻史、家族史、遗传病史、供精次数、受精者是否妊娠等一系列情况应严格置备供精者永久病历档案,当供精者人工授精有$1\sim2$次成功妊娠分娩者应予取消资格,降低后代之间发生近亲婚配的风险。

六、人工授精的并发症及其处理方法

自然周期人工授精的并发症较少,用药促排卵周期的并发症主要有以下几种:

（1）卵巢过度刺激综合征(OHSS):严重OHSS发生率约为1%,可通过B超监测卵泡发育与测定E_2水平进行监测,并针对患者年龄、体重及卵巢基础状况调整用药剂量,年轻患者以及多囊卵巢患者发生OHSS的危险性较高。

（2）异常妊娠:异常妊娠包括多胎妊娠、异位妊娠和自然流产。在使用促性腺激素的IUI中,当患者年龄小于30岁、有多于6个的成熟卵泡、并且 E_2 水平高于 3660pmol/L（1002.7pg/ml）时，尤其要小心多胎妊娠的可能性。

（3）盆腔感染：较少见，精液处理是预防此并发症的重要环节。另外，医务人员进行 IUI 时还应注意以下几点：①患者生殖道感染的急性期不可行 IUI；②在操作中应尽量避免将阴道宫颈分泌物带入宫腔；③尽量减少插管次数，IUI 导管的选择上不可过硬，避免损伤患者的阴道及子宫。

（4）痉挛性下腹痛：前列腺素对子宫的刺激可引起痉挛性下腹痛，故在精液洗涤的过程中要尽量将精浆中的前列腺素除去。另外，适当控制注入宫腔内的精子悬液的量及速度，可以达到预防痉挛性下腹痛的目的。

（5）产生抗体：实施 IUI 后有可能使患者体内产生抗精子抗体。

第三节　体外受精-胚胎移植

体外受精-胚胎移植（IVF-ET）是将患者夫妇的卵子与精子取出于体外，于培养皿内受精并发育成胚胎后移植入患者宫腔内，让其种植，达到妊娠目的，所以又称试管婴儿，也是辅助生育技术发展的基础。

一、体外授精的适应证和禁忌证

1. 适应证

（1）输卵管性不孕：女方因输卵管因素造成精子与卵子相遇障碍，如输卵管梗阻、粘连、缺失、输卵管积液及女性输卵管绝育术后，尤其是经手术治疗失败或无望者。

（2）排卵障碍：如多囊卵巢、排卵异常等，经过促排卵治疗未能妊娠者。

（3）部分子宫内膜异位症：子宫内膜异位症经药物及手术治疗无效者，可行 IVF-ET 治疗。中至重度的子宫内膜异位症可导致不育，当常规的手术或药物治疗失败后，可考虑行 IVF-ET。严重的子宫内膜异位症由于卵巢组织结构受异位病灶的影响，获卵的数目和质量亦可能受影响，其成功率也会受影响。

（4）男性因素（男方少、弱精子症）：男性生育力低，例如精子过少、精子活力低或精液少等，由于体外授精培养时所需的精子悬液浓度较低，故 IVF 可能有益。但精子数极少（$<2 \times 10^6$/ml）的 IVF 成功率亦较低。

（5）免疫因素。

（6）原因不明性不孕：原因不明性不孕症及免疫性不孕症经其他辅助生育技术治疗无效者，特别是经精子洗涤富集后的宫腔内人工授精或结合使用促超排卵技术后仍未能获得妊娠的患者，可行 IVF-ET 治疗。此外，IVF 在作为治疗手段的同时，对某些患者而言也可有诊断的意义，IVF 的过程可以发现患者可能存在的配子内在的缺陷或受精障碍。

2. 禁忌证

（1）提供配子的任何一方患生殖、泌尿系统急性感染性和性传播疾病，或具有酗酒、吸毒等不良嗜好。

（2）提供配子的任何一方接触致畸量的射线、毒物、药品并处于作用期。

（3）接受卵子赠送的夫妇女方患生殖、泌尿系统急性感染性和性传播疾病，或具有酗酒、吸毒等不良嗜好。

（4）女方子宫不具备妊娠功能或严重躯体疾病不能承受妊娠。

二、术前准备

在进行 IVF-ET 治疗前，患者应具备以下条件：

（1）符合国家计划生育政策。

（2）女方身体健康，精神正常，能够承受妊娠及分娩。

（3）常规检查结果基本正常或经治疗后符合做 IVF 者。常规检查包括：①女方基础内分泌检查（月经来潮第 3 天的内分泌检查），包括 FSH、LH、E_2、PRL、T 和 TSH；②夫妇双方检查 AsAb；③必要时行子宫输卵管造影（月经干净 3～7 天）；④夫妇双方肝功能、乙肝、丙肝等相关检测及 HIV 抗体、梅毒等性传播疾病的检查；⑤丈夫精液常规检查；⑥阴道 B 超检查了解盆腔情况；⑦其他检查：必要时宫腔镜、腹腔镜、染色体、血型、TORCH 等检查。

（4）除接受卵子赠送外，估计促排卵能够获得足够数量的卵子（≥3 个）。

（5）子宫正常,估计能接受胚胎着床、生长。

（6）男方有足够的精子(计数>20×10^6/ml,活动率≥30%),必要时行精子受精能力预测,充分估计受精能力。

（7）夫妇双方充分了解体外助孕技术的治疗过程及可能发生的风险,并能够积极配合各种操作,签署知情同意书。

三、促超排卵

1. 卵巢贮备能力

IVF-ET 的控制性促排卵(COH)是以促排卵药物在可控制的范围内诱导多个卵泡的发育和成熟,卵巢对 COH 的反应可大体划分为反应不良、控制性的促排卵和反应过度。如在 IVF 的 COH 中出现反应不良(发育卵泡数≤3 个或取卵数≤3 个,促排卵中注射 hCG 日 E_2 水平不足 500pg/L),则妊娠率明显降低,而反应不良的发生是与卵巢基础状态(卵巢的贮备功能)有关。目前卵巢贮备功能判断主要有:

（1）年龄:年龄是 IVF 妊娠率单独的最强预测指标,随着年龄的增长,卵母细胞的数量和质量逐渐下降。这个过程在 35 岁后开始加速,38 岁以后卵泡的闭锁明显加速,年龄≥40 岁的患者为反应不良的对象。随着年龄增长,卵子的染色体变异率明显增高,未受精率增加。

（2）内分泌激素测定:内分泌激素测定是预测卵巢贮备的重要指标,月经周期第 2~3 天采血测定血清内分泌激素:①基础 FSH 水平;②基础 FSH/LH 比值;③基础 E_2 水平;④血抑制素(inhibin A、B)。如基础 FSH、基础 FSH/LH、E_2升高,抑制素水平下降,则提示卵巢贮备功能下降。

（3）卵巢基础状态:包括窦卵泡数及卵泡体积,也是卵巢贮备的预测指标。应用高敏感度阴道 B 超检查,如双卵巢窦卵泡数总和过少,则提示贮备功能不良。窦卵泡<6 个,则 COH 反应不良发生率明显增高;窦卵泡>9 个,则 COH 过度刺激综合征发生率较高。双卵巢的体积如明显缩小,提示贮备功能不良。

（4）卵巢输卵管病变手术后:卵巢囊肿、卵巢内膜异位囊肿患者经手术治疗后,对正常卵巢组织有不同程度的损伤。在腹腔镜下使用双极电凝卵巢内膜异位囊肿时,对卵巢产生热损伤。输卵管病变严重如双侧输卵管阻塞、严重的盆腔粘连或输卵管手术史的患者进行反复手术治疗,输卵管及卵巢周围的纤维化使其局部血液循环不良,影响卵巢血液供应,将引起卵巢贮备功能下降。

（5）动力学试验:基础内分泌激素在正常范围也可能发生卵巢低反应。因此,已提出各类动力学试验以间接估计卵巢贮备,包括氯米芬刺激试验、HMG 刺激试验、GnRH-a 刺激试验。

2. 促排卵方案选择

常规的超排卵方案一般用于首个治疗周期或具有恰当的反应性的再次治疗周期,通常情况下可获得满意的治疗效果。促超排卵方案并非是一成不变的,实际操作中应根据患者的具体情况对各种药物的使用及剂量加以调整以实现超排卵方案的个体化。

首个治疗周期的方案选择应对以下问题加以考虑:①患者的年龄:年龄是影响患者对促超排卵反应的重要因素,年龄小于 35 岁可使用常规方案;②月经周期第 2~3 天内分泌激素测定:血基础 FSH 水平、基础 FSH/LH 比值、Inhibin A、B 正常可使用常规方案;③阴道 B 超检查卵巢基础状态,窦卵泡数及卵巢体积正常可使用常规方案。如双卵巢窦卵泡数总和过少,双卵巢的体积小,血基础 FSH 水平、FSH/LH 比值、E_2水平异常升高,年龄大于 35 岁,则提前于月经第 3 天开始用促性腺激素,增加促性腺激素的剂量。

3. hCG 使用时机

正确掌握注射的时机是获得高质量的卵子的关键。过早使用 hCG 卵子回收率低;也可能影响卵母细胞的最后成熟,回收的卵子中不成熟卵比例增高,受精率、卵裂率低。过迟使用 hCG,卵泡可能已度过了最适当的受精时机。

一般情况下,决定 hCG 使用的时机主要参考卵泡直径的大小和外周血中的雌激素的水平、血尿 LH 水平、血 P 水平、卵泡的数目、月经周期、宫颈黏液情况、子宫内膜情况及所用促排卵药物,如应用 CC+HMG+hCG 方案时,当主导卵泡中有 1 个直径达 18mm 或 2 个达 17mm 或 3 个达 16mm 时应注射 hCG。但应用 GnRHa-FSH-hCG 方案时则可在 2 个卵泡直径大于 18mm 时才应用 hCG。于当天停用促性腺激素,于外源性促性腺激素最后一次给药后的 36h 注射 hCG 5 000~10 000U;如外周血中的 E₂ 水平诱发内源性的 LH 峰,可适当提前注射 hCG 的时间。因此,应该综合各种监测所得的信息,寻找恰当地使用 hCG 的时间。

四、体外授精-胚胎移植

（一）取　卵

早期是通过开腹手术进行取卵的,后来又应用腹腔镜下取卵。目前,各个国家都采用阴道超声引导下取卵,其优点是简便,不需要麻醉,创伤小,术后即可下床活动,并且可多次、反复操作,增加患者的累积妊娠率。

1.超声引导下取卵操作步骤

（1）0.2%碘伏溶液消毒外阴,窥阴器暴露宫颈,用 0.9%氯化钠溶液擦净阴道、宫颈分泌物,铺无菌单。

（2）手术者要用 0.9%氯化钠溶液将手套上的滑石粉冲洗干净。由于卵子对光线及温度敏感,因此消毒后将灯光关闭,术前用恒温试管架预热。穿刺针进入前在 B 超下确认双卵巢位置及大小、卵泡数目及大小,并了解子宫内膜的情况,注意周围大血管分布。

（3）安置好穿刺架,并将试管放置在恒温装置内,自阴道后穹隆或侧穹隆（避开 3 点、9 点）进针,在超声监视下沿穿刺线由近至远依次穿刺所有卵泡,抽吸负压为 15kPa。一个卵泡穿刺完毕,如果导线上还有其他卵泡,可以依次进行穿刺;如果没有卵泡,将针退到卵巢下方,不需取出穿刺针,转动探头使另一个卵泡出现在穿刺导线上,依次进行,将 1.0cm 以上的卵泡逐一穿净。抽出的卵泡液要迅速送入实验室。

（4）一侧穿刺完毕后,换至对侧穿刺。

（5）穿刺毕,退出阴道探头,安放窥器,检查阴道穹隆是否有活动性出血。多数仅表现为针眼处少量渗血,用于纱布压迫片刻抽出即可。

（6）穿刺后患者休息 1~2h,复查 B 超 1 次,观察有无内出血等情况。

（7）一般情况下不需常规应用抗生素。

2. 卵母细胞的收集及成熟度的评估

取卵时抽吸的卵泡液尽快送至 IVF 实验室,并立即倒入无菌的直径 9cm 的培养皿中,在解剖显微镜下检查有无卵子的存在。在卵泡抽吸液中所见的卵子-放射冠-卵丘复合物（OC-CC）,肉眼观为灰白色的片状或云雾状颗粒。拔除 OCCC 附带的血液及组织块,冲洗干净后加以镜检和评分,进行卵母细胞成熟度（成熟卵母细胞、未成熟卵母细胞、过熟卵母细胞、闭锁的卵母细胞）的评估后,移入受精液中,置 5%CO₂ 培养箱中培养。卵子在受精前应在培养箱中培养 2~6h。

（二）精子的处理

在进入 IVF 治疗周期的患者取卵当日,患者的丈夫用手淫法取精,精液收集在无菌、无毒的容器内,室温下液化,先做精液常规分析,然后进行精子处理,获得质量好的精子进行体外受精。精子处理的过程实际上就是精子优选的过程。目前用于临床的精子优选法有多种,如精子上游法、密度梯度离心法等（详见本章第三节人工授精）。

（三）授　精

授精的方式有两种:

（1）微滴:卵子在体外预培养 3~4h 后进行授精。事先做好液滴并平衡,每 1 个卵子放入 1 个液滴,液滴中含有 100 000 个/ml 的活动精子。

（2）四孔皿:按 100 000 个/ml 直线前向运动精子的浓度进行授精,受精液上封矿物油,置 37℃ 5% CO₂ 环境中过夜培养。整个过程注意避光、保温和保持工作液的 pH。

如果精子的各项指标欠佳,可以考虑适当提高授精精子的浓度。

（四）观察受精情况

（1）于取卵第 2 天（受精后 16~18h）,取出前一天受精的卵子,吹打或用针拨去卵周围的冠丘细胞,置倒置显微镜下观察卵子的受精情况。如果卵细胞质中出现双原核结构,则为正

139

常受精;如出现多个原核,为多精受精;如无原核出现,则为未受精卵。将正常受精的受精卵移入胚胎培养液中,置 5% CO_2 37℃下过夜培养。

(2)取卵第 3 天(受精第 2 天)观察胚胎的形态并据此评分。根据形态学参数,可将早期胚胎分为 4 级。

Ⅰ级:细胞大小均匀,形态规则,透明带完整;胞质均匀清晰;碎片 0~5%。

Ⅱ级:细胞大小略不均匀,形态略不规则;胞质可有颗粒现象;碎片 10%~20%。

Ⅲ级:细胞大小明显不均匀,可有明显形态不规则;胞质可有颗粒现象;碎片 20%~50%。

Ⅳ级:细胞大小严重不均匀;胞质可有严重的颗粒现象;碎片在 50% 以上。

一般认为,Ⅰ级和Ⅱ级胚胎具有良好的着床潜能。

(五)胚 胎 移 植

1.移植时间

一般在取卵后 48~72h、胚胎在 4~8 细胞期胚胎阶段,也可在原核期或囊胚期进行移植。

2.操作步骤

(1)试移植在治疗周期的前一周期进行,了解宫颈的大小及光滑程度、子宫位置、宫颈及宫体的角度、宫腔的深度等。

(2)术前准备患者排空膀胱后,取膀胱截石位。用含庆大霉素的 0.9% 氯化钠溶液消毒外阴及阴道,铺洞巾。

(3)放置窥器,用 0.9% 氯化钠溶液擦拭干净宫颈、穹隆部位,吸净宫颈管内的黏液。尽量不用宫颈钳夹持宫颈,根据试移植的结果,向宫腔置入移植外套管,实验室人员用内管抽取胚胎。如移植困难,可造成创伤性出血,胚胎在有出血的环境中不利于着床,但胚胎的着床主要取决于其发育潜能和子宫内膜的容受性。

(4)取出外套管内芯,置入移植内管距宫底 0.5~1.0cm 处。

(5)缓慢注入胚胎,停留约 30s。

(6)缓慢取出移植管,送入实验室以确认无剩余胚胎,术毕。

(7)根据患者子宫位置采取仰卧位、俯卧位或臀高位,静卧 3~4h。

(六)黄 体 支 持

IVF-ET 周期应采用黄体支持,由于:①在促超排卵下多使用降调节,垂体受到抑制,停药后垂体分泌促性腺激素的能力未能迅速从降调节中恢复;②取卵时反复抽吸卵泡,回收卵子的同时吸出大量的颗粒细胞;③COH 方案所产生的卵泡期高 E_2 水平将有可能导致黄体期缩短,因而一般需要进行黄体期的支持至妊娠 3 个月,通常使用黄体酮或 hCG。

(七)妊娠确立及随访

移植后 14~16 天查尿 hCG 和血 β-hCG,确定是否妊娠。3 周后如果 B 超下看见妊娠囊为临床妊娠,否则为生化妊娠。在进行 B 超检查时,还应当注意胎囊的数目及有无宫外孕。胚胎暴露在 B 超下的时间应尽量短,以避免超声波对胚胎有不利影响。对于妊娠者,还要加强后续的临床追踪及产前保健,预防流产及妊娠合并症。

五、影响体外受精-胚胎移植临床妊娠的因素

(1)年龄:随着年龄的增长,IVF 的种植率及临床妊娠率渐下降,可能与卵子质量下降、子宫内膜容受性降低有关。

(2)移植胚胎数:有研究结果显示,移植胚胎数 5 个以下时,移植胚胎数与妊娠率呈正相关;但随移植胚胎数的增加,多胎妊娠的机会也明显增加。为减少多胎的发生,应减少移植胚胎的数目,将剩余胚胎冷冻保存。卫生部发布的《人类辅助生殖技术规范》中规定"每周期移植卵子、合子、胚胎总数不超过 3 个。"

(3)内分泌:月经第 3 天基础 FSH、LH、E_2 反映卵巢贮备功能,从而影响妊娠结局。此外,雄激素对生殖潜能有不良影响。

(4)不孕年限:随着不孕年限的增加自然妊娠的可能性下降,不孕年限对不孕治疗的影响,尤其是 IVF 尚不清楚。

(5)输卵管积水:有研究报道,输卵管积水未治疗行 IVF-ET 的种植率及临床妊娠率明显降低,流产率较高。在 IVF-ET 前切除积水的输卵管或行输卵管造口术,可提高 IVF-ET 的种植

率及临床妊娠率,降低流产率。行输卵管积水造口术对卵巢功能影响较小,但个别患者复发,同时应注意异位妊娠的发生,切除积水的输卵管可避免异位妊娠的发生,但可能影响同侧卵巢贮备功能,应慎重考虑。

(6)子宫内膜异位症:研究显示子宫内膜异位症患者行 IVF-ET 治疗时,卵巢反应性下降,随病情加重获卵数减少,卵子质量下降。子宫内膜异位症患者尤其是中重度患者在接受 IVF 治疗时对 COH 反应不良,卵子的数量及质量下降。故临床医生在实施控制性超促排卵签要明确子宫内膜异位症的严重程度,治疗时采用个体化方案,增加 Gn 用量,使获卵数增加,从而提高临床妊娠率。

第四节 体外受精-胚胎移植的衍生技术

体外受精/胚胎移植(IVF-ET)衍生技术目前主要包括配子/合子输卵管内移植或宫腔内移植、卵胞质内单精子注射(ICSI)、植入前胚胎遗传学诊断(PGD)、卵子赠送、胚胎赠送等。

(一)卵胞质内单精子注射

1. 适应证

(1)严重的少、弱、畸精子症。

(2)梗阻性无精子症。

(3)生精功能障碍。

(4)男性免疫性不育。

(5)体外受精-胚胎移植(IVF-ET)受精失败。

(6)精子无顶体或顶体功能异常。

2. 禁忌证

(1)染色体异常或严重先天性畸形者。

(2)女方不具备妊娠功能或严重躯体疾病不能承受妊娠者。

3. ICSI 的安全性

ICSI 给男性不育症的治疗带来了革命性的变革,但目前对 ICSI 的安全性的担忧越来越多,主要集中关注在以下问题:

(1)ICSI 在临床应用前缺乏足够的资料验证其安全性。

(2)ICSI 可以将少、弱精子状态相关的基因缺陷传递到下一代,而自然妊娠则可以将其淘汰。

(3)ICSI 的过程可能导致卵母细胞的损伤。

(4)操作过程有可能将外源性 DNA 或污染颗粒带进卵细胞内从而造成未知的影响。

ICSI 尽管为无数不孕夫妇到来了希望,但我们必须清醒地认识到 ICSI 在帮助不可能穿越自然选择机制的精子的同时,有可能将男性不育的因素传给下一代。因此,在 ICSI 之前必须有染色体检查和遗传咨询,让患者了较 ICSI 可能存在的潜在危险性。

(二)植入前胚胎遗传学诊断

凡是能够被诊断的遗传性疾病都可以适用于植入前胚胎遗传学诊断(PGD)。主要用于 X 连锁遗传病、单基因相关遗传病、染色体病及可能生育以上患儿的高风险人群等。

(三)卵 子 赠 送

卵子赠送是随着辅助生殖技术的发展而建立的一项新技术,在世界范围内得到迅速发展和普遍应用,已成为卵巢早衰和其他缺乏正常卵子妇女获得妊娠的首选方案。其适应证为:

(1)丧失产生卵子的能力。

(2)女方是严重的遗传性疾病基因携带者或患者。

(3)具有明显的影响卵子数量和质量的因素。

(四)胚 胎 赠 送

1. 适应证

(1)夫妻双方同时丧失产生配子的能力。

(2)夫妻双方有严重的遗传性疾病或携带导致遗传性疾病的基因,不能产生功能正常的配子。

(3)不能获得发育潜能正常的胚胎。

2. 禁忌证

(1)提供配子的任何一方患生殖、泌尿系统急性感染和性传播疾病,或具有酗酒、吸毒等不良嗜好。

(2)提供配子的任何一方接触致畸量的射

线、毒物、药品并处于作用期。

（3）接受胚胎赠送/卵子赠送的夫妇女方患生殖、泌尿系统急性感染和性传播疾病，或具有酗酒、吸毒等不良嗜好。

（4）女方子宫不具备妊娠功能或严重躯体疾病不能承受妊娠。

第五节　辅助生殖技术的并发症

辅助生殖技术在克服人类的不育、某些与人类生育过程有关的问题（如遗传性疾病）等方面有重要的意义。与自然生育过程相比较，或多或少地在以下一些方面有所区别，如涉及超排卵、对卵子或精子的操作、配子在体外环境下受精、胚胎的体外培养、对胚胎的操作、胚胎移植、每次可能妊娠的胚胎数目以及技术过程带来的经济负担和时间的消耗等等。所有这些因素都有可能带来不同程度的不明影响。

一、卵巢过度刺激综合征

卵巢过度刺激综合征（OHSS）是促排卵的最严重并发症，几乎都是医源性并发症，主要与使用促排卵药物有关，罕见于自然周期妊娠者，系外源性或内源性促性腺激素所致的综合征。一方面卵巢过度刺激产生大量的甾体激素，另一方面是卵巢显著增大，血管通透性增加，富含蛋白质的体液漏入血管间隙，出现血液浓缩，胸、腹腔积液，少尿，电解质紊乱，甚至危及生命。

近年来随着促超排卵药物的使用越来越普遍，OHSS 的发生呈上升的趋势。一般在接受促超排卵的患者中，OHSS 的总体发生率约为 20%，其中中、重度为 1%~10%。在妊娠周期中，OHSS 发生率大约 4 倍于非妊娠周期；OHSS 患者中妊娠的也较多，其比例较非 OHSS 患者大约增高 2~3 倍。

（一）病因病理

卵巢内有多个卵泡及黄体形成，卵泡液中含有大量的 E_2、前列腺素、肾素原或肾素样活性物质、生长因子，其中肾素-血管紧张素系统参与新血管的形成和毛细血管通透性改变。hCG 可以活化花生四烯酸及其转化成前列腺素所需的环氧化酶及升高的 E_2，促使组胺的分泌。肾素-血管紧张素-醛固酮系统最终活性产物血管紧张素 II 影响血管的形成和毛细血管通透性增加，引起蛋白质渗出，血液黏稠度增加。卵泡的颗粒细胞可见血管内皮生长因子 mRNA 表达，可使血管增生，在本病中，此过程加强并紊乱。

（二）临床表现

1. 症状体征

通常始于腹胀，继之恶心、呕吐、腹泻，严重者完全不能进食，气急、少尿、无尿。发现体重快速增加，腹水、胸腔积液，甚至心包积液、成人呼吸窘迫综合征、血管栓塞，甚至多脏器衰竭。实验室检查：发现血液浓缩，电解质紊乱，高凝状态，肝功能受损。超声检查卵巢多房增大，腹水、胸腔积液等。本病为自限性，病程持续约 2 周后自行缓解，如发生妊娠，病程延长至 20~40 天，且症状更严重。

2. 并发症

（1）张力性腹水：张力性腹水是毛细血管过度渗漏的一种形式。腹部张力升高时，腔静脉受压、腹腔与胸腔间的不平衡导致心排血量减少、呼吸功能受影响、呼吸增快。严重者可出现腹水、胸腔积液甚至心包积液，导致循环、呼吸功能严重受损。

（2）肾功能障碍：重度 OHSS 患者血容量严重不足，加上张力性腹水、腹部张力升高，肾灌流量下降，引起肾前功能障碍，表现为少尿、血尿素氮和肌酐水平升高。可能发展至无尿、高血钾和尿毒症。

（3）循环衰竭：大量的体液外渗可导致有效循环容量不足，加上严重的胸、腹水，更加重循环的负担，严重者导致循环衰竭，危及患者生命。

（4）血栓形成：OHSS 可导致血液的高凝状态，过高的激素水平又可损伤血管内皮细胞，若不及时纠正液体外渗所致低血容量及血液浓缩，多种因素可导致血栓形成；动静脉均可发生。如双侧颈内静脉栓塞，表现为颈部疼痛、肿大；双上下肢栓塞，严重者将截肢。

（5）卵巢或附件的扭转：如果体位变动剧烈，有可能导致卵巢扭转或附件的扭转。

（6）肝功能障碍：在 OHSS 病例中，肝功能障碍表现为肝细胞障碍和胆汁淤滞。

（三）病情分级

（1）轻度：有下腹不适、沉重感或轻微的下腹痛，伴胃纳差，略有疲乏。E_2 水平 <1500pg/ml，B 超检查卵泡不少于 10 个，卵巢增大直径可达 5cm，有或无卵泡囊肿/黄体囊肿。

（2）中度：有明显下腹胀痛，恶心、呕吐、口渴，偶伴腹泻；体重增加 <3kg，腹围增大；E_2 水平 <3000pg/ml，卵巢增大明显，卵巢直径在 5~10cm，腹水 <1.5L。

（3）重度：腹水明显增加，腹胀痛加剧，口渴、尿少、恶心、呕吐、腹胀满甚至无法进食、疲乏、虚弱、冷汗甚至虚脱；因大量腹水而膈肌升高或胸腔积液致呼吸困难，不能平卧；卵巢直径 >10cm；体重增加 <4.5kg。由于胸腔积液和大量的腹水可导致心肺功能障碍，可有血液浓缩、呈高凝状态、电解质失衡、肝肾功能受损等。

（四）高危因素

年龄小于 35 岁、瘦小的患者易发生；对促排卵药物敏感的卵巢如多囊卵巢患者，多数小卵泡在促排卵药物的刺激下均可发育成熟，易发生 OHSS；敏感体质患者；应用 hCG 诱导排卵及支持黄体，可促使 OHSS 发生；在促超排卵时 E_2>4000pg/ml、卵泡数 >30（尤以不成熟卵泡及中等大小卵泡为主）时易发生 OHSS。

（五）预　防

（1）充分认识 OHSS 高危因素，在 COH 前全面评估。

（2）对 OHSS 高位患者使用最低 Gn 剂量，严密监护 E_2 水平与卵泡发育情况，调整 Gn 用量。

（3）出现明显 OHSS 倾向者，如卵泡直径 <14mm 应取消本周期；如在超排卵的后期，卵泡直径 ≥14mm，则应依病情而定，可延迟、减少注射 hCG 量（5000U），或采用 Coasting 疗法（即每日继续应用 GnRH-a，停止使用 Gn1 到数天，再使用 hCG）或停止注射 hCG，对于后者可尝试取

卵后进行不成熟卵子培养。

（4）注射基因重组 LH，诱发排卵。

（5）黄体期不用 hCG 而改用 P 进行支持。

（6）冻存所有胚胎，本周期不进行移植。

（六）治　疗

1. 西医治疗

由于发病机制仍未阐明，故对本病的治疗仅限于对症支持治疗，又由于本病的自限性，可自行缓解，因此治疗的目的在于改善症状，避免严重并发症的发生。

轻度 OHSS 在大多数 COH 周期出现，予以密切观察，可不必特殊治疗。中度 OHSS 应指导患者进行自我监护，早期发现重度迹象，包括体重测量、尿量估计、卧床休息、摄入足够的液体等。重度 OHSS 患者需住院治疗。

（1）严密监护：全面体检，每 4h 测定生命体征及记录出入量，每日测量体重及腹围。检查红细胞比容、电解质、凝血功能、肝肾功能。

（2）液体处理：重度 OHSS 患者每日补液 2~3L，可用 0.9% 氯化钠溶液、葡萄糖、低分子右旋糖酐、清蛋白等，不推荐乳酸林格液，因患者常处于低钠高钾状态。使用利尿剂必须在血液浓缩纠正后，否则血液浓缩加重，血栓形成的危险增加。

（3）胸腹水的处理：当患者由于大量腹水而致腹部疼痛或严重不适或伴有肺部病变（如影响呼吸、胸水）及肾脏、循环功能障碍时，可在超声引导下进行胸穿或腹穿，以减轻症状。严重者腹穿时可同时抽出卵巢黄素囊肿液以减少进入血液循环的 E_2 量。

（4）预防血栓形成：重度 OHSS 患者处于血液高凝状态，入院后即给予肝素 5000U，每日 2 次。鼓励翻身、活动，按摩双腿。

（5）其他治疗：前列腺合成酶抑制剂、抗组胺药物和血管紧张素拮抗剂及血管紧张素转换酶抑制剂等。

2. 中医治疗

益肾利水方

【药物组成】　熟地黄 15g、山茱萸 15g、山药 15g、茯苓 10g、泽泻 10g、黄芪 30g、淫羊藿 12g、菟丝子 12g、人参 12g、白术 12g、丹参 12g。

水肿明显加猪苓 20g，且加重茯苓、泽泻用

量;卵巢增大明显适当增加活血化瘀药,如当归10g;妊娠加白术、续断各15g以益气安胎;恶心呕吐者加用生姜3片、姜半夏10g,降逆止呕。

【功效】 补肾填精,温阳利水。

【用法用量】 每日1剂,水煎取汁300ml,分两次服,有恶心呕吐者采用少量多次分服。

【来源】 刘凤云,吴先哲,张敏等. 益肾利水方对卵巢过度刺激综合征患者血管通透性的影响. 中医杂志,2007,48(11):989~991。

二、多胎妊娠-胚胎减灭术

近年随着诱发排卵药物及辅助生殖技术的广泛应用,多胎妊娠的发生率达16%~39%。多胎妊娠的发生,不但给孕妇及其家庭带来一系列的心理、社会和经济问题,而且使母婴并发症发生率明显增加,造成围生儿病死率上升。不育治疗的目的不仅仅为了获得妊娠,更重要的是要获得健康的妊娠和健康的新生儿。因此,多胎妊娠应被视为辅助生殖治疗的不良结局或并发症之一。

对多胎妊娠进行胚胎减灭术,保留1~2个健康存活的胚胎,已成为目前重要的治疗手段之一。在进行产前诊断后,对异常胎儿进行有目的的减胎,保留正常胎儿,称为选择性减胎术。多胎妊娠减胎术按减胎的途径可分为经阴道、宫颈和经腹两类,均需在B超引导下进行,现大多是采用前者。

1. 适应证

(1)三胎或三胎以上的多胎妊娠。

(2)双胎妊娠合并子宫畸形(如单角子宫、双子宫、纵隔子宫等)及子宫发育不良等,估计不能承受双胎妊娠者。

(3)双胎妊娠,孕妇患有内科合并症,为了减少其负担或防止严重并发症的发生。

(4)双胎妊娠早期产前诊断确定1个胚胎异常者。

(5)患者及家属坚决要求保留单胎妊娠者。

2. 禁忌证

(1)无绝对禁忌证。

(2)已有阴道流血的先兆流产者,应慎行减胎术。

(3)患有泌尿生殖系统畸形感染或性传播疾病。

3. 操作步骤

(1)经腹多胎妊娠减胎术:患者取平卧位,碘伏消毒腹部皮肤,在实时超声显像的引导下经腹壁进针,穿过腹壁各层和子宫壁进入所减灭的胎囊,继而刺入胎心搏动区,最好能回抽到胎儿血液后注射15%氯化钾溶液0.6~1.2ml致胎心搏动停止。

经腹途径的缺点是腹肌张力大,针尖活动方向不容易掌握,不易将药物准确注入胎儿心脏,操作较费时间,而且在较大孕周进行时导致待吸收的胎儿物质较多,可能影响母体的凝血功能等。

(2)经阴道减胎术:术前受术者可酌情使用抗生素、镇静剂或黄体酮。

患者排空膀胱,取膀胱截石位,碘伏消毒外阴、阴道,擦净残液,在阴道B超探头外罩无菌橡胶套,安置穿刺架。探测子宫及各妊娠囊位置及其相互关系,选择拟穿刺的妊娠囊。使用穿刺针,在阴道B超引导下由阴道穹隆部进针,经宫壁穿刺所要减灭的胚囊和胚胎,进一步操作有下述方法:①单纯穿刺法:仅穿刺胚胎心脏,反复穿刺,直至心搏停止;②抽吸法:穿刺针进入胚胎体内,用20ml注射器反复抽吸,直至吸出全部或大部分胚胎组织,不吸出羊水;③注射药物法:经穿刺针向胎儿心脏或心脏附近注入10%氯化钾溶液1~2ml,使胎心搏动停止。确认被减灭胎儿的胎心搏动消失后,观察3~5min,再次确认后迅速退出穿刺针。

4. 对结局的影响

(1)流产:研究表明随着减胎术者经验越丰富,流产率越低。减胎术后的流产有一部分并不在手术后即时发生,而是发生在手术后较晚的时间,有的甚至相隔1~2个月。

(2)感染:是减胎后流产的主要原因,穿刺妊娠囊可能将细菌带入宫腔而导致绒毛膜羊膜炎,穿刺后羊水流出可能是细菌进入宫腔的门户,减胎后绒毛膜羊膜炎及感染性流产的发生率是3%~7%。

三、异 位 妊 娠

异位妊娠在助孕治疗患者中的发生率接近

5%,比自然妊娠明显增高,IVF-ET术后异位妊娠的发生可能与胚胎移植时移植管放入宫腔的深度、移植管内的液体量、移植时注入的速度、植入胚胎数目多少、移植后患者的体位、胚胎在宫腔内游走、子宫输卵管患病率较高等有关。

在正常人群和由于男性因素不孕接受供精治疗的患者中,异位妊娠的发生率是1%。对于那些输卵管异常的患者进行IVF治疗时,移植时在较低的压力下仔细缓慢地将胚胎送入宫腔,可以使异位妊娠率降低到2%,偶尔会出现宫内和宫外同时妊娠的情况。

四、超排卵治疗与肿瘤

目前认为促排卵可能与雌激素依赖的乳腺癌、卵巢和子宫的肿瘤发生相关,反复促排卵治疗有发生乳腺癌和卵巢癌的潜在危险。

(1)乳腺癌:是女性常见的恶性肿瘤。在促排卵的过程中,多卵泡的发育和排卵产生高水平的雌激素,可能使妇女面临乳腺癌潜在性生长的环境。在反复接受超排卵治疗的患者,需要定期检查,注意乳腺癌的发生。

(2)卵巢癌:发病原因还不明确,包括遗传、环境、内分泌等因素。卵巢是促性腺激素的靶器官,有学者认为高促性腺激素水平是卵巢癌发生的危险因素,提示刺激排卵药物增加了卵巢肿瘤发生的风险。

(李新玲)

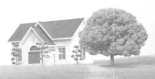

主要参考文献

蔡青.2002. 七味消斑汤加减治疗妇女面部色素沉着.中国临床医生,30(10):58

蔡雪芬,蔡雪霞,余平.2002. 加味逐瘀止血汤治疗宫内节育器致子宫异常出血57例疗效观察.中国中药杂志,27(9):708~710

曹泽毅.2004. 中华妇产科学.北京:人民卫生出版社

柴铁劬,张晓茹.2006. 妇科疾病.北京:科学技术文献出版社

陈大元.2000. 受精生物学.北京:科学出版社

陈如芳,阚仕宇.1994. 加味玉真散治疗带下病36例.实用中医药杂志,(3):11~12

陈子江.2005. 人类生殖与辅助生殖.北京:科学出版社

程利南.2008. 计划生育和生育调节.北京:中国协和医科大学出版社

丰有吉.2002. 妇产科学.北京:人民卫生出版社

顾学范,叶军.2003. 新生儿疾病筛查.上海:上海科学技术文献出版社

韩玉昆等.1997. 现代母婴医疗保健学.北京:人民军医出版社

黄荷凤.2003. 现代辅助生育技术.北京:人民军医出版社

甲一江,庞国民,府强.2004. 当代中药外治临床大全.北京:中国中医药出版社

江伟华,徐旭群.2007. 加味七子毓麟汤联合宫腔镜治疗宫腔粘连不孕42例.浙江中医杂志,42(6):350

乐杰.妇产科学.2003. 北京:人民卫生出版社

李爱青.2003. 针药治疗排卵功能障碍性不孕症临床观察.江西中医药杂志,34(1):39

李洁,庄广伦,彭杨水等.1999. 卵子赠送妊娠后激素替代治疗剂量与时间的初步探讨.生殖医学,8:15~18

李兰春,刘振江.2003. 中药熏洗治疗感染伤口的临床观察.华北煤炭医学院学报,5(9):592

李淑敏.2001. 自拟排卵汤治疗排卵功能障碍性不孕症169例.中医研究杂志,14(5):29~30

李苏玲等.2004. 新婚妇女风疹抗体水平调查及风疹疫苗免疫效果评价.中国计划免疫,10(1):15

李晓清.2005. 自拟止血饮防治药物流产后出血60例.中华实用中西医杂志,18(9):1267

廖世秀等.1999. 孕妇及胎儿单纯疱疹病毒感染及其垂直传播的研究.中国优生与遗传杂志,7(2):32~33

刘凤云,吴先哲,张敏等.2007. 益肾利水方对卵巢过度刺激综合征患者血管通透性的影响.中医杂志,48(11):989~991

刘焕涛,姜学敏,赵学样.2001. 自拟玉红膏治疗伤口感染76例报告.中医正骨,13(12):16

刘敏如,谭万信.2001. 中医妇产科学.北京:人民卫生出版社

刘咏舫.2005. 中西医结合治疗药流后出血和不全流产的疗效观察.中华现代临床医学杂志,3(5):432~433

罗秀英.2007. 中医治疗放置IUD后下腹痛159例效果观察.中国计划生育学杂志,(11):689

罗元恺.1997. 实用中医妇科学.上海:上海科学技术出版社

马丽君.2007. 清宫止血汤治疗不全流产182例.中国中医急症,16(9):1113

南振军.2001. 张文阁教授治疗非炎性带下病经验简介.陕西中医学院学报,(1):14~15

裘美娟.2006. 加味八珍汤治疗药物流产术后残留80例.辽宁中医杂志,33(5):580

苏树蓉.2003. 中医儿科学.北京:人民卫生出版社

孙秀凤.1996. 补肝益肾法治疗女性面部色素沉着.实用中西医结合杂志,9(8):495

王东红,佟庆.2001. 通闭汤治疗人流术后闭经30例临床总结.北京中医,(1):34~35

王美如,张凤英.1995. 指压穴位预防"人流综合征"107例临床观察.山西妇幼卫生,6:56~57

王慕逖.1996. 儿科学.北京:人民卫生出版社

王玉燕.2007. 丁香散剂联合梅花针治疗妊娠恶阻临床观察与护理.华夏医学,20(5):1030~1031

闻良珍.2003. TORCH宫内感染及对胎儿的影响.中国实用妇科与产科杂志,19(12):711

奚嘉.1994. 益通饮治疗人流术后闭经32例.江苏中医,15(12):15

肖承悰.2004. 现代中医妇科治疗学.北京:人民卫生出版社

谢靳,周忠明.2004. 妇产科奇难顽症特效疗法.北京:科学技术文献出版社

许瑞环等.2007. 血清苯丙氨酸、酪氨酸的高效毛细管电泳分析.国际检验医学杂志,28(2):124~126

许振燕,王欣茂.2002. 固环止血方治疗放环后出血96例.河南中医,22(2):47

严仁英.1998. 实用优生学.北京:人民卫生出版社

杨金星.2006. 白蔻桂枝生姜汤或合芩连浸渍液治疗妊娠恶阻. 中华临床新医学,6(6):546

杨绍基.2004. 巨细胞病毒病的诊断和治疗.新医学,35(2):113~115

杨玉琼.2005. 冰片虎杖膏治疗一例腹壁血肿的护理. 中华国际护理杂志,4(1):5

叶青,高进军,郭瑞华.2007. 活血补肾法加宫腔镜分离术治疗宫腔粘连所致月经过少、继发性闭经、继发不孕57例临床观察. 中医杂志,48(9):806~808

俞瑾.1997. 实用中西医结合妇产科学.北京:北京医科大学、中国协和医科大学联合出版社

张丽珠.2001. 临床生殖内分泌与不育症.北京:科学出版社

张令浩,罗建华.1999. 人工授精治疗不孕症的成功经验.上海:第二军医大学出版社

张婷,何嘉琳.2005. 育麟方对肾阳虚大鼠排卵功能的影响.现代中西医结合杂志,14(16):2111~2113

张志兰.1997. 中医妇科常见病外治良方.南昌:江西科学技术出版社

赵献涛.2003. 祛毒散治疗严重伤口感染36例.中国民间疗法,11(10):39~40

中华医学会.2004. 临床诊疗指南计划生育分册.北京:人民卫生出版社

钟雪梅,周灵,杨家林等.1998. 补经合剂促卵泡发育和排卵的实验研究.江苏中医,19(3):45~46

周灿权,庄广伦,李洁等.1996. 经阴道穿刺选择性减胎术.中山医科大学学报,17:37

诸福堂.2005. 实用儿科学.北京:人民卫生出版社

庄广伦.2005. 现代辅助生育技术.北京:人民卫生出版社

庄广伦.1998. 显微操作辅助授精.实用妇产科杂志,14:179~180

庄广伦,李洁,周灿权等.1995. 供卵治疗卵巢早衰妊娠成功(附一例报告).中山医科大学学报,16:66~70

Aboulghar MA,Mansour RT,Serour GI et al. 1997. Oocyte quality in patients with severe ovarian hyperstimulation syndrome.*Fertil Steril*,68:1017

Coalum CB et al.1986. Incidence of premature ovary failure.*Obstet Gynecol*,67:604

Elder K,Dale B. 2000. *In Vitro Fertilization*.2nd edition. Cambridge:Cambridge University Press

Faalsetti L,Scalchi S,Villani MT et al. 1999. Premature ovarian failure.*J Gynecol Endocrinol*,13:189~195

Gardner DK,Weissman A,Howles CM et al.2001. *Textbook of Assisted Reproduction Techniques*.London:Martin Dunitz Ltd

Hsu MI,Barroso G,Mayer J et al.2000. Is the time of implantation affected by zona pellucida micromanipulation? *J Assist Reprod Genet*,17:34~38

Kuleshove L,Gianaroil L,Magli C et al. 1999. Birth following vitrification of a small number of humar oocytes:case report.*Human Reprod*,4:3077~3079

Lutjen P,Trounson A,Leeton J et al. 1984. The established and maintenance of regnancy using in vitro fertilization and embryo transfer in a patient with premature ovarian failure.*Nature*,307:174~175

Serhal PF,Craft IL. 1987. Ovum donation—a simplified approach.*Fertili Steril*,48:265~269

Van Steirteghem AC,Van den Abbeel E,Braeckmans P et al. 1987. Pregnancy with a frozenthawed embryo in a women with primary ovarian failure.*N-EngI-J-Med*,317:113

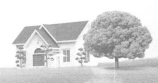

附　　录

一、计划生育手术记录表样式

内容见附表 1 至附表 11。

附表 1　宫内节育器放置术记录表

姓名＿＿＿＿＿　年龄＿＿＿　职业＿＿＿＿　门诊号＿＿＿＿＿　日期：＿＿年＿＿月＿＿日

单位＿＿＿＿＿＿＿＿　家庭地址＿＿＿＿＿＿＿＿　邮编＿＿＿＿＿　电话＿＿＿＿＿＿＿

孕/产次：＿＿＿＿＿/＿＿＿＿＿　末次妊娠终止日期：＿＿＿＿＿年＿＿＿＿月＿＿＿＿日

末次妊娠结局：＿＿＿＿＿＿　哺乳:否　是(　个月)

月经史:经期/周期＿＿＿＿＿＿/＿＿＿＿＿＿　经量：多　中　少　痛经：无　轻　重

末次月经：＿＿＿＿＿年＿＿＿＿月＿＿＿＿日

避孕史:

既往史:＿＿＿＿＿＿＿＿＿＿＿＿＿＿＿　药物过敏史：＿＿＿＿＿＿＿＿＿＿＿＿＿＿

体格检查:血压＿＿＿＿/＿＿＿＿kPa　脉搏＿＿＿＿次/分　体温＿＿＿℃　心＿＿＿肺＿＿＿

妇科检查:外阴＿＿＿＿　阴道＿＿＿＿　宫颈＿＿＿＿　子宫大小＿＿＿周　附件＿＿＿＿

辅助检查:血常规＿＿＿＿＿＿　滴虫＿＿＿＿＿　念珠菌＿＿＿＿＿＿　清洁度＿＿＿＿＿＿度

诊断:＿＿＿＿＿＿＿＿＿＿＿＿＿

检查者:＿＿＿＿＿＿＿

放置日期：　　年　　月　　日

放置时期:月经净后＿＿＿＿天　　行经期＿＿＿＿天

阴道分娩时　剖宫产时　产后＿＿＿＿天(恶露　净　未净)

人流吸宫术后　钳刮术后　中引清宫术后　其他

术时情况:子宫＿＿＿＿位　宫腔深度＿＿＿＿cm　宫颈扩张：未　从＿＿扩至＿＿号

手术：顺利　困难

宫内节育器种类:宫铜形 IUD　　TCu380A　　TCu220C　　母体乐铜 375　　活性 γ 形

VCu200　　铜环 165　　左炔诺孕酮 IUD　　铜固定式 IUD　　其他

大小：＿＿＿号　尾丝:无　有 (留丝＿＿＿cm)　襻状尾丝

特殊情况记录：

预计可存放年限：

手术者:＿＿＿＿＿＿

附表2　宫内节育器取出术记录表

姓名　　　年龄　　　职业　　　门诊号　　　日期：　年　　月　　日

单位_____　家庭地址_____　邮编_____　电话_____

孕/产次：_____/_____　末次妊娠终止日期：_____年_____月_____日

末次妊娠结局：_____　哺乳：否　是(　个月)

月经史：经期/周期_____/_____　经量：多　中　少　痛经：无　轻　重

　　末次月经：_____年_____月_____日

避孕史：宫内节育器放置年限：　年　宫内节育器定位检查：尾丝　　cm　B超　X线

既往史：_____　药物过敏史：_____

　体格检查：血压_____/_____kPa 脉搏_____次/分 体温____℃　心_____肺_____

　妇科检查：外阴_____　阴道_____　宫颈_____

　　　　子宫大小_____周　附件_____

　辅助检查：血常规_____　滴虫_____　念珠菌_____　清洁度_____度

　诊断：_____

　　　　　　　　　　　　　　　　　　　　　　　　　　检查者：_____

取器日期：　年　　月　　日,取器原因：

术时情况：子宫　位　宫腔深度　cm　扩宫口：未　从　号　扩至　　号

手术：顺利　　困难(详述)

取出节育器种类：　　　节育器：正常　异常(嵌顿　散开　断裂　下移　残留　其他)

特殊情况记录：

　　　　　　　　　　　　　　　　　　　　　　　　　　手术者：

附表3　皮下埋植剂放置术接纳记录表

姓名　　　年龄　　　职业　　　门诊号　　　日期：　年　　月　　日

单位_____　家庭地址_____　邮编_____　电话_____

孕/产次：_____/_____　末次妊娠终止日期：　年　　月　　日

末次妊娠结局：_____　哺乳：是　否

月经史：经期/周期　　/　　　经量：多　中　少　痛经：无　轻　重

心　　肺　　肝　　脾　　乳房　　　体重　　　kg

末次月经：　年　　月　　日

既往史：_____　避孕史：_____　药物过敏史：_____

体格检查：血压_____/_____kPa 脉搏_____次/分 体温_____℃　心_____肺

妇科检查：外阴_____　阴道_____　宫颈_____

　　　子宫大小_____周　附件_____

辅助检查：血常规_____　B超检查_____

宫颈涂片(巴氏分级)_____

诊断：_____

　　　　　　　　　　　　　　　　　　　　　　　检查者：

附表4　埋植手术记录表

手术日期：　　　　　　年　　　　　　　月　　　　　　　日

末次月经：　　　　　　年　　　　　　　月　　　　　　　日

埋植时期：　　经期　　　　　哺乳闭经　　　月　　　　　人工流产后即时

埋植部位：　　左上臂　　　　　右上臂　　　　　其他

埋植剂种类：　　　　　　根数：

术中特殊情况：

预约随访日期：　　　　　年　　　　月　　　　日

手术者：

附表5　皮下埋植剂取出术记录表

姓名　　　　　年龄　　　　职业　　　　门诊号　　　　日期：　年　月　日

单位＿＿＿＿＿＿＿＿＿家庭地址＿＿＿＿＿＿＿＿＿邮编＿＿＿＿＿电话＿＿＿＿＿

孕/产次：＿＿＿＿/＿＿＿＿　末次妊娠终止日期：　　　年　　　月　　　日

末次妊娠结局：＿＿＿＿　哺乳：是　否

月经史：经期/周期＿＿＿＿/＿＿＿＿　经量：多　中　少　痛经：无　轻　重

心　　　肺　　　肝　　　脾　　　乳房　　　体重　　　kg

末次月经：＿＿＿＿年＿＿＿＿月＿＿＿＿日

既往史：＿＿＿＿＿＿＿　避孕史：埋植年限：　　年　　药物过敏史：＿＿＿＿＿＿

体格检查：血压＿＿＿＿/＿＿＿＿kPa　脉搏＿＿＿次/分　体温＿＿＿℃　心＿＿＿肺＿＿＿

妇科检查：外阴＿＿＿＿　阴道＿＿＿＿　宫颈＿＿＿＿

　　　　　子宫大小＿＿＿＿周　附件＿＿＿＿

辅助检查：血常规＿＿＿＿　B超检查＿＿＿＿　宫颈涂片(巴氏分级)＿＿＿＿＿＿＿＿

诊断：＿＿＿＿＿＿＿＿＿

检查者：＿＿＿＿

取出日期：　　　　　年　　　　月　　　　日　　取出原因：

取出皮埋剂：正常　　　异常　　　　　　取出埋植剂根数：　　　根

特殊情况记录：

手术者：

附表6　输卵管结扎手术记录表

姓名　　　　　年龄　　　　　住院号　　　　床号

绝育指征：

末次月经：　　年　　　月　　　日　　手术日期：　年　　月　　日

手术前用药：

术前血压：　　　/　　　kPa　　脉搏　　　次/分　　体温　　　℃

麻醉方法：　　　　　　　　　　麻醉药物：

麻醉剂量：　　　　　效果：　　　　　　　腹部切口部位：

术时检查：输卵管：左　　　　　　右

　　　　　卵巢：左　　　　　　右

子宫:

取管法:指板法　　吊钩法　　卵圆钳夹取法　　其他

手术方式:近端包埋法　　　银夹法　　　改良普氏法　　　其他

结扎输卵管部位:左　　右　　切除长度:左　　cm　　右　　cm

输卵管结扎线:左:丝线　　号　　　　　　　系膜内平行血管:扎　　未扎

　　　　　　纵型血管:扎　　未扎　　　　　　切除长度:　　　　cm

　　　　　　右:　丝线　　　号　　　　　　系膜内平行血管:扎　　　未扎

　　　　　　纵型血管:　扎　　未扎　　　切除长度:　　　cm

手术出血量:

手术时处理:

手术时间:　　　　　　　　手术者:　　　　　　　助手:

附加手术:

特殊情况记录:

　　　　　　　　　　　　　　　　　　　　　　手术者:

附表7　负压吸宫、钳刮术手术记录

姓名　　　年龄　　　职业　　门诊号　　　　　日期:　年　　月　　日

单位＿＿＿＿＿＿　家庭地址＿＿＿＿＿＿＿　邮编＿＿＿＿　电话＿＿＿＿

孕/产次:＿＿＿＿/＿＿＿＿　末次妊娠终止日期:　　年　　月　　日

末次妊娠结局:＿＿＿＿　哺乳:是　否

月经史:经期/周期　　　/　　　经量:多　中　少　痛经:无　轻　重

末次月经:＿＿＿年＿＿＿月＿＿＿日

避孕史:

既往史:＿＿＿＿＿＿＿＿＿　药物过敏史:＿＿＿＿＿＿＿＿＿＿

体格检查:血压＿＿＿/＿＿＿kPa　脉搏＿＿＿次/分　体温＿＿℃　心＿＿＿肺＿＿＿

妇科检查:外阴＿＿＿　阴道＿＿＿　宫颈＿＿＿

　　　　　子宫大小＿＿＿周　附件＿＿＿

辅助检查:血常规＿＿＿　尿妊娠试验＿＿＿生　滴虫＿＿＿　念珠菌＿＿＿性

　　　　　清洁度＿＿＿度　B超胚囊平均直径＿＿＿mm

诊断:＿＿＿＿＿＿＿＿

　　　　　　　　　　　　　　　　　　　检查者:＿＿＿＿

手术日期:　　　年　　月　　　日

手术情况:子宫＿＿＿位　　　子宫大小　　宫腔深度:术前　　cm　术后　　cm

　　　　　扩张宫颈＿＿＿号至＿＿＿号　吸管号:　　负压:　　kPa

　　　　　吸出物:＿＿＿　绒毛:　见　　未见　　胚囊:未见　见　吸出胚囊大小

　　　　　出血量:＿＿＿ml　刮宫:　无　　　有

　　　　　术中用药:＿＿＿＿＿＿＿＿

　　　　　术中特殊情况:＿＿＿＿＿＿＿＿

处理:药物:＿＿＿＿＿＿＿

　　　休假:＿＿＿＿＿＿天

　　　人工流产后放置宫内节育器:　　　型号　　规格　　其他

　　　　　　　　　　　　　　　　　　手术者:＿＿＿＿

附表 8　药物流产记录表

姓名_____年龄_____职业_____门诊号_____日期：___年___月___日

单位_____家庭地址_____邮编_____电话_____

孕/产次：_____/_____末次妊娠终止日期：___年___月___日

末次妊娠结局：_____哺乳：是　否

月经史：经期/周期_____/_____经量：多　中　少　痛经：无　轻　重

末次月经：___年___月___日　停经天数：___天

既往史：_____药物过敏史：_____

体格检查：血压_____/_____kPa　脉搏_____次/分　体温_____℃　心_____肺_____

妇科检查：外阴_____阴道_____宫颈_____

　　　　　子宫大小_____周　附件_____

辅助检查：血常规_____尿妊娠试验_____生　滴虫_____念珠菌_____性

　　　　　清洁度_____度　B超胚囊大小平均直径_____mm

诊断：_____

医师签名：_____

给药方法：

　　1.米非司酮药物：服药日期____年____月____日　总剂量_____mg　用法：顿服　分服

　　2.前列腺素类药物：药物_____剂量_____用法：口服　阴道穹隆

给药时间：___年___月___日___时___分

留院观察：___小时　观察时间内特殊情况：_____

　　开始出血时间：___年___月___日___时___分　总出血天数：___天

　　出血量（与平时月经量相比）：很多　多　相似　少

　　胚囊排出时间：___年___月___时___分　胚囊大小_____mm

副作用：呕吐___次　腹泻___次　腹痛：轻　中　重　其他_____

清宫：未　是　原因_____日期：___年___月___日

刮出物病理：未　是

医师签名：_____

附表 9　中期妊娠引产记录

姓名_____年龄_____门诊号_____住院号_____床号_____

手术日期：___年___月___日___时___分

术前阴道准备：___次　引产方法：药物　水囊

穿刺引产手术步骤：

药物名称：_____剂量_____mg

用药批号：_____稀释液及量：_____ml

给药途径：腹部羊膜腔穿刺

　　　　　腹部穿刺：___号套针　穿刺___次　抽出羊水___毫升

　　　　　色泽：_____其他：_____

放置水囊手术步骤：

　　　　　经阴道宫颈：___号导管　插入___cm　注入0.9%氯化钠溶液（+亚甲蓝）___ml

　　　　　阴道置纱布___块

手术经过：顺利　较困难　困难　出血___ml

取水囊时间：___年___月___日___时___分　取出情况：_____

备注：_____

手术者：_____

附表 10　中期妊娠引产后观察记录

日期	时间	血压	体温	脉搏	宫缩	出血	破水	胎心	宫口大小	签名

附表 11　中期妊娠引产分娩记录

宫缩开始时间：　　　年　　　月　　　日　　　时　　　分

破水时间：　　　年　　　月　　　日　　　时　　　分

胎儿娩出时间：　　　年　　　月　　　日　　　时　　　分

胎儿娩出方式：　　自然　　　人工　　娩出时间：　　年　　月　　日　　时　　分

胎儿：新鲜　　浸软　　坏死　　其他　　　　身长　　　cm　　体重　　　g

胎盘：　　完整　　　不完整

清宫：　　未　　　是　　　　原因

产时产后出血量(估计)：　　ml　　　　宫缩剂　　剂量

产后软产道检查：　　正常　　异常：(详述)

处理：

处理者签名：

二、常用外治法使用方法及注意事项

(一) 针　灸　法

1. 针法

【疗法简介】　利用针刺疏通经络、调整脏腑功能、补虚泻实的作用,治疗疾病。

【使用方法】　一般采取病变远隔部位取穴,不同疾病取穴各异,详见本书第六章。

【注意事项】

(1) 过饥过饱、过度疲劳、精神高度紧张的患者不宜立即进针。

(2) 对体质虚弱的患者手法不宜过强,并尽量选用卧位。

(3) 孕妇不宜在小腹部及腰骶部进行针刺;合谷、三阴交、昆仑、肩井孕期忌针。

(4) 经期如不是调经需要,不应进行针刺治疗。

(5) 皮肤感染、溃疡、瘢痕或肿瘤部位均不宜针刺。

(6) 常有自发性出血或损伤后出血患者不宜针刺。

(7) 颈项部、胸脊部一定要了解局部解剖情况,掌握针刺方向,切忌乱刺、深刺。

2. 灸法

【疗法简介】　灸法是用艾炷或艾条在体表部位上烧灼、熏熨以防治疾病的一种疗法。借助药力、火力的作用,可以和阳祛寒、活血散瘀,温通经络、拔引诸毒。

【使用方法】　灸的方法很多,常用的有艾炷灸和艾条灸两种。

(1) 艾炷灸:是将艾炷置于局部皮肤上,然后点燃施灸。艾炷以细艾绒制成圆锥形艾团,小者如麦粒,中者如黄豆,大者如蚕豆。本法有直接灸和间接灸两种。

1)直接灸:又称明灸、着肤灸。是指艾炷直接放在皮肤上施灸的方法。灸量小者不化脓;灸量大者可化脓;形成瘢痕。

2)间接灸:又称间隔灸、隔物灸,指艾炷与穴位皮肤之间衬隔物品的灸法。所用隔灸药随证选用,外科常用的有隔蒜灸,通治痈疽;隔豆豉灸,用于痈疽不起;隔香附饼灸,用于瘰疬、流注及风寒侵袭经络结肿而痛者;隔附子饼灸,用于气血亏损、疮口紫陷及久漏不合者。还有隔姜灸、隔木香饼灸、隔黄蜡灸等。

(2)艾条灸:又名艾卷灸,分悬起灸和实按灸两种。

1)悬起灸:将艾条悬于穴位上施灸,使患者有温热感无灼痛感的一种灸法。一般每次灸至皮肤潮红为止。此法又分温和灸和雀啄灸。

2)实按灸:将艾条燃着一端,隔布(或纸)数层,按置在施灸部位的灸疗方法。常用的如"雷火神针",即迅速重按,迅速撤灸,如雷火闪击之意。用于阴性疮疡,如附骨疽等。

【注意事项】 凡疗疮实热阳证,不宜用灸法,以免以火济火;头面为诸阳之会,颈项接近咽喉,灸之恐逼毒入里;肾俞乃真阳所寄,灸之恐火烁水源;手指等皮肉较薄之处,灸之恐皮裂肉腐。

3.耳穴压豆法

【疗法简介】 耳穴压豆法是用胶布将药豆准确地粘贴于耳穴处,给予适度的揉、按、捏、压,使其产生酸、麻、胀、痛等刺激感应,以达到治疗目的的外治方法。其机制为通过刺激,经过耳穴经络等的传导而发挥治疗作用。本法能较长时间地对穴位进行刺激,也可及时调整,故在一定程度上可以弥补耳针、药物的不足。

【使用方法】

(1)材料准备:选取生王不留籽或生白芥子、生莱菔子、六神丸等颗粒状药物装瓶备用。将胶布剪成0.5cm×0.5cm的小方块。

(2)施术方法:首先选择耳穴,进行耳穴探查,找出阳性反应点,并结合病情,确定主、辅穴。以乙醇棉球轻轻擦拭消毒,左手手指托持耳郭,右手用镊子夹取割好的胶布,中心黏上准备好的药豆,对准穴位紧紧贴压其上,并轻轻揉按1~2min。每次以贴压5~7穴为宜,每日按压3~5次,隔1~3天换1次,两组穴位交替贴压。两耳交替或同时贴用。

【注意事项】

(1)应注意防水,以免脱落。

(2)夏天出汗多,贴压穴位不宜过多;时间不宜过长,以免胶布潮湿或皮肤感染。

(3)对胶布过敏者,可改用黏合纸代替。

(4)耳郭皮肤有炎症或冻伤者不宜使用。

(5)对过度饥饿、疲劳、精神紧张、年老体弱、孕妇按压宜轻,急性疼痛宜重手法强刺激,习惯性流产者慎用。

(二)鼻 嗅 法

【疗法简介】 鼻嗅法是让患者用鼻嗅吸药气或药烟以治疗疾病的一种方法。其机制是使药物通过鼻黏膜迅速吸收,进入血液而发挥药理作用。因此,主要适用于不便服药的婴幼儿以及一些难以服药之证如妊娠恶阻等。

【使用方法】 用瓶装药品,敞开瓶口置患者鼻下,让患者吸其药气,或用药物煮汤,趁热让患者以鼻嗅其蒸汽,或将药物卷入纸筒,点燃生烟,让患者鼻嗅其烟。

【注意事项】

(1)用吸烟法时,须先分析药烟中的成分,如含有害物质较多,则不能使用。

(2)嗅吸药物蒸汽,鼻与药液之间应注意保持适当距离,不可太近,以免烫伤。

(三)热 熨 法

【疗法简介】 采用药物和适当的辅料经过加热处理后,敷于患部或腧穴的一种治疗方法。它可借助温热之力,将药性由表达里,以疏通经络、温中散寒、镇痛消肿、调整脏腑阴阳。尤其适用于局部病痛。操作简便,取材方便,安全无痛苦。

【使用方法】 将按病情需要所选药物打碎炒热,分装两个布袋中,扎紧袋口;或打碎后分装两个布袋中,扎紧袋口。趁热将药袋置于治疗位置,开始时需提起,以免烫伤。待药袋温度稍降后,可置于治疗部位不动。温度过低则用另一药袋,反复多次。也可用药袋在患部边熨边摩擦,每次 20~60min,1 日 2~3 次,15 日为 1 个疗程。

【注意事项】

(1) 注意室内温度,预防受冷感冒。

(2) 随时注意药袋的温度、药袋是否破漏,患者皮肤有否烫伤。

(3) 热熨后当避风保暖,静卧休息。

(四) 敷　脐　法

【疗法简介】 敷脐法是选用适当药物制成一定的剂型如粉、糊、膏填敷脐中以治疗疾病的方法。本法利用肚脐敏感度高,渗透力强,渗透性快,药物易于穿透、弥散而被吸收的解剖特点,以及神阙总理人体经脉,联系五脏六腑、四肢百骸、五官九窍、皮肉筋膜的特点,使药力经脐迅速渗透入各个组织器官,以调节人体气血阴阳,扶正祛邪。本法用药量少,简便易行,安全可靠。

【使用方法】 根据病情需要,选择适当的药物,制成一定的剂型。常用的有贴脐法、填脐法、填贴混合法。填脐法又有填药末、填药糊、填药饼等。贴脐法又有贴膏药、贴布膏等。

(1) 填药末:将所用药物研为细末,适量填脐中,胶布固定。

(2) 填药糊:将所用药物切为细末,根据需要用温开水或醋、酒或药汁等调为糊状,适量填脐中,以胶布固定。

(3) 填药饼:将所用药物捣烂如泥,做成饼状填脐中,固定扎紧。

(4) 贴膏药:将药物先制成膏药,然后再敷于脐中,固定扎紧。

(5) 贴布膏:将大小适度的布膏直接贴于脐中,固定扎紧。

【注意事项】

(1) 敷脐药物应少而精,尽量研为细末应用,以促药效充分吸收。

(2) 敷药前应将脐部擦拭干净,脐病或有感染者禁用。

(3) 注意保护皮肤,加用膏药烘烤不可太热,严防烫伤皮肤。

(4) 个别患者对某种药物出现局部红肿痛痒等过敏反应,可擦去药物。

(5) 对急症、急性病等,在未确诊前不宜敷脐止痛,以免延误病情,确诊后再采取相应治疗措施。

(五) 摩　擦　法

【疗法简介】 本法是以掌心或其他物品蘸药液或药膏在患处表皮摩擦以治疗疾病的外治法。本法具有疏通经络、滑利关节、促进气血运行、调整脏腑功能的疗效,不但可起润滑作用,减轻对皮肤的摩擦,而且可以促进药液直接深入皮下组织,到达病所,因而兼具药物法和按摩法的双重作用。

【使用方法】 以掌心或其他物品蘸药液或药膏在患处表皮摩擦。

【注意事项】

(1) 急性炎症、皮肤破溃流水、疮面糜烂之处禁用本法。

(2) 涂擦动作要轻柔。

(3) 摩擦前洗净双手,并注意避风寒。

(六) 敷　贴　法

【疗法简介】 敷贴法又称外敷法,是将药物研成细末,并与不同的液体调制成糊状制剂,敷贴于一定的穴位或患部,以治疗疾病的方法,是中医最常用的外治方法之一。本法除能使药力直达病所发挥作用外,还可使药性通过皮毛腠理由表入里,循经络传入脏腑,以调节脏腑阴阳气血,扶正祛邪,从

155

而治愈疾病。

【使用方法】

(1) 根据具体病情选择药物,并将所用药物研细,以醋、酒、菊花汁、银花露、葱、姜、韭、蒜等汁,蛋清、油类调成糊剂备用。

(2) 按照"上病下取,下病上取,中病旁取"的原则,按经络循行选择穴位,然后敷药。

【注意事项】

(1) 敷药时使患者采取适当体位并固定药物。

(2) 随时观察患者反应,以决定去留。

(3) 根据患者的年龄、体质或病情,确定敷药的剂量及时间。

(七) 熏 洗 法

【疗法简介】 熏洗法是用药物煎汤,趁热在患部熏蒸、淋洗和浸浴的方法。本法借助药力和热力的综合作用,达到消肿解毒、止痛止痒、祛风等作用。

【使用方法】 根据病情选择适当的药物煎汤,先熏洗患部,待药液温凉后淋洗或浸浴患部。熏洗次数和时间长短当视具体情况而定,一般每日2次,每次30min左右。

【注意事项】

(1) 熏洗时,为避免药液蒸汽走散,要加盖被单,或可用厚纸卷筒罩住患部和盛药液的器皿。

(2) 要使蒸汽热度适中,并掌握好患部与盛药液器皿间的距离,以免烫伤或灼伤患部;但药液温度也不可过冷。

(3) 熏洗时,冬季应保暖,夏季宜避风寒,以免感冒加重病情。

(八) 薄 贴 法

【疗法简介】 薄贴法是以膏药外贴穴位或患部以治疗疾病的方法。本法可起消肿镇痛,提脓去腐,生肌收口和遮风护肉的作用,并可保持持久药效,刺激局部皮肤、穴位,促使药物经皮肤由表及里循经络内达脏腑,以调节人体之气血阴阳。

【使用方法】 根据病情选择适当的膏药,一般薄形的膏药多适用于溃疡,宜于勤换;厚形的膏药多适用于肿疡,宜于少换,一般5~7天换1次。根据病情需要选择经穴、患处或相应解剖部位。

【注意事项】

(1) 患部严格消毒。

(2) 按时换膏药。

(3) 贴膏药后,如患部皮肤瘙痒,可在膏药外面按摩;如不生效,将膏药取下,用乙醇涂擦痒处,再将膏药加温贴上。

(4) 患部因贴膏药出现水疱、溃烂,将膏药取下,用乙醇消毒,以红汞药水涂擦,纱布包扎,待伤愈后还可再贴。

(5) 贴膏药前,将膏药加温熔化时,应注意温度要适宜,过热易烫伤皮肤,温度过低则不易贴敷。

(九) 外 洗 方 法

【疗法简介】 将药物(根据病情组成方剂)加水,浸泡、煎熬至一定浓度,滤过药渣所得的溶液为洗剂,现称溶液剂。

【使用方法】 洗剂用于疮疡初、中、后各期,将药液温度控制在患者耐受的程度为宜,直接淋洗患处或澡浴、浸泡、熏洗等。每日2次,每次20~30min。

【注意事项】

(1) 洗疮时切勿以手触着疮面。

(2) 洗渍时应避风寒。

（十）溻　渍　法

【疗法简介】　溻渍法是将四肢浸泡在药液中,以达治疗目的的方法,借助药液的荡涤之力,促进局部患处腠理疏通,气血流畅,从而使疮口洁净,毒邪外出。

【使用方法】　根据病证情况,选择相应的溻渍方药,趁热将患部肢体浸泡于药液中,时间和次数以具体病证而定。

【注意事项】

（1）药液温度适中,不可过热,以免烫伤皮肤;药液已冷,可再加热后浸泡。

（2）冬季应注意保暖,浸泡后要立即擦干,盖被保暖。

（十一）热　熨　法

【疗法简介】　是将药物煮熟,用布包裹敷于患处或穴位而治疗疾病的方法。本法借助温热之药力,通过皮毛、腧穴、经络作用于肌体,以祛风除湿,温阳散寒,通络止痛,消肿解毒,从而达到治愈疾病的目的。

【使用方法】　将选好的药物在砂锅内或铝锅内煮热,用布包裹,贴敷患处或穴位。每次热敷时间不超过 30min,每日 2 次。

【注意事项】　随时注意患者对治疗部位热感程度的反应,不得引起皮肤烧伤。

（十二）湿　敷　法

【疗法简介】　湿敷法是用纱布浸湿药液敷于患处的一种外治法。本法具有清热解毒、收敛止痒、消肿及保护的作用。可清除患部渗液及坏死组织,消除肿胀,减轻感染,加速脱痂等。

【使用方法】　选用药物浸出液,将 5~6 层纱布置于药液中浸透,挤去多余药液后敷于患处。一般每 1~2h 换药 1 次。如渗液不多可 4~5 小时换 1 次。

【注意事项】　湿敷时,应注意保持辅料的湿润与创面清洁。

（宗　惠）

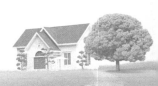